「下川エンド」20年の臨床

長期症例でみるエンド治療成功への道

木村 英生 著

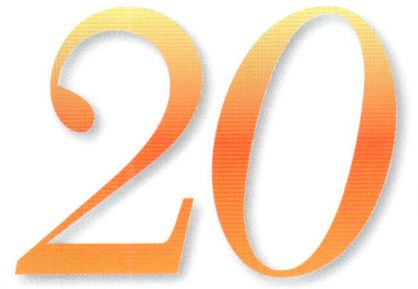

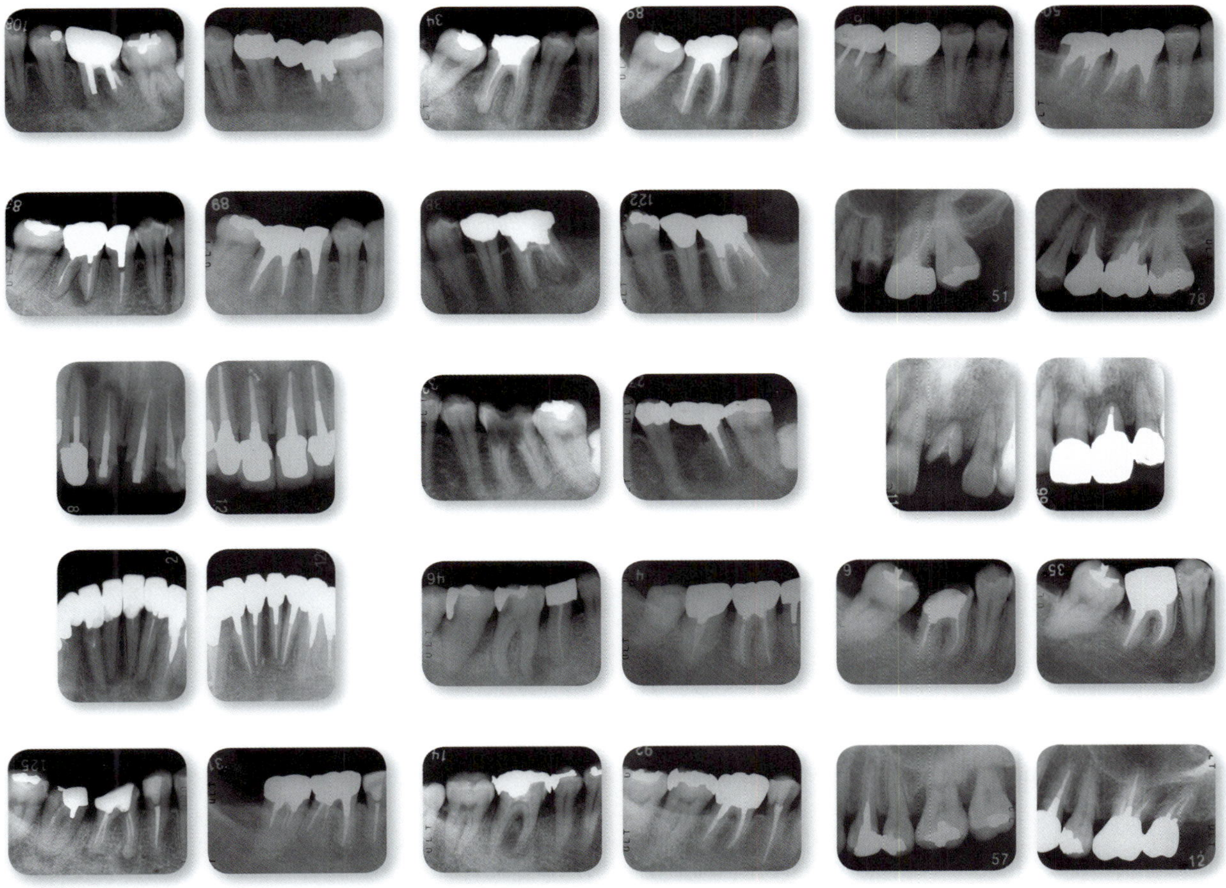

医歯薬出版株式会社

This book was originally published in Japanese
under the title of :

SHIMOKAWA ENDO NIJUNEN-NO RINSYO
CHOKI SYOREI-DE MIRU ENDO CHIRYO SEIKO-ENO MICHI
(The result of having performed root canal treatment for 20 years based on the theory which Mr. Shimokawa made
—The way to a root canal treatment success which sees and studies long-term progress)

KIMURA, Hideo
Kimura Dental Clinic

© 2014 1st ed.
ISHIYAKU PUBLISHERS, INC.
7-10, Honkomagome 1 chome, Bunkyo-ku,
Tokyo 113-8612, Japan

推薦の辞

　木村英生先生と知り合って 23 年が過ぎた．彼は，それほど器用な臨床家ではない．その彼が，エンド治療に関するきわめて臨床的で実践的な書籍を書いた．

　ざっと目を通してみて，正直なところ驚いた．経過観察と資料が実に豊富なのである．日常臨床のなかで，これほどの治療経過のデータを整理して発表するのは大変なことであろう．

　エンド治療は，術式だけでは語ることができない．長期経過観察のなかで，はじめて話が成り立つ．したがって，書籍としてまとめたいのであれば，少なくとも 20 年以上の経過観察が必要となる．日常臨床で行ったエンド治療の症例の 20 年後を確認するためには，後に行う補綴処置がきわめて重要であり，しかも，治療歯の歯周環境がきわめて悪く，保存か，抜歯かに迷うようなケースでは，エンド，歯周，外科，矯正，補綴などあらゆる知識と技術が求められる．

　筆者の症例をみてみると，単なるエンド治療だけではなく，歯根分割，逆根管充塡，歯周外科，インプラント治療などさまざまな術式を駆使して長期的な保存へと導いている．本書は，単なるエンド治療の書籍としてとらえるのではなく，総合的な歯科治療のなかでエンド治療にどのように取り組めばよいかという見方をすれば，よりわかりやすいはずである．

　筆者は「下川エンド」という表現をしているが，自信をもって「木村エンド」としての治療法をまとめた書籍である．ぜひ明日からの臨床に役立てていただきたい．

2014 年 8 月

福岡県北九州市　下川公一

はじめに

　本書は，私が2001年に『歯界展望』で発表した「残根を活かすⅠ・Ⅱ」（共著）で提示した症例，および2003～2004年に『歯界展望』で連載した「私の根尖病変への取り組み10年間の変遷（1）～（6）」で提示した症例の予後について，読者諸兄にお伝えすることを第一の目的としている．

　当時の連載では，エンド治療の研究者が掲げる原則（理想論）と臨床家の日々の実践（現実論）との間には大きなギャップが存在すること，および研究者と臨床家が一致協力してそのギャップを埋める努力をすべきであることを強く訴えた．また，「標準的エンド治療の理論」（いわゆる「グローバルスタンダード」）が有する盲点，欠点，問題点にまで言及し，それらを十分に考慮して構築された「下川エンド」の優位性について紹介した．しかし，当時は紙幅の関係もあり，「下川エンド」の詳細な内容を伝えることはできず，症例の提示も十分とは言えなかった．そこで今回はそれを補い，再度，「下川エンド」の論理性と高い実戦性を十分にお伝えしたいということが第二の目的となっている．

　当時，私が指摘したギャップは，残念ながらいまも解消されていない．しかし，若い研究者のなかには，現実から目をそらさず，きちんと向き合って考えていこうという姿勢をもった方が増えてきていることを肌で感じている．そこで，この機を逃さず，長年の懸案であったエンド治療のドグマにメスを入れたいということが第三の目的である．

　本書では，失敗症例や臨床的に問題のある症例もたくさん掲載しているが，提示する必要度を優先させ，あえて掲載に踏み切っている．本書が，エンド治療について考えるひとつのきっかけとなり，ここで詳説している「下川エンド」の理論が読者諸兄の日常臨床に少しでも役立つことがあれば幸いである．

2014年8月

木村　英生

エンド治療　理想の治癒像を目指して

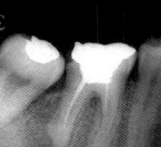
① 治療前

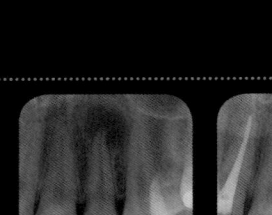
④ 治療前 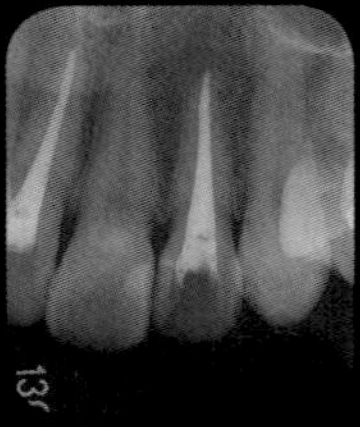　　7年後

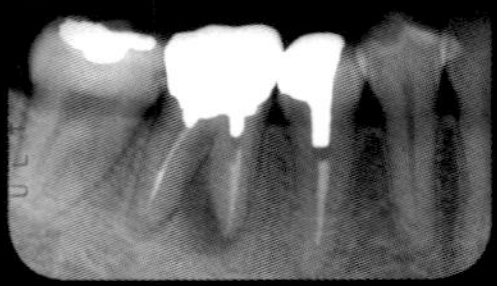

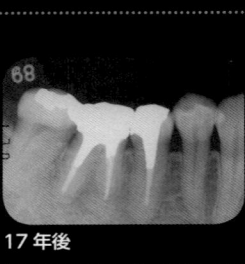
⑤ 治療前　　17年後

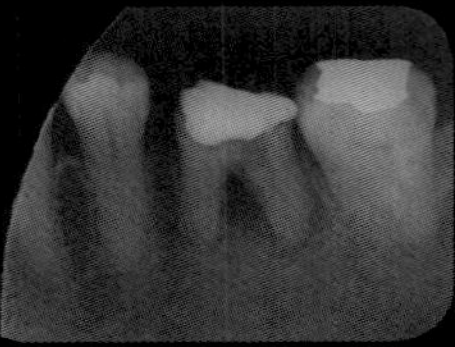

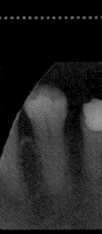
⑥ 治療前

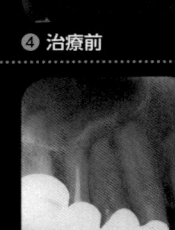
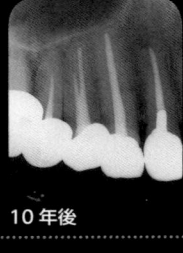
⑨ 治療前　　10年後

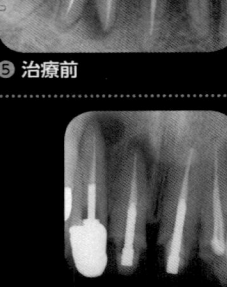
⑩ 治療前 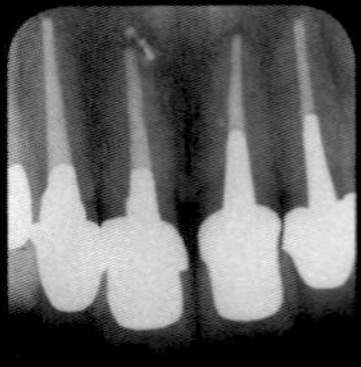　　14年後

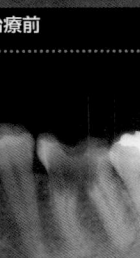
⑪ 治療前

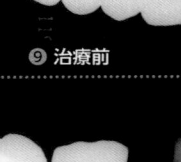
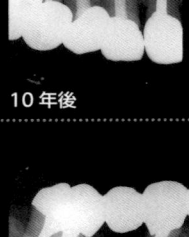
⑭ 治療前 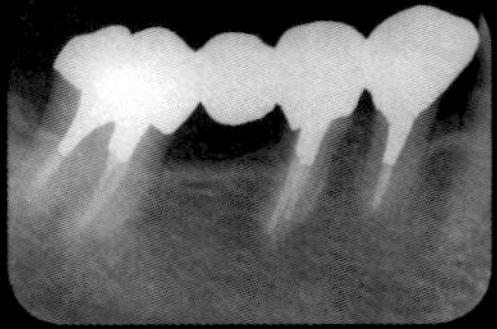　　11年後

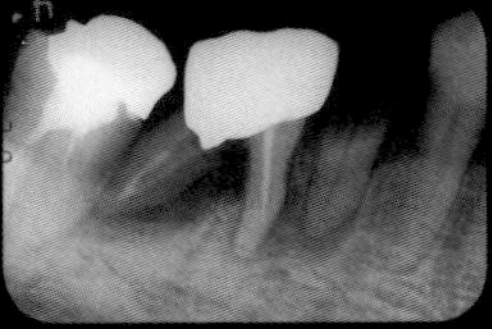

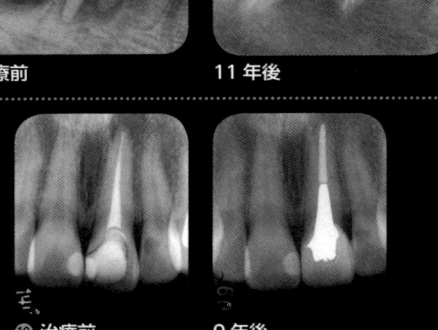
⑮ 治療前 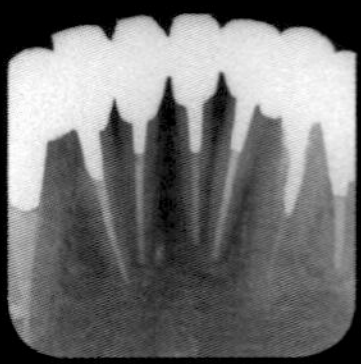　　7年後

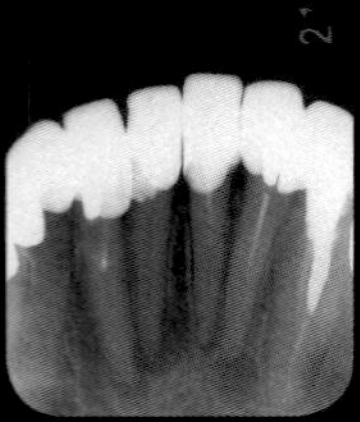

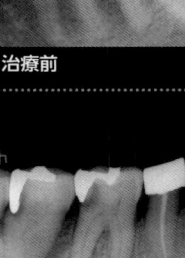
⑯ 治療前

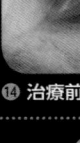
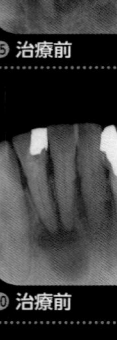
⑲ 治療前　　9年後

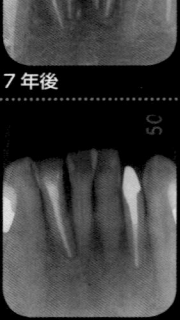
⑳ 治療前　　14年後

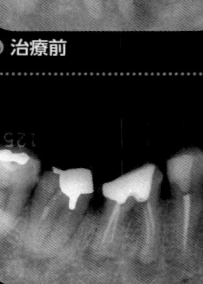
㉑ 治療前

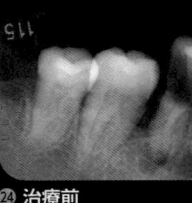
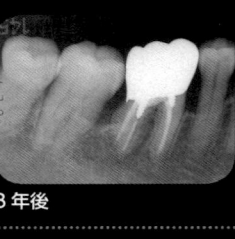
㉔ 治療前　　8年後

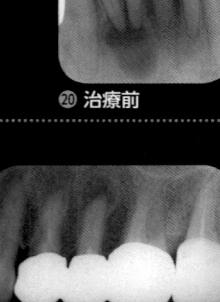
㉕ 治療前 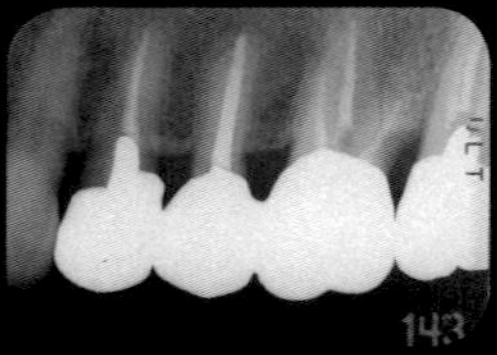　　10年後

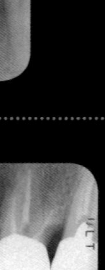
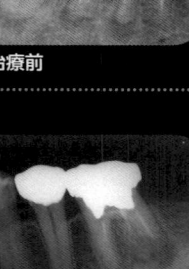
㉖ 治療前

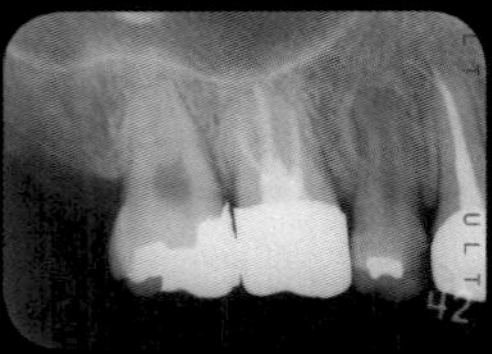

㉙ 治療前 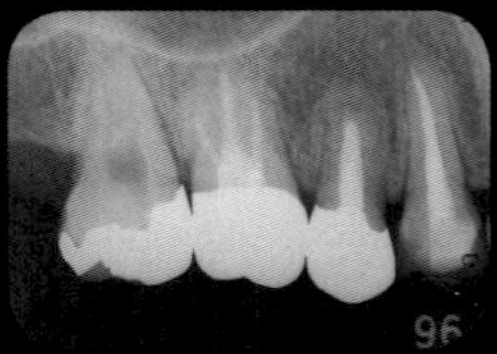　　8年後 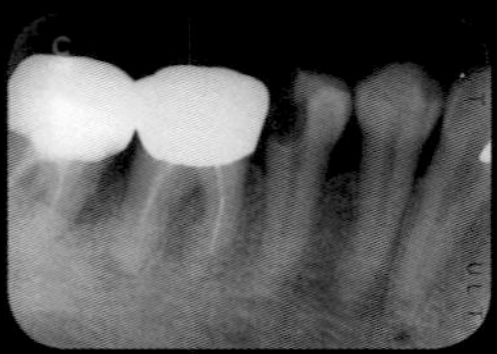　　㉚ 治療前 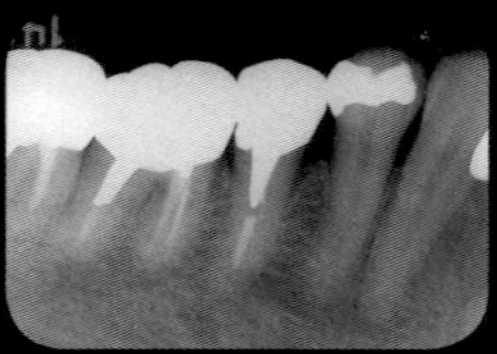　　19年後　　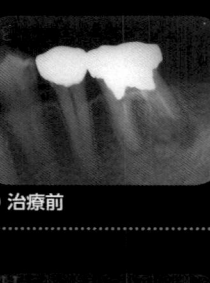
㉛ 治療前

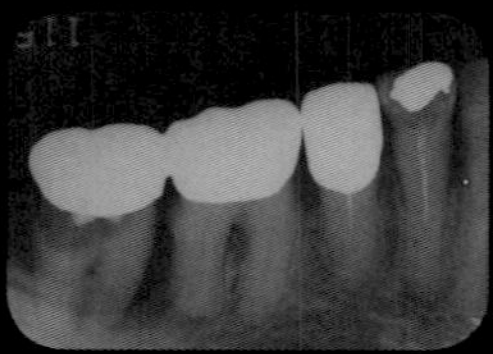

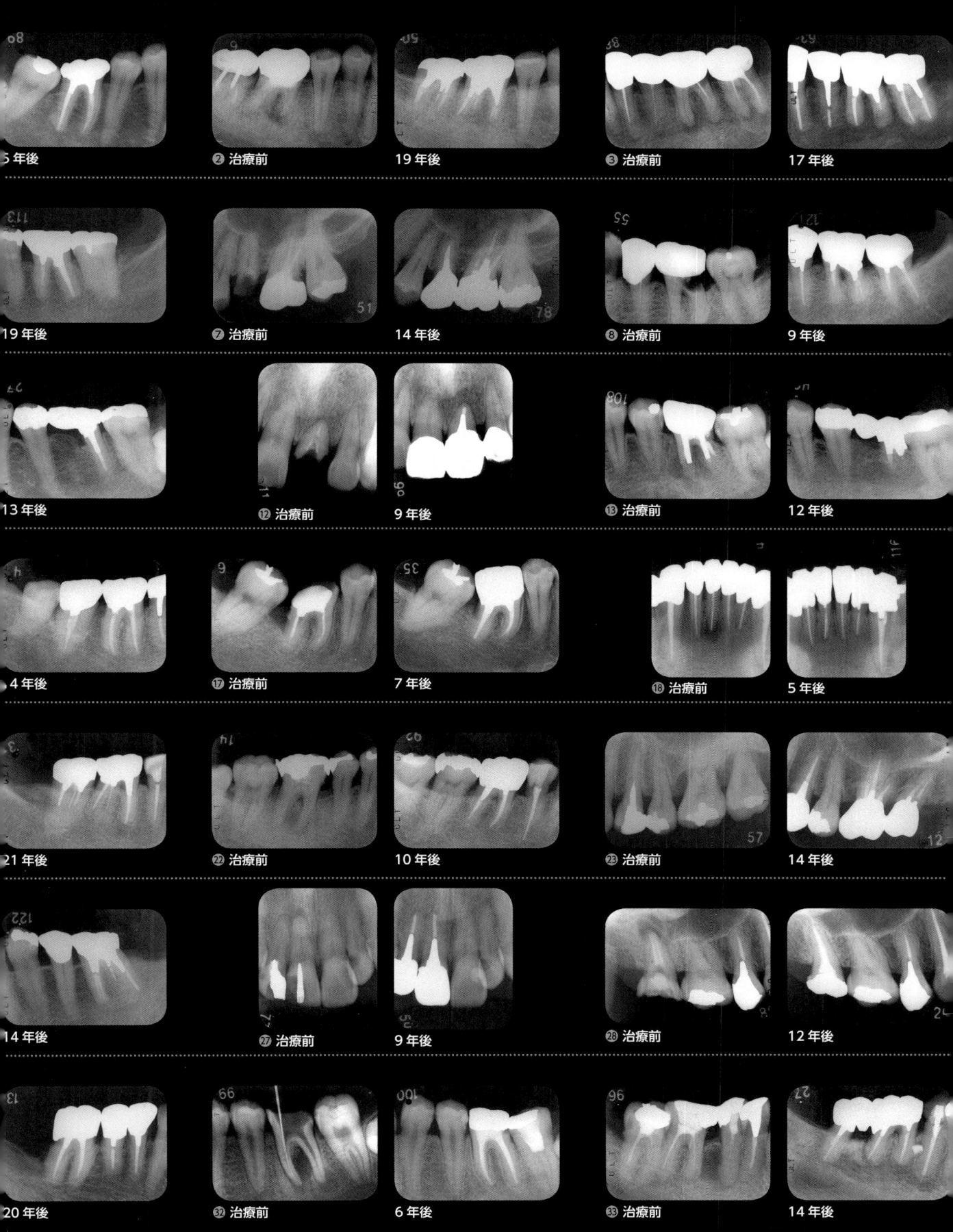

CONTENTS

「下川エンド」20年の臨床
長期症例でみるエンド治療成功への道

推薦の辞 ……………………………………………………………………………………… iii
はじめに ……………………………………………………………………………………… v
エンド治療　理想の治癒像を目指して ………………………………………………… vi

第1編　エンド治療の実態 …………………………………………… 1

1章　エンド治療の科学的根拠とは ……………………………………… 2
- 変わらないエンド治療の実態 ……………………………………………… 2
- エンド治療の科学的根拠とは ……………………………………………… 3

2章　エンド治療の成功率 ………………………………………………… 4
- エンド治療の結果は何年もてばよいのか ………………………………… 4
- 歯科治療がもつ宿命 ………………………………………………………… 4
- エンド治療の成功率 ………………………………………………………… 6

第2編　根管の分類と治療の実際　基本編 …………………… 17

3章　エンド治療を予知性高く，効率的に行うために ………………… 18
- 「下川エンド」との出合い ………………………………………………… 18
- 診査・診断―根管ごとの評価を行う ……………………………………… 20
- 診断に基づき目標をクリアにする ………………………………………… 30

4章　エンド治療の基本―根尖狭窄部が存在する根管への対応 ……… 34
- エンド治療の基本的術式 …………………………………………………… 34

5章　「下川エンド」の基本を知る ……………………………………… 46
- エンド治療を始める前に …………………………………………………… 46
- 標準的エンド治療の理論に潜む盲点と「下川エンド」の基本 ………… 58

第3編　根管の分類と治療の実際　アドバンス編 ……………87

6章 感染根管―吸収根管への対応 ……………88
- 感染根管―吸収根管の症例に取り組む前に ……………88
- 感染根管―吸収根管を狙って治す ……………88

7章 さまざまな難症例への対応 ……………96
- エンド難症例と診断したら ……………96
- 非嚢胞性疾患への対応 ……………102
- 歯根嚢胞への対応 ……………104
- 彎曲根管への対応 ……………107
- 破折リーマー・ファイルへの対応 ……………110
- 歯根端切除術での対応 ……………112

8章 エンド難症例への意識改革 ……………116
- 難症例は客観的な判定基準と長期経過観察によって決まる ……………116

第4編　これからのエンド治療に向けて ……………121

9章 エンド治療への3つの提言 ……………122
- エンド治療に対してモラルをもちたい ……………122
- 症例提示は全顎で行いたい ……………127
- インプラントを補助的に活用したい ……………135

COLUMN

天然歯は「腐っても鯛！」 ……………11
「三種の神器」の功と罪 ……………33
手指感覚は一朝一夕では身につかない ……………53
勤務医時代の思い出 ……………63
「知っていること」と「できていること」――スタディグループの意義 ……………74
発表は常に全力を尽くすべし ……………84
メタルコアは原則を守ればベターチョイス ……………95
エンド治療の「難治症」 ……………115

参考文献 ……………153
索　引 ……………154
あとがき ……………156

第1編
エンド治療の実態

第1編　エンド治療の実態

1章 エンド治療の科学的根拠とは

● 変わらないエンド治療の実態

　私は2003～2004年にかけて，『歯界展望』で「私の根尖病変への取り組み10年間の変遷」というタイトルの6回の連載を行った．当連載では，私が取り組んできた「下川エンド」の概要および特長について症例を提示しながら紹介するとともに，当時，エンド治療の分野が抱えていた大きな問題点について言及した．すなわち，研究者や専門医が掲げる理論（原則論＝理想論）と，われわれ開業医である臨床家が日々直面する現実との間に，きわめて大きな乖離が存在している事実を指摘し，それを踏まえたうえで研究者・専門医と臨床家が歩み寄り，協力してそのギャップを埋めるための努力をすべきだと強く訴えた．
　以下に，当時の連載の冒頭の一部を掲載する（原文ママ）．

　ここ数年の歯科医学の進歩には目覚ましいものがある．基礎歯科医学の解明と，科学的根拠に則った新しい術式，マテリアル等の普及により，われわれ一般開業医の臨床スタイルも大きく変化してきた．（中略）一方，根管治療の分野に目を移すと，他の分野ほどの大きな革新はいまだ起こっていないように思える．確かに，新しい薬剤や器材・器具が次々と発表され，各種の術式も提唱されてはいるが，病因論からテクニック，臨床結果までをトータルして見ると，決定的と思えるものはなく，研究者，臨床家入り乱れて百家争鳴の様相を呈しているのが現状ではないだろうか．
　ところで，われわれ臨床家と大学研究者との間には知識，技術，フィロソフィーなどの面で大きなギャップが存在すると言われているが，そのことが，経験の浅い若い歯科医師にとって根管治療を「わけのわからないもの」と感じさせる一因となっているのではないだろうか．すなわち，大学で習ったとおりに治療しても良い結果が得られなかったり，妥協して不本意な治療を行っても悪い結果がすぐには出なかったり，というようなことが臨床現場では日常茶飯に起こっているのである．そして残念なことに，繰り返しそういう経験をした若い先生方の一部には，根管治療に対する情熱を失ってしまう風潮さえ感じられる．さらに，保険制度の締め付けによる歯科医療環境の悪化は，これから真面目に根管治療に取り組もうとする歯科医師にとって大きな障害となることは疑う余地がない．今後は，より簡単で速く，確実に良い結果を得ることのできる根管治療法が求められるようになるであろう．（中略）
　そこで今回は，根管治療のなかでも頭を悩ませることの多い根尖病変に的を絞り，この10年間の筆者なりの取り組みを供覧してみたい．本稿が，現在根管治療に悩んでいる若い先生方の参考に少しでもなれば望外の喜びであり，また，多くの先輩諸兄からご批判，ご指導をいただければ幸いである．

　どうだろうか？　10年以上が経過したいまでも，全く違和感なくそのまま通用する文章ではないだろうか．当時の私の懸命の訴えは届いたのだろうか？

エンド治療の科学的根拠とは

　連載が掲載された10年前の歯科界は,「Evidence-Based＝科学的根拠に基づいた」という言葉に席巻されており,エンド治療の分野でも「科学的根拠に基づいたエンド治療の確立」「名人業・匠の世界からの脱却」「パラダイムシフトの必要性」などというスローガンが声高に叫ばれていた.そして,その主旨に沿った多くの講演会や講習会が全国各地で開催され,さらに研究者や専門医による開業医向けの意見文が商業誌を賑わせていた.

　しかし,私には,研究者や専門医が主導するそのような運動の実態が,古くから受け継がれてきた「エンド治療の根本原則(大原則)」を遵守することをさらに強く求め,その教えに従わないものは排斥するという非建設的な活動にしかみえなかったし,少なくとも,研究者の理想論とわれわれ開業医の現実論との間を埋めるためのものとは思えなかった.

　それに,「科学的である」と謳う根拠として実に多くの内外の論文が列挙されていたが,それはあたかもエンド治療の科学的根拠は論文がすべてであり,臨床結果などなんの値打ちもないと宣言しているように思えた.それらの論文のうち,私はごく少数しか読んでいないが,それでも臨床家として素直に納得できるものは多くなかった.自らの不勉強を承知のうえでその理由を述べると,それらのなかには「仮説を証明するために実験を行い,得られた結果を分析して客観的考察を加え,そこから結論を導き出す」という通常の科学的手法ではなく,「仮説＝結論」が先に存在し,ほかの部分はそれに合わせて書かれたのではないかと疑いたくなるものが少なからず存在していたためである.また,実験の使用材料,方法,期間(時間),条件設定などが口腔内の環境や実際の状況,臨床における諸条件とあまりにもかけ離れていたり,論理の展開に拡大解釈が感じられるものがあったためでもある.

　もう一点気になったことは,たとえば「実験の結果,ストッピングは仮封材の所要条件を満たさず,仮封材とは認められない」という論文はあっても,「一般的にストッピングは物性,特に封鎖性と耐久性が低いため仮封材とは認められていないが,こういう条件下では必要十分な所要性質を発揮するため,工夫次第では仮封材として使える可能性がある」といった方向性・思考法の論文がほとんどなかったことである.つまり,定説を肯定する論文はたくさんあっても,否定する論文はなかったのである.私は,この点にも大きな不信感を抱いた.

　そもそも科学論文とは,あくまでも発表した時点での仮説であるととらえるのが科学者としての基本姿勢であり常識であろう.したがって,発表後にさまざまなところで確認試験が行われ,仮説に対する肯定論文も反証論文も出てくる可能性がある(むしろ,出てこなければいけない).反証論文に対しては,さらに反証する論文や肯定論文が出てくるかもしれないし,それらに対してもまた肯定,反証それぞれの論文が出てくるというように,オープンの場で幾度もそのような論議がなされることにより,仮説が真理に近づくのだと考えている.

　しかし,私の知るかぎりエンド治療の分野では,この数十年間はそのような正当な手法がとられていなかったように思える.その結果,出てくる論文は過去の論文を肯定するものばかりとなり,潮流に逆らう「逆方向」の論文は評価されないため書かれることもなくなってしまう.したがって,新しく出てくる話題は機器,材料,テクニックなどの些末な部分ばかりとなり,ロジックを変えるような根本的な革新がいまだに起こっていないのである.

第1編　エンド治療の実態

2章 エンド治療の成功率

エンド治療の結果は何年もてばよいのか

　日本歯内療法学会のガイドラインには必要な経過観察期間は明記されていない．また，エンド治療に関する書籍を読むと，執筆者によって3〜5年としていることが多いようである．保険診療の「クラウン・ブリッジ維持管理料」で規定されている期間は2年間であるが，まさかそれでよいと考えている人はいないだろう．
　インターネットでは次のようなことも書かれている．
「3年もてば十分．2年未満だと患者がいつ，どこで治療したかを覚えているから術者の責任にされるおそれがあるが，3年経てばだいたい忘れている」
　これは極端な例であろうが，同様の年月を基準に考えている人もいるかもしれない．
　医科における治療成功の基準としては「5年生存率」が有名である．また最近，「補綴学的には7年間生存することが求められているので，基礎治療としてのエンド治療も7年間もたなければならない」と耳にした．
　さて，われわれが行ったエンド治療の結果は何年もてばよいのだろうか？

歯科治療がもつ宿命

　治療した歯は，使用材料も含めて必ず経年劣化する．また，ヒトの永久歯は二度と生え変わることがないため，永久歯列完成後は歯数は減る方向にしか変化し得ない．さらに，生体はある時期から必ず老化し，細胞・組織レベルでの加齢変化が進むとともに，多くの場合，さまざまな面で口腔内環境も悪化する．
　われわれはそのような生体を相手に治療をしている訳であるから，一度治療した歯が永久にもつとは思わないほうがよい．そこで，治療に際してはいずれ再治療が必要になることを前提としたシステムを整備しておく必要がある．私の場合，歯周治療を行っているときは半年に一回の定期検診でのチェックと，1年に一回のエックス線写真撮影を行っており，歯周治療を行っていない場合でも治療中や治療終了時に，患者に「生体は老化するものであり，治療した歯の経年劣化は避けられない．治療した歯は終了直後から次第に経年変化が生じ，いずれ（数年後のことも数十年後のこともあるが）再治療が必要となる可能性が高い．痛みや腫れ，歯の動揺などの自覚症状が出てからでは手遅れなので，定期的にチェックに来てください」と伝えるようにしている．
　長期の経過観察を行わずにただ目の前の疾患だけをみて漫然と治療を繰り返すと，結果的に患者の口腔内は再治療のスパイラルに陥ってしまう（図2-1）．治療した歯を再治療せずに一生もたせることは困難であるが，再治療までのスパンを伸ばすことは不可能ではない．そのためには患者のライフステージを考慮した治療を行うとよいと考えている．たとえば，

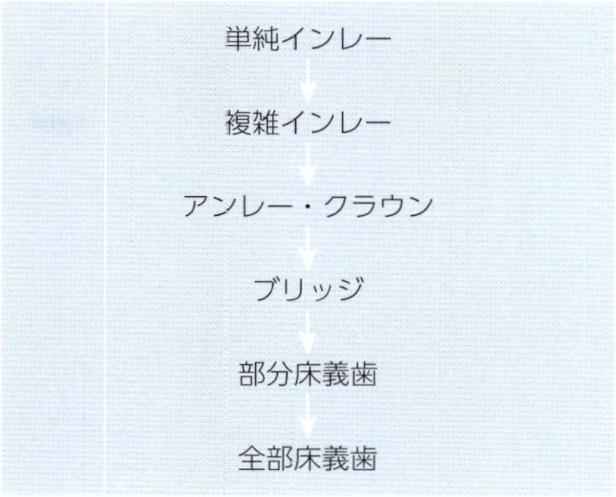

単純インレー
↓
複雑インレー
↓
アンレー・クラウン
↓
ブリッジ
↓
部分床義歯
↓
全部床義歯

図 2-1 再治療のスパイラル
われわれがいかに細心の配慮をして治療を施しても，短期間で再治療を繰り返せば悪夢のスパイラルに陥ってしまう．せめてどこかでくい止めるか，再治療までのスパンを伸ばしたい．

　3歳の子どもの乳歯への齲蝕治療と，20代の患者の前歯への修復治療と，50代の働き盛りの患者の臼歯部への補綴治療と，80歳の患者へのエンド治療とでは，ライフステージを考慮すれば，治療の目的も治療方法も選択する材料も違ってくるはずである．

　3歳の子どもなら自然に生え変わるまでもって永久歯列に齲蝕をつくらないことを目標にするし，20代であれば健康寿命から考えてあと50〜60年間は維持管理可能な治療法を選択するし，50代の補綴では平均寿命を考えればあと30年は噛める状態を維持したい．そして，80代の患者へのエンド治療なら一生もたすことも不可能ではないかもしれない．現在，私は，治療に際して表2-1に示す事項を患者に伝え，同意を得てから治療を開始するようにしている．

　以上を勘案すると，修復・補綴治療の基礎となるエンド治療の結果がどれだけもてばよいかという質問に対する答えは「その患者の平均寿命までの期間」と考えるべきであり，現実的にはその期間内に再治療の必要性が生じることは十分に考えられる．したがって，経過観察も，患者が来院してくれるかぎりは続けるべきである．

表 2-1　当院におけるライフステージを考慮した患者への説明事項

1）生体は老化し，治療した歯は劣化する．したがって，再治療はいずれ行うものと思ってほしい．
2）保険・自費関係なく，治療は基本的に最低10年間はもたせたいと考えている．
3）しかし種々の条件によっては5〜7年程度でダメになることもあるし，15〜20年もつこともある．
4）何年もつと確約はできないが，ライフサイクルのなかで，この歯はあと○回しか生活歯での再治療はできそうにない．
　（○は患者により具体的に回数を説明する）
5）だから，いつまでも自分の歯で食べるために，治療サイクルのスパンをできるだけ長くしたい．
6）（問診票で「保険診療を希望」と答えた患者にも）治療を進めるなかで，この歯にはこの材料を使っておきたいとか，この処置をしたいということがあれば，自費診療についても説明してよいか．
7）経年劣化を早期に発見し対応するためにも，定期検診と定期的なエックス線写真でのチェックが必須である．
8）食習慣とブラッシング習慣ができていることが治療と定期検診の前程となる．

列記した項目を，エックス線写真（10枚法），歯周組織検査の結果，スタディモデル，口腔内写真，ブラッシング指導用模型とブラシ，書籍などを使用しながらわかりやすく説明する．

第1編 エンド治療の実態

エンド治療の成功率

エンド治療の成功基準とは

　エンド治療の成功率についてはさまざまな報告がされているが，データが大きくばらついており，どれが本当なのかがわからない．

　表2-2，3は欧米でのエンド治療，エンド再治療の成功率であるが，ほぼ同時代に同じようにエンド治療に関わる専門家が治療結果のデータを集計してこれほどのばらつきが出るということは，たとえば医科の分野などではあり得ないのではないだろうか．よいデータと悪いデータでこれほどの開きが出るというところに，エンド治療が有している「科学性」の危うさが表れているのではないかと思う．

　私見ではあるが，わが国では実際より上方修正された成功率が信じられているように感じる．結果が大きくばらつく原因は，経過観察期間や治療の成功基準がまちまちであり，きちんと統一されていないことにあると考えている．また，長期経過観察を行う土壌がないことも大きな影響を及ぼしていると思われる．

　問題提起として症例1をみてほしい．この症例で指摘しているように，エンド治療の成否判定は術者の主観によって行うのではなく，正常なエックス線写真像と比較して客観的に判断したい．

エンド治療上達のためには，まずは抜髄の回避に取り組む

　私はエンド治療について暗中模索していた時代（1987～1992年頃），エンド治療に関する講演会にできるかぎり参加し，たくさんの実習付き講習会を受講した．

　あるとき，そのなかの一つの講習会で，きわめてシステマティックに，速く，かつ安全に麻酔抜髄ができる方法を教わる機会があった．そのこと自体は非常によかったのだが，最後に講師の先生がいった言葉に非常に大きな違和感を覚えた．「これで明日から髄床底を穿孔する心配もなく，速く安全に抜髄ができます．先生方，明日からは安心してどんどん抜髄してください」というフレーズである．生意気にも「なんという考え違いをしているのか」と心の中で思ったものである．

　歯を保存するために，歯髄は何よりも心強い味方となる．抜髄は，歯髄保存のためのあらゆる手段を講じた後に，最後の最後に仕方なく行うべきだと考える．歯髄を除去すれば歯質が脆化するだけではなく，将来，根尖病変をつくる可能性も出てくる．ひとたび根尖病変をつくると，100％狙って治せる能力はわれわれ歯科医師には備わっていないことを肝に銘じておくべきだろう．

　もしかしたら，「患者＝他人」の歯だから簡単に抜髄をしてしまうのかもしれない．患者の歯を自分の歯だと思えばそうそう簡単には抜髄を決断できないのではないだろうか．私は開業以来，できるかぎり抜髄を避ける努力をしてきたが，「下川エンド」に出合い，積極的に取り組むなかでエンド治療の難しさと奥深さを知るようになり，それまで以上に抜髄回避する努力をするようになった．

　症例2～4で，抜髄を回避できた症例を示す．

表 2-2 欧米におけるエンド治療の成功率

研究者名（発表年度）	観察期間（年）	成功率（％）
Adenubi et al.(1976)	5〜7	88.2
Jokinen et al.(1978)	2〜7	53.0
Kerekes and Tronstad (1979)	3〜5	91.0
Barbakow et al.(1980)	1〜9	87.4
Nelson (1982)	>2	81.9
Swartz et al.(1983)	20	87.8
Morse et al.(1983)	1〜3	94.5
Sjogren et al.(1990)	8〜10	91.0
Smith et al.(1993)	5	84.3
Pantshev et al.(1994)	>3	52.0〜57.0
Peters et al.(2002)	<4.5	71.0〜81.0

90％を超える成功率が報告されている一方で50％台の報告もあり，観察期間も統一されていない．
（国島康夫監修，阿部　修著：エンジンファイルON　早く・簡単・正確・安全・経済的な歯内療法を求めて．デンタルダイヤモンド，2005．より）

表 2-3 欧米におけるエンド再治療の成功率

研究者名（発表年度）	観察期間（年）	成功率（％）
Strindberg (1956)	4〜7	66〜84
Grahnen and Hansson (1961)	5	65
Engstrom et al.(1964)	4	74
Molven (1976)	3.5	64
Bergenholtz et al.(1979)	2	48
Molven and Halse (1988)	10〜17	71
Allen et al.(1989)	0.5〜1	73
Sjogren et al.(1990)	8〜10	62
Van Nieuwenhuysen et al.(1994)	0.5〜2	72
Sundqvist et al.(1998)	5	74

再治療においてはさらに成功率は下がり，やはり48％から84％までの開きがあり，観察期間も統一されていない．
（九州大学大学院歯学研究院口腔機能修復学講座・橋口　勇先生のご厚意による）

第 1 編 エンド治療の実態

症例 1

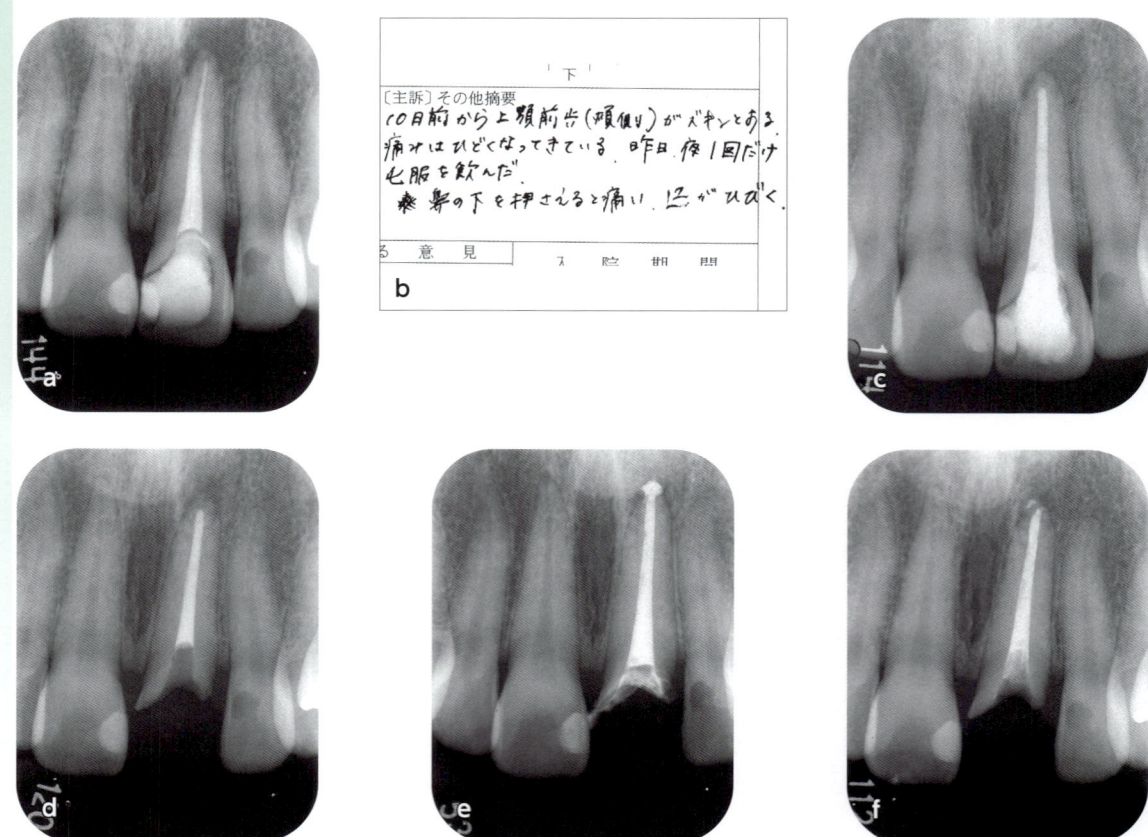

a. 2002 年 11 月，初診時．患者は 33 歳の女性で，⎿1 の急性根尖性歯周炎を主訴に来院．非常に強い自発痛があり，根管開放すると多量の帯黄灰白色強粘性の排膿があった．

b. 初診時のカルテ記載内容

c. 2003 年 2 月，初診から 3 カ月経過時．治療開始後も漿液性の滲出液がなかなか止まらなかったため，減圧仮封と投薬で症状の緩和を待った後，1 回目の根管充填を行った．滲出液の影響で作業長が短めに決定されているようであったが，経過観察することとした．

d. 2003 年 10 月，根管充填後 8 カ月経過時．この間に歯冠破折を起こしたためテンポラリーを装着してある．根管充填前から臨床症状は消失していたが，透過像（根尖病変）が明らかに残っている．これでは治癒したとはいえない．

e. 患者に説明のうえ同意を得て，再治療を開始し，同月内に 2 回目の根管充填を行った．

f. 2004 年 6 月，2 回目の根管充填後 8 カ月経過時．治療前と比較して透過像は縮小しているものの，消失したとはいえない．現在でも，ほとんどの症例提示では，この時点で臨床症状がなければ「治癒」と判定しているのが実情である．

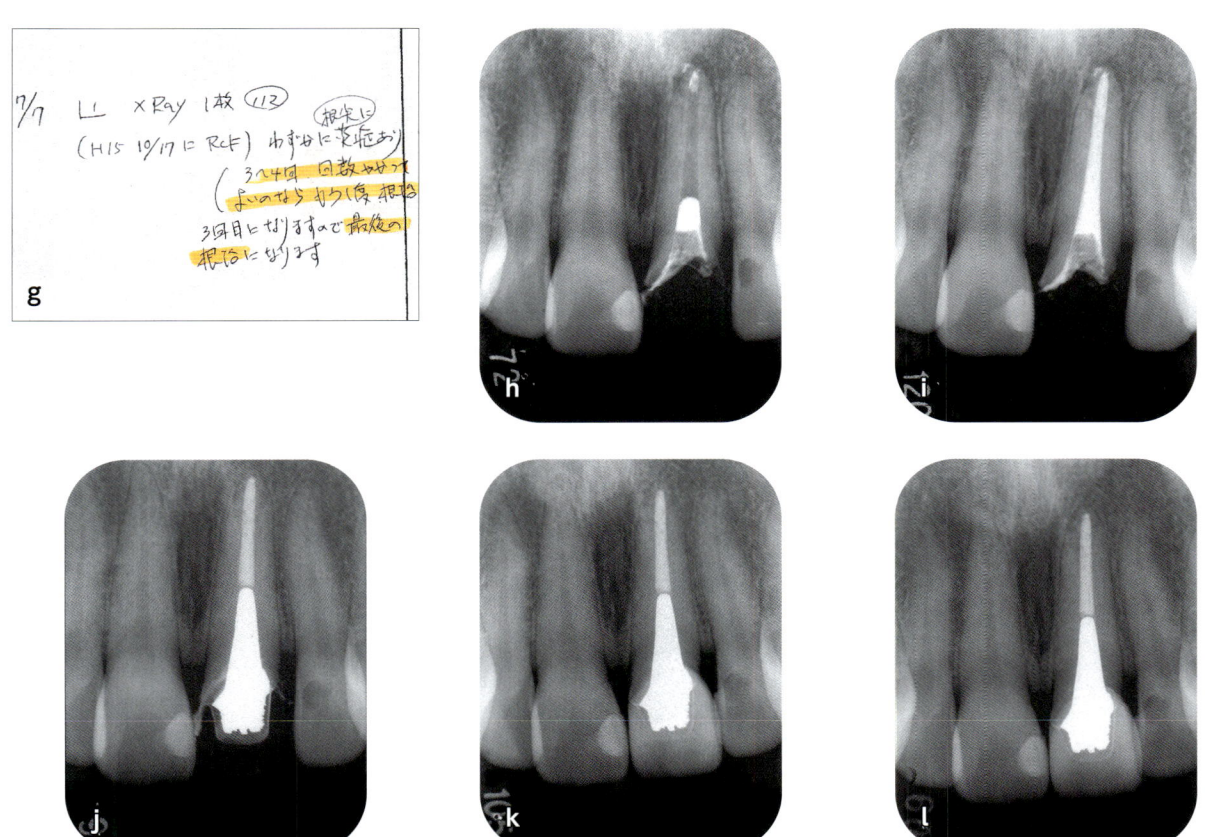

g. 3回目の根管充填を行うに際して患者に行った説明の内容を示す．当院では，あらゆるやり取りをこのようにサブカルテに記載している．なお，次の対応は歯根端切除術になることを説明し，納得してもらった．

h. 2004年7月．3回目のエンド治療を開始した．これに失敗したら次は歯根端切除術を適用することになる．「下川エンド」の方法に従い，根尖部は40μAまでしっかり根管拡大・根管形成を行った．

i. 3回目の根管充填時．目的とした根管拡大・根管形成と緊密な根管充填が達成できたと考える．

j. 2005年12月，3回目の根管充填後1年5カ月経過時．仮コアとテンポラリーで経過を観察していたところ，歯根膜腔と歯槽硬線の薄く均等な幅での連続性と根尖部歯槽骨稜の改善が確認できたのでメタルコアを装着した．

k. 2009年10月，3回目の根管充填後5年3カ月経過時．透過像は消失して健康な歯周組織のエックス線写真像を呈している．消失は「した」か「していない」かのどちらかしかない．「ほぼ消失」などという曖昧な言葉でごまかしてはいけない．

l. 2011年11月，3回目の根管充填後7年4カ月経過時．健康な状態を維持している．成否の判定は治療前と治療後のエックス線写真像を比較するのではなく，正常なエックス線写真像と比較して行うべきである．

第1編　エンド治療の実態

症例2

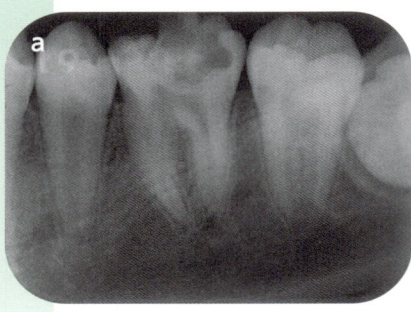
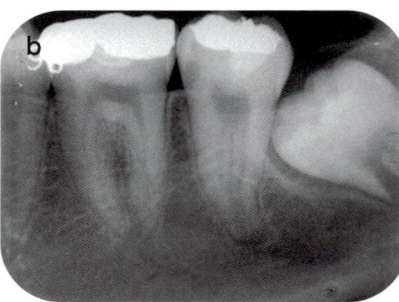
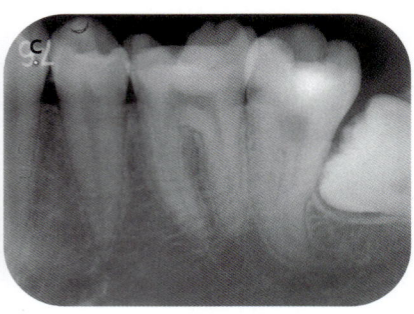

a. 1992年2月，初診時．患者は11歳の男児で，「6 の深い齲蝕による拍動性自発痛を主訴に号泣しながら来院．歯冠部は齲蝕により大きく崩壊し，軟化象牙質の深部は歯髄腔と近接している．歯髄を刺激することのないように小さく鋭利なスプーンエキスカベータで軟化象牙質中央部から辺縁部にかけて掻き上げ，可及的に軟化象牙質を除去した．その後，軟らかく練和した酸化亜鉛ユージノールセメント（ネオダイン）を窩洞底部に流し込んで硬化を待ち，その上に通常に練和したネオダインを充填した．約1カ月後に疼痛がないことを確認して可及的に軟化象牙質を除去し，取りきれない軟化象牙質にはフッ化ジアンミン銀（サホライド）を塗布してグラスアイオノマーセメントを充填し，経過観察した．

b. 1994年4月．セメントを除去して残存した軟化象牙質を除去するつもりであったが，軟化象牙質は再石灰化し，ラウンドバーで探っても健全歯質と変わらないほどに硬化して臨床症状もなかったため，インレー修復を行った．

c. 2004年1月，インレー修復後約10年経過時．インレー脱離で来院したが，臨床症状はなく，歯根膜腔，歯槽硬線，歯槽骨稜も健康な像を呈している．初診時に認められた軟化象牙質は周囲の健全象牙質と見分けがつかないほど回復していた．初診時の疼痛や号泣に惑わされず，この年齢の児童の歯髄を12年間保存できた意義は大きい．

症例3

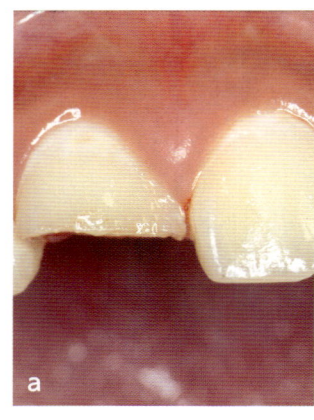
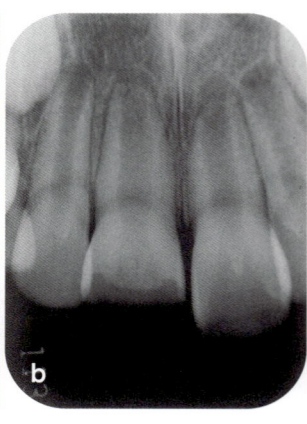
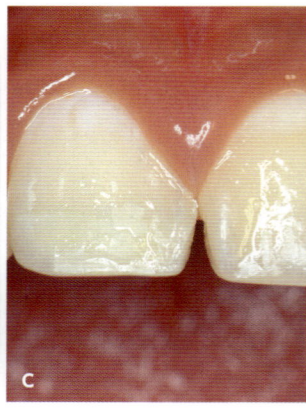
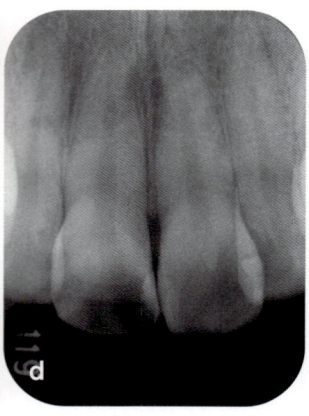

a. 1995年1月，初診時．患者は8歳の男児で，1」の歯冠破折による疼痛を訴えて来院．破折断面からは歯髄が薄く透過していた．

b. 同エックス線写真．根尖は未完成であり，破折部は歯髄腔髄角部に近接して不顕性露髄が疑われた．

c. 覆罩をかねてスーパーボンドで破折片を接着した．

d. 2011年3月．来院が途絶えていたが，別主訴で来院した．患者は24歳の立派な成人になっていた．条件の悪い中切歯の歯髄を16年間保存できた意義は大きい．

2章 エンド治療の成功率

症例 4

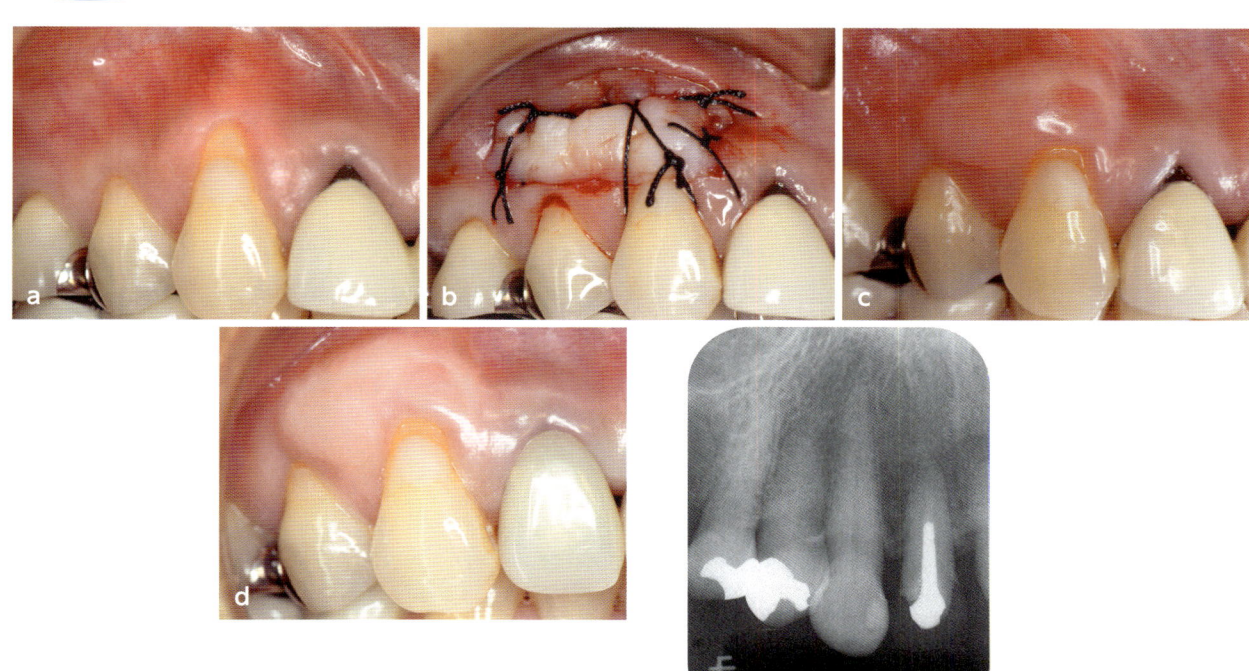

a. 2001年5月，初診時．患者は54歳の女性で，4 3|部の強い冷温水痛を主訴に来院．前医では抜髄といわれ転院してきた．辺縁歯肉に炎症があり，4 3|の付着歯肉は消退し，3|は歯頸部が3mmほど露出している．

b. 2001年8月．歯周基本治療終了後に知覚過敏の改善と歯周環境の整備を目的として同部に遊離歯肉移植術を行った．この後，歯周パックで移植片が動かない程度に押さえてある．

c. 2001年11月，遊離歯肉移植術後2カ月経過時．移植片は生着したと判断し，ブラッシングを徹底して歯頸部をコンポジットレジンで修復した．

d. 2013年5月，遊離歯肉移植術後11年9カ月経過時．症状は消失し，ブラッシングも定着しているようである．

e. 同エックス線写真．経過中に6|は歯根破折により抜歯，部分床義歯となったが，それだけに3|の歯髄を保存できた意義は大きいと考えている．

COLUMN

天然歯は「腐っても鯛！」

　私が所属するスタディグループ・北九州歯学研究会では，新潟再生歯学研究会と合同ミーティングを行っている．私も15年ほど前から参加しているが，その期間中，榎本紘昭先生（新潟県三条市開業）が頻繁に口にする言葉がある．

　「天然歯は腐っても鯛！　だから簡単に抜いちゃダメだ．天然歯に比べれば，インプラントなんか所詮，偽物だよ．偽物よりも本物のほうがよいだろう．それと一緒なんだよ！　だから天然歯の保存には徹底的にこだわらないとダメだよ」

　榎本先生が，わが国のインプラント治療の第一人者のひとりであり，インプラントにこだわりをもってたくさん手がけていることを考えると，なんとも感慨深い言葉ではないだろうか．

第1編 エンド治療の実態

■ 成功率に関する根拠なき思い込みと驚愕の事実

　私は1993年に下川公一先生（福岡県北九州市開業）の提唱する「下川エンド」に出合い，それから一途に取り組んだ結果，1996年頃からは成功率が飛躍的に向上したことが実感できた．1999年頃にはある程度，根尖病変を狙って治せるようになり，2000年からは下川先生の許しを得て「下川エンド」の講演を行うようにもなった．そして2005年以降は，一般的に報じられているよりもはるかに高い成功率で治療ができているという臨床実感をもつまでになった．具体的には，抜髄ではほとんど失敗をしない（成功率95％以上），失活歯-非感染根管では10％も失敗をしない（成功率90％以上），根尖病変を有する感染根管でも高い確率で狙って治すことができている（成功率80％以上）と思い込んでいた．

　ところが，2008年3月，私が所属する北九州歯学研究会の第32回発表会で，立和名靖彦先生（福岡県北九州市開業）より，根尖病変を有する感染根管の成功率が10年間の追跡調査の結果，70％であったことが報告された．北九州歯学研究会のメンバーの多くは「下川エンド」に取り組んでいるか，強い影響を受けており，立和名先生も例外ではない．私より2歳年長の立和名先生が70％ならば，自分はどうなのか．居ても立ってもいられなくなり，立和名先生が使用した集計用のエクセルシートを拝借して，早速リサーチしてみることにした．

　リサーチは，開業後に自分がエンド治療を行い，根管充填後5年以上の経過が観察できた1,408歯を対象に行った．経過期間を5年としたのは，医科での成功基準として「5年生存率」が定着していることと，10年に設定して対象歯のサンプル数が減るのを防ぎたかったことによる．結果の確認は，シャーカステン上でルーペを用いてエックス線写真を詳細に観察するというアナログ的手法で行った（図2-2）．判定基準が大切であると考え，下川先生の提唱する，健康な歯周組織のエックス線写真像の基準（いわゆる「下川の基準」．詳細は後述）を採択し，特に「鮮明な歯根膜腔と歯槽硬線が薄く均等な幅で確認できるか」「歯槽骨稜が鮮明に確認できるか」に注目して判定を行った．抜髄根管，失活歯-非感染根管，失活歯-感染根管に分けて集計し，厳密に「下川の基準」を満たすものだけを「完治」（治癒）として成功とみなし，通常は見過ごされそうなわずかな歯根膜腔の肥厚を有しているものは「微肥厚」，肉眼でも明らかに肥厚が残っているものは「肥厚」，それらの程度を通り越して常識的に根尖病変と判定できる状態のものを「根尖病変」として，いずれも失敗と判定した．また，エンド治療は歯を保存するための基礎治療なので，自分がエンド治療をして抜歯になったものも失敗としてカウントした（症例5）．

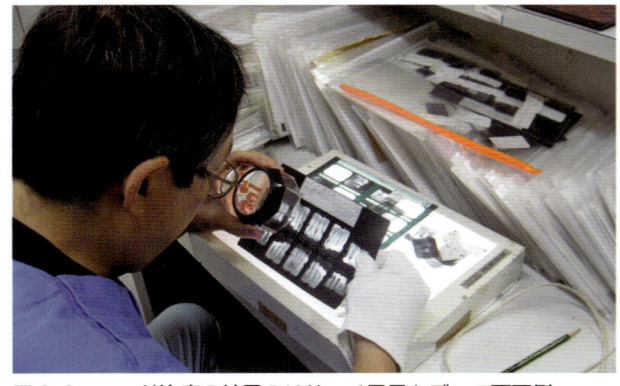

図2-2　エンド治療の結果のリサーチ風景とデータ画面例

症例 5

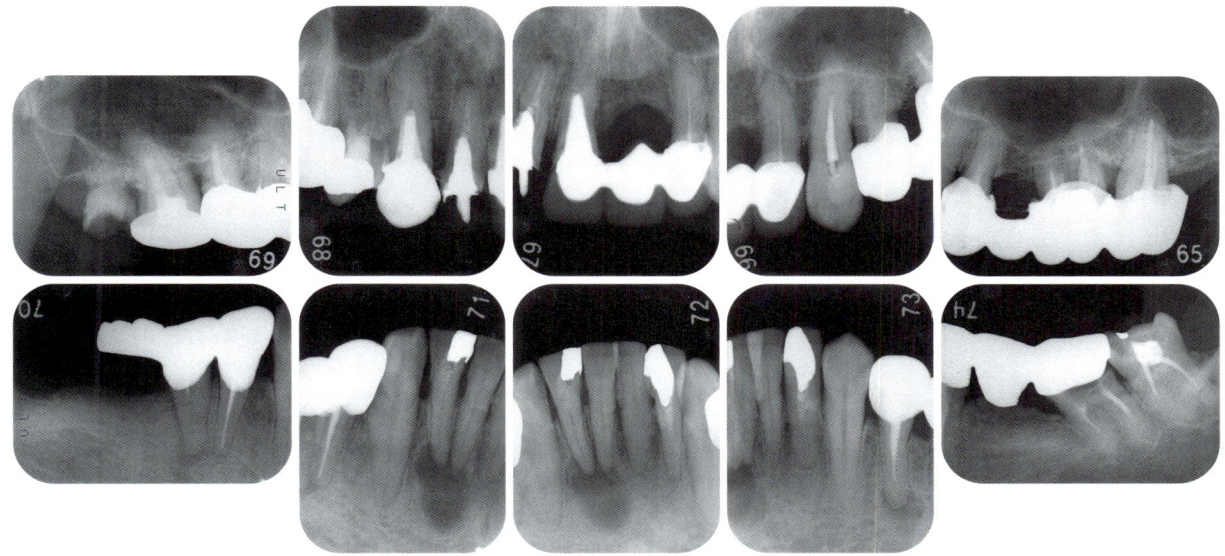

a. 2000年12月，初診時．患者は52歳の男性で，下顎前歯部の自発痛を主訴に来院．下顎前歯部，下顎右側臼歯部，下顎左側臼歯部，上顎左側臼歯部，上顎右側臼歯部，上顎前歯部の順に治療を行った．

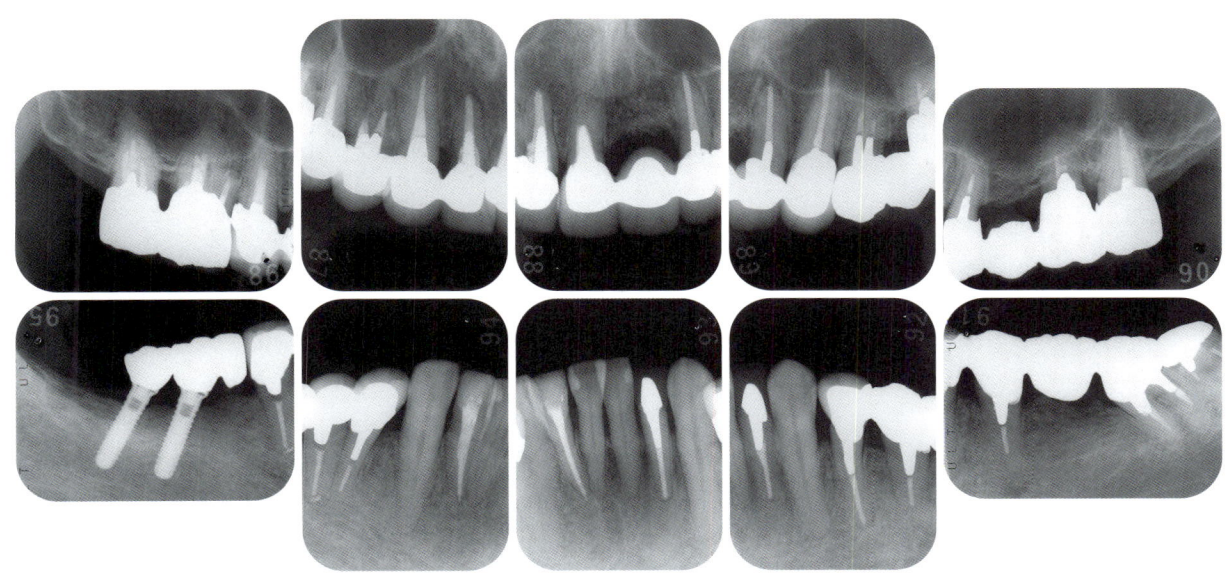

b. 2006年6月，根管充塡後5年経過時．約1年半かけて全顎的に治療を行い，経過を観察していた．一見すると，経過は良好であるようにみえる．

第1編　エンド治療の実態

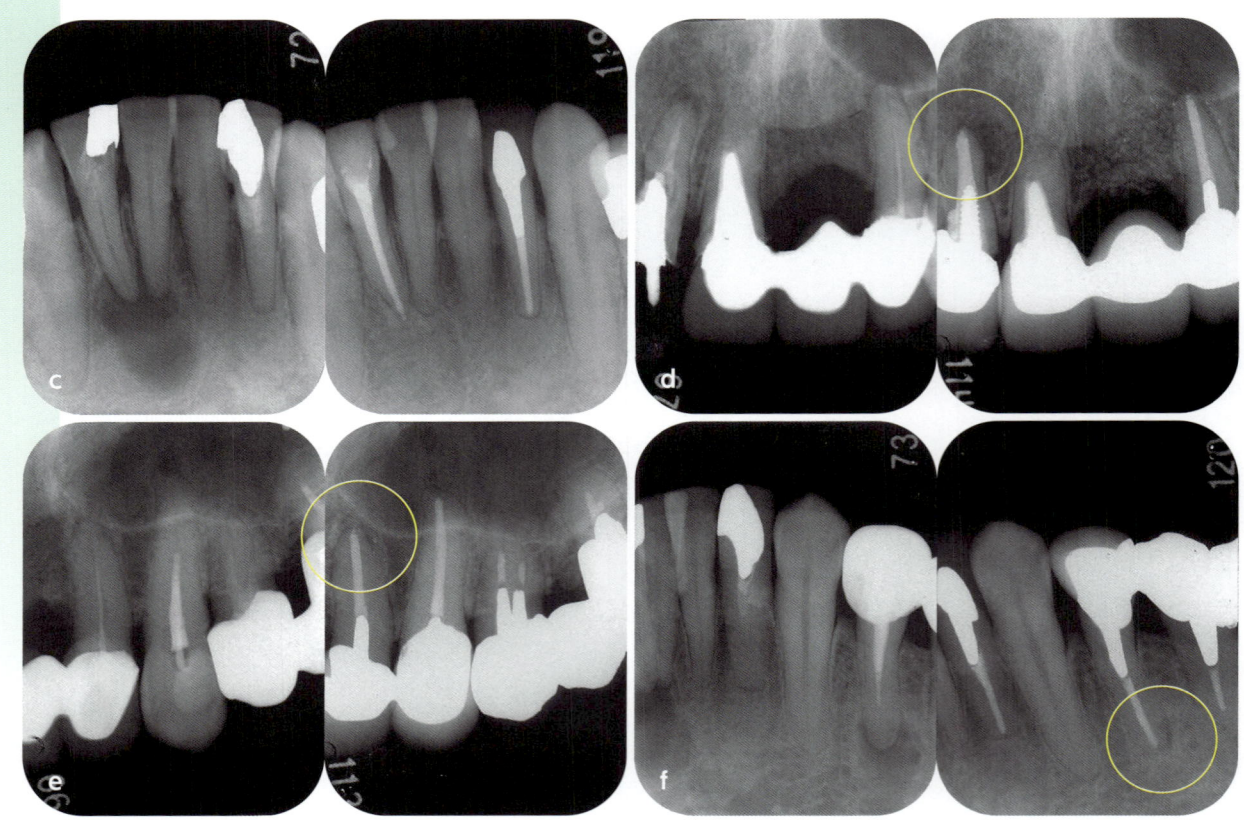

c. 2̄ の治療前後の比較．治癒といって差し支えない（完治＝治療成功）．
d. 2̄ の治療前後の比較．透過像（根尖病変）が明らかに治療前より大きくなっている（根尖病変＝治療失敗）．
e. ̄2 の治療前後の比較．根尖部歯根膜腔の肥厚が残っており，「下川の基準」を満たしていない（肥厚＝治療失敗）．
f. ̄4 の治療前後の比較．治療前と比べるとほとんど治癒しているようにみえるが，ルーペで拡大して観察すると，根尖部歯根膜腔にごくわずかな肥厚が認められる（微肥厚＝治療失敗）．

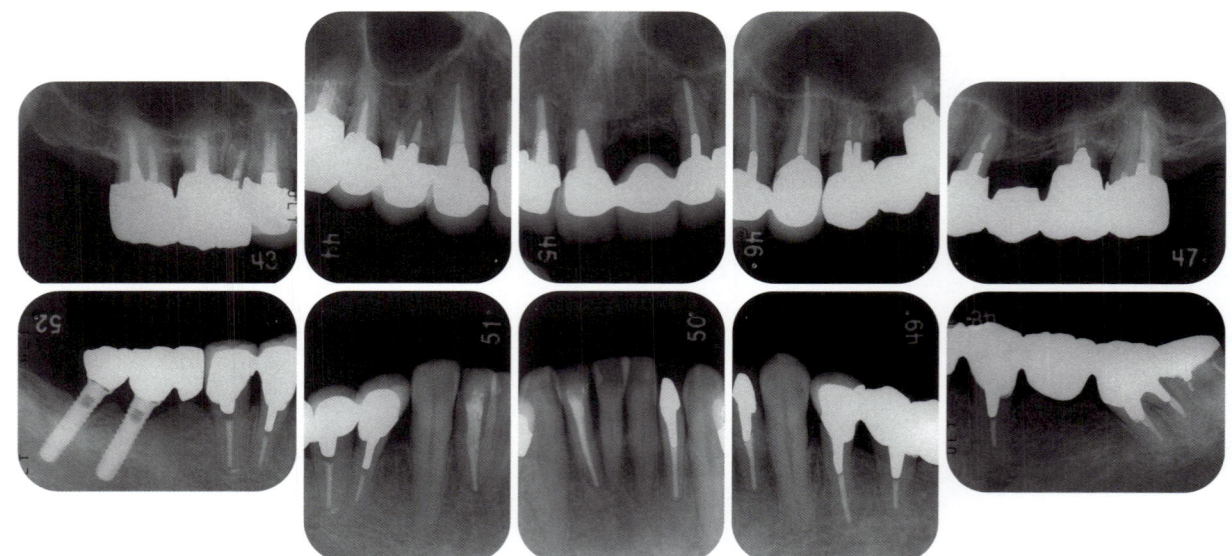

g. 2014年5月．すべての部位に改善傾向が認められる．2̄ は，2回エンド治療をやり直している．

リサーチの結果，すべてにおいて私の想像より低い成功率であった．抜髄は95％の成功率と思っていたが，実際に「完治」と判定できたのは84.5％であり，抜髄時に手技による感染を起こしていることが疑われた．しかし，興味深いことに，「微肥厚」「肥厚」というグレーゾーンを成功としてカウントすると95.2％となり，事前の臨床実感と符合した（図2-3）．

非感染根管は90％以上は治しているという臨床実感をもっていたが，結果は「完治」が78.3％であった．エックス線写真では歯根膜腔の肥厚が認められないが，根管内は感染を起こしているものが相当数含まれているのではないかと考えた．失活歯の感染・非感染の区別の難しさが表れている（詳細は後述）．しかし，これも「微肥厚」「肥厚」というグレーゾーンを成功としてカウントすると91.0％となり，臨床実感と符合した（図2-4）．

問題の感染根管であるが，なんと「完治」は66.9％であり，臨床実感の80％とはほど遠かった．ただし，前述のグレーゾーンを成功とカウントすると88.1％となった（図2-5）．

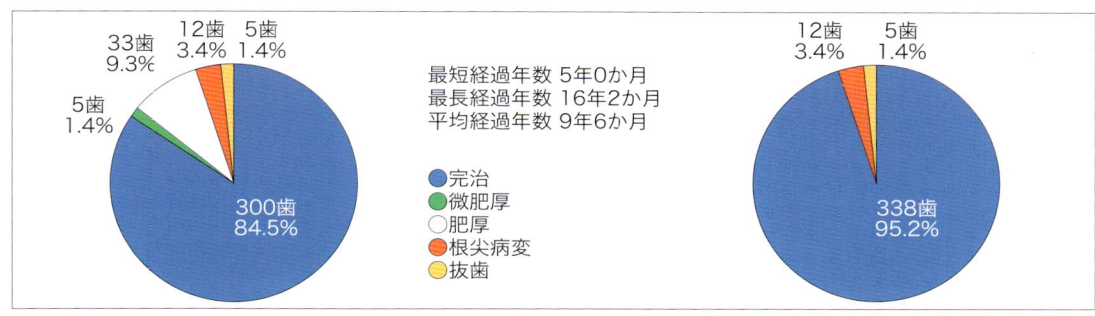

図2-3　抜髄355歯の治療成績（右グラフは「微肥厚」「肥厚」を治癒とみなした場合）

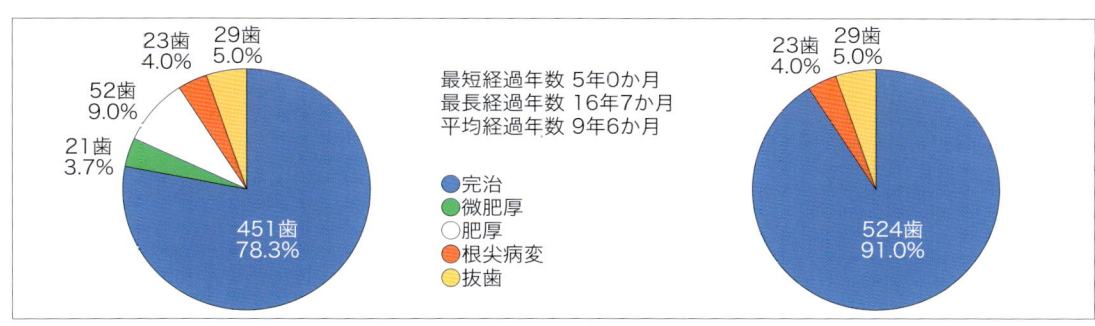

図2-4　非感染根管576歯の治療成績（右グラフは「微肥厚」「肥厚」を治癒とみなした場合）

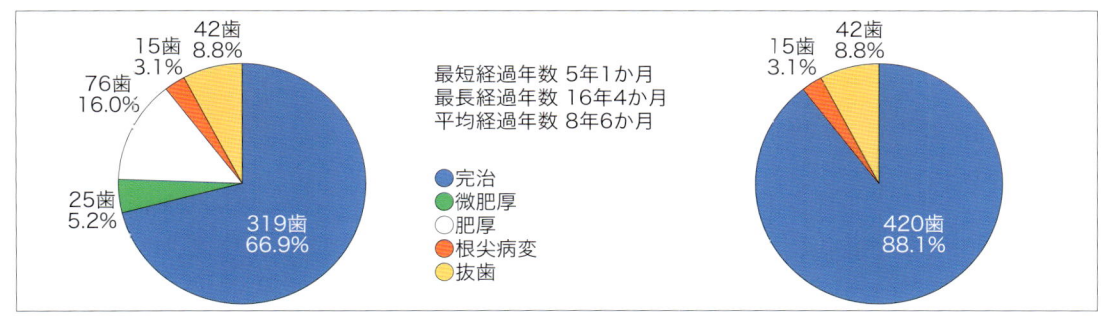

図2-5　感染根管477歯の治療成績（右グラフは「微肥厚」「肥厚」を治癒とみなした場合）

第1編　エンド治療の実態

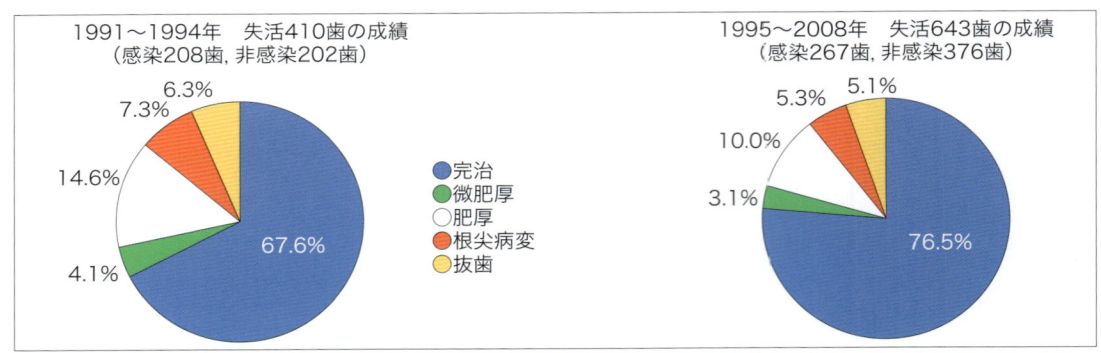

図 2-6　1994年以前と1995年以降の治療成績の比較

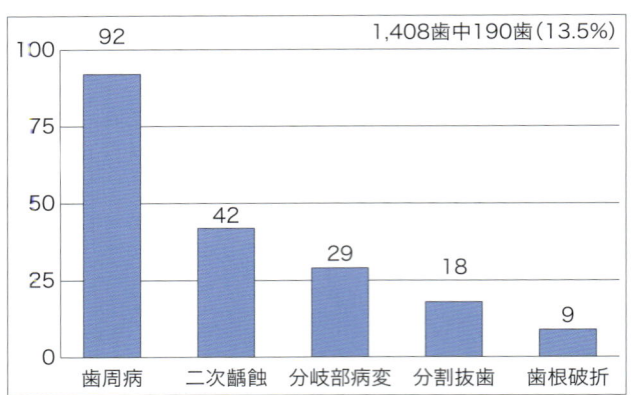

図 2-7　経過観察中に生じた重篤な問題

　ただし，「下川エンド」に習熟していない1994年頃までの成績と，ある程度会得した1995〜2008年の成績を比較すると，完治率で8.9ポイントの向上が認められた．「微肥厚」「肥厚」といったグレーゾーンが減り，わずかではあるが「根尖病変」「抜歯」といった致命的な失敗も減少している（図2-6）．この数字の変化は，「下川エンド」の優位性を表していると考えている．

　図2-7は，経過観察中に生じた重篤な問題を示す．経過観察中に数々の問題が生じていることから，できるかぎり経過観察を継続しなければならないことが理解できると思う．

　本リサーチが示すように，エンド治療は厳密に判定すればとても簡単といえるものではない．「エンド治療の成功率が高い」という臨床家の多くは，観察期間が短期間であるうえに，「微肥厚」「肥厚」といったグレーゾーンを治癒とみなして判定している可能性が高いと考える．なかには，「理想どおりに根尖部まで根管充填材が届いているから，これで治癒するはず」という論理で，根管充填直後に「成功」と判定していることもあるかもしれない．

　エンド治療のパラダイムシフトは，この根拠なき思い込みを払拭し，実像を把握することから始めなければならないと考えている．

　第2編以降では，「下川エンド」との出合い，「標準的エンド治療」と「下川エンド」との違い，「下川エンド」の特長と方法について詳しく解説する．

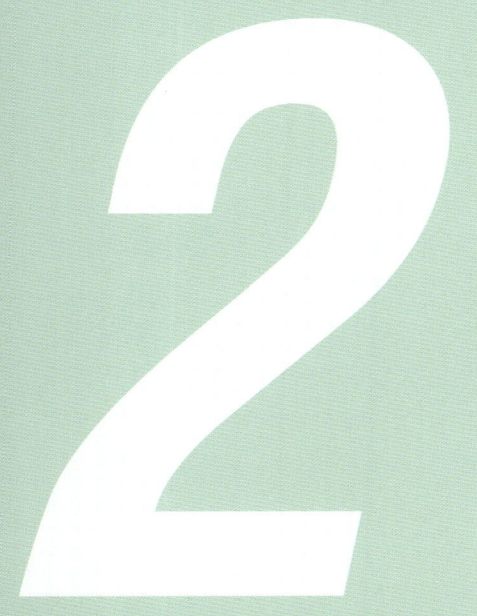

第2編
根管の分類と治療の実際
基本編

第2編　根管の分類と治療の実際　基本編

3章 エンド治療を予知性高く，効率的に行うために

●「下川エンド」との出合い

　私は，大学卒業後，医局員として1年間，勤務医として5年間過ごした後，1991年に現在地で開業したが，勤務医時代から開業後数年間はずっとエンド治療に悩まされ続けてきた．自分では基本どおりにきちんと治療しているつもりでも，感染根管で症状がなかなか消えなかったり，症状はなくなっても根尖病変がスッキリ消えなかったり，あるいは抜髄根管に残髄炎を惹起したり，抜髄後に短期間で根尖病変をつくったりと，一言でいえば治療結果のコントロールが全くできず，惨憺たる状況であった．

　現状を打破しようと多くの講演会・講習会に参加し，完全に採算を度外視して一生懸命治療に取り組んだが，今度は一回の治療時間が長くなり，治療回数も増え，予期せぬ急性発作の惹起などもあり，結局，熱意は患者に伝わらず，逆に不信感をもたれるようなことも少なくなかった．当時，自宅近くの飲食店などに行くと，それと知らぬ周囲の客が，「木村歯科医院に行くと長期間かかる」「あそこに行くと歯ぐきを切られる」「自分が通っている歯科医院ではどんな治療でも3回で終わる．紹介するから転院したほうがよいのではないか」などと話していて，非常に肩身が狭く，こそこそと逃げ出すように店をあとにすることもしばしばであった．

　そのころ，エンド治療に関しては，「エンド治療は一生懸命やっても必ず治るという保証がないし，保険点数も低すぎるので真剣に取り組むことはできない．必要以上に突っ込みすぎず，ほどほどに取り組むくらいでちょうどよい」というのが一般的な評価であった．私はそういう風潮には賛同できず，そういう考えにならざるを得ないエンド治療の特殊な事情も理解できず，ただ思うような治療結果を出せない自分の未熟さに，内心，忸怩たる思いであった（表3-1）．

　なんとかこの現状を打破したいと四苦八苦していた1993年，北九州歯学研究会の主宰であった下川公一先生によるエンド治療の講演を拝聴した．そこで，これまで目にしたことのない美しいエックス線写真，従来のどの理論とも一線を画す斬新な理論，理論に沿って現実的に整理されたテクニック，長期にわたる治療結果の提示，言葉の端々や1枚のエックス線写真から垣間みえる人柄や医療人としての高い志，そして歯に衣着せぬ独特の「下川節」などに激しい衝撃を受け，その日から「下川エンド」の追求を目指して，全国で開催される講演会・講習会を受講するようになった（表3-2）．

　当初は，私の臨床経験の浅さと理解力不足のために，講演内容を完全に理解・消化して次の日の臨床で教わったままの結果が得られることはなかった．しかし，モチベーションは非常に高かったので，ただひたすら「下川エンド」を信じ，臨床で実践しながら，しつこく講演会・講習会を受講して理解不足の部分や勘違いしていた部分を修正し続けていったところ，1996年頃になってようやく，明らかな進歩を実感できるようになった．それまではいく

表 3-1　エンド治療に関する悩みの数々

1) 結果のコントロールが困難である．
   - 抜髄後に残髄炎や短期間で根尖病変を惹起する．
   - 感染根管で，臨床症状や根尖病変がスッキリ消えない．
   - 妥協した治療でも，すぐに悪い結果が出る訳ではない．
2) 真剣に取り組めば手間と時間がかかる．
3) 患者に熱意は伝わらず，むしろ誤解される．
4) 予期しない急性発作，治療の長期化，泥沼化が怖い．
5) 保険診療では著しく不採算である．
6) 大学で習ったとおりに治療しても治せない症例が少なくない．
7) 巷には細かい流派が百家争鳴で，どれが真実かわからない．

表 3-2　「下川エンド」の特長

1) 自身によるエンド治療の長期経過観察症例と，自院で抜去した1,000本を超える歯の病理組織切片，エックス線写真，臨床所見などの知見を合わせて導きだされたオリジナルの理論．
2) 理論に一切の矛盾・破綻が見当たらない．
3) 無理のない理論に基づき，テクニックが現実的に整理されている．
4) 「論」より「証拠」の考えのもとに，長期経過観察を前程としながら，徹底的に臨床結果を追求している．
5) 特別な機器や材料が不要で，誰でも容易に取り組むことができる．

ら頑張っても消失しなかった根尖病変が，短期間でスッキリ消えるようになり，1997年頃からは難症例の根尖病変にも積極的にチャレンジするようになった．そして2000年からは，下川先生の許可を得て「下川エンド」の講演をさせてもらうようになった．現在でも，このすばらしい理論を広く伝えたいと思い，「下川エンド」普及のための講演を続けている．

「下川エンド」に取り組んで20年が経過したが，たくさんの経験を積んできた結果，逆にエンド治療の難しさと奥深さを知るようになり，ますますエンド治療のおもしろさも感じるようになっている．

いま，私が考えるエンド治療の秘訣は，「**できるかぎり短時間で効率よく行い，簡単な症例を失敗しないようにする．難症例は失敗を前程とし，リカバリーシステムをもって信頼関係のなかで取り組む．あとは，できるかぎり長期経過観察を続けて，臨機応変に責任をもって対応する**」ということになる．言葉にするのは簡単であるが，実践し続けることはきわめて難しい．

第2編 | 根管の分類と治療の実際　基本編

診査・診断—根管ごとの評価を行う

「根尖病変」と「根尖病巣」

　1993年にはじめて下川先生の講演会を受講したときに最も衝撃的だったのは，最初に「"根尖病変"と"根尖病巣"という用語を明確に区別して使用するように」と強調していたことであった．

　私はこのときまで数多くの講演会・講習会に参加していたが，この二つの用語の違いにこだわる講師は皆無であった．私自身もこの二つをほぼ同義語としてとらえ，いい加減に使用していた．というよりも，正直なところそんなことを深く考えたこともなかった．いまになって思えば，これらの用語の違いをしっかり理解して使い分ける姿勢が，科学的思考法への第一歩であり，科学的なエンド治療すなわち「下川エンド」実践への入り口であるということを示していたのであろう．

　ちなみに，「根尖病変」とは「失活歯の根尖部に存在する病変」のことを指す．多くの場合は根管内の起炎因子に対して歯根膜が炎症性反応を起こした結果として形成されたものであるから，通常のエンド治療を行い，起炎因子を除去し，緊密な封鎖を達成すれば治せることになる．一方，「根尖病巣」とは「根尖孔外に存在する病巣＝起炎因子」のことを指す．起炎因子が根管内にとどまらず根尖孔外に存在しているのだから，通常のエンド治療だけでは治せない場合も少なくない．ただし，エックス線写真上の透過像が「病変」であるのか，それとも「病巣」であるのかを治療前に診断することは困難であり，診断が正しかったのか否か，施した処置が適切に達成されたのか否かは，唯一，長期経過観察によってのみ知ることができることを肝に銘じておきたい（症例6）．

　さて，下川先生が講演のなかで一度は必ず口にする言葉がある．それは「**診断なくして治療なし**」という言葉である．エンド治療に限らず，すべての治療行為に際して的確な診断を下し，下された診断に対して明確なコンセプトに基づく処置を確実に行うことが必要であることを教わった．しかし，エンド治療というものは，仮に正しい診断ができ，それに基づく正しい処置を行った（と思った）としても，すべてのステップを必ず100％達成できているという保証がない分野である．術者自身が認知できない治療上の不備・不足が発生するうえに，宿主側の諸条件による影響も大きい．だからこそ，**より正確な診断を，患歯ごとではなく根管ごとに行う**ことがたいへん重要になる．

エンド治療の一般的分類

　現在の標準的エンド治療の理論では，患歯をまず歯髄疾患と根尖性歯周組織疾患に大別し，さらにそれぞれを病理組織学的所見に基づいて細かく分類している（表3-3）．開業医の多くは，患歯を保険制度上の呼び方で「Pul」と「Per」に大別し，それぞれに慢性・急性を加えた分類を基本にする人が多いと思う．急性歯髄炎などではさらに，可逆性・非可逆性，漿液性（単純性）・化膿性，一部性・全部性などにまで分類している人もいるかもしれない．

　われわれの日常臨床において，果たしてこれほど細かな診断が必要であるのか，またこれほど正確な鑑別が可能であるのかといった議論は置いておくが，問題はきわめて細かく分類されているにもかかわらず，施すべき処置は一つだけしか示されていないということである．

症例6

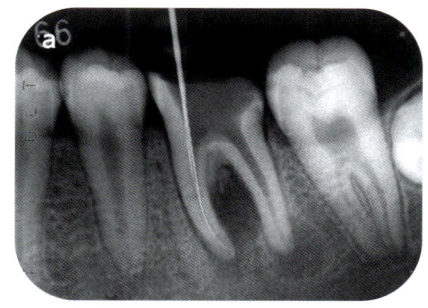 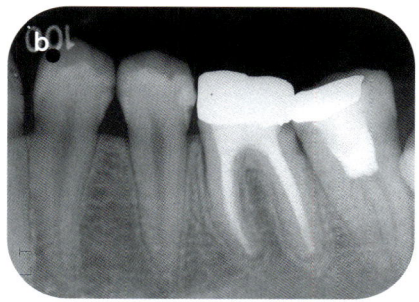

a. 1994年に初診で来院し，感染根管処置を行った．「6 近心根，遠心根根尖部には大きな透過像が存在し，根分岐部にまで波及している．患歯周囲の歯根膜腔は肥厚し，近心根尖および根分岐部の歯槽硬線は消失している．この透過像は根尖病変なのだろうか，根尖病巣なのだろうか．

b. 治療後，来院が途絶えたが，別主訴で6年後に再来院した．透過像は消失し，歯根膜腔と歯槽硬線の薄く均等な幅での連続性が回復し，歯根周囲の歯槽骨陵も明瞭に確認できる．この時点でようやく，治療前にあった透過像は根尖病変であったと推測できる．

表3-3 標準的エンド治療の理論における診断の分類

歯髄疾患	根尖性歯周組織疾患
1．歯髄充血	1．急性根尖性歯周炎
2．急性歯髄炎	1）急性単純性根尖性歯周炎
1）急性単純性歯髄炎	2）急性根尖性化膿性歯周炎
2）急性化膿性歯髄炎	・歯根膜期
3）急性壊疽性歯髄炎	・骨内期
3．慢性歯髄炎	・骨膜下期
1）慢性閉鎖性歯髄炎	・粘膜下期
2）慢性潰瘍性歯髄炎	2．慢性根尖性歯周炎
3）慢性増殖性歯髄炎	1）慢性単純性根尖性歯周炎
4．上行性歯髄炎	2）慢性化膿性根尖性歯周炎
5．続発性歯髄炎	3）歯根肉芽腫
6．歯髄の変性	4）歯根嚢胞
7．歯髄壊死	
8．歯髄壊疽	
9．象牙質の内部吸収	

第2編｜根管の分類と治療の実際　基本編

　根尖部の模式図を図3-1に示すが，根管処置について，「歯内治療学」の教科書には次のように書かれている．

　「根管処置の終末点として，生理学的根尖孔が最も適切であるとの考え方が広く認められている．これは，同部がしばしば根尖部における根管の最狭窄部（根尖狭窄部）にあたるため，歯周組織の創傷面積や根管充填材の歯周組織に対する接触面積が最小になること，あるいは過剰根管充填を避けるために有利であることを理由とする．生理学的根尖孔は解剖学的には根尖部の象牙-セメント境と一致し，いわば根尖歯周組織と歯髄との境界部に相当する．通常，歯根表面の根管開口部（解剖学的根尖孔）から0.5～1.0 mm歯冠側に位置する」（中村　洋ほか編：歯内治療学　第4版．医歯薬出版．より）．

　つい最近，ある学会のエンド治療に関するシンポジウムでも，海外の権威ある研究者が「根尖をオーバーするいかなる治療も避けるべきである」と明言していたから，この原則は現在，世界的に有効であると考えてよいだろう．

　しかし，果たしてそれで，現実に存在する多種多様な条件をもつ根管すべてに対応できているのだろうか？　もしできているのであれば，これまでにもっとたくさんの「治癒（完治）」といえる臨床結果（証拠）が提示されているだろうし，昨今のように専門医が通常のエンド治療を放棄して歯根端切除術に血道をあげることはないはずである．

■「下川エンド」による根管の分類

　「根尖病変」と「根尖病巣」を区別することのほかに，「下川エンド」ではもう一つ，診断において重要なことを教わった．それは，「**感染根管と非感染根管とを分ける**」ことである．

　感染根管処置の目的は，感染によって生じた根尖および根分岐部の病変に対して感染源（起炎因子）を除去し，根管内を可及的に消毒して密封することにより病変を治癒に導くことである．一方，非感染根管処置の目的は，健康な根尖歯周組織や根尖歯質を傷害することなく密封することで将来にわたって病変が生じないようにすることである．したがって，この二つでは治療におけるコンセプトも術式も異なることになる．表3-4は，当時教わった根管の分類であるが，治療に際してはこの分類により，根管ごとに対応していくことになる．

　当初は理解しきれない部分や誤解している部分が少なくなかったが，下川先生の講演会・講習会を繰り返し受講しながら，自分の臨床結果を観察して理論と術式を整理していったところ，2000年頃には自分なりの分類法もほぼ確立した．以降，若干の改変はあるものの，現在では表3-5のように分類して治療を行っている．分類のポイントを以下に示す．

　① 根管を非感染根管と感染根管に分ける．感染根管のほうが難易度が高くなる．
　② 非感染根管は，さらに生活歯と失活歯に分ける．失活歯のほうが難易度が高くなる．
　③ 生活歯では，健全歯髄（いわゆる「便宜抜髄」）と歯髄炎に分ける．この両者では，エンド治療を行う際の作業長，根管拡大・根管形成の量，貼薬方法などに若干の差異がある．
　④ 失活歯では，根尖狭窄部が存在する根管（非閉鎖根管）と，すでにセメント質による根尖封鎖が起こっている根管（閉鎖根管）に分ける．根尖封鎖が起きている根管を的確に診断できれば，時間の無駄が省け，治療のスピード化につながる．
　⑤ 感染根管は，根管内に限局して起炎因子が存在する根尖病変と，起炎因子が根尖孔外に存在する根尖病巣に分ける．

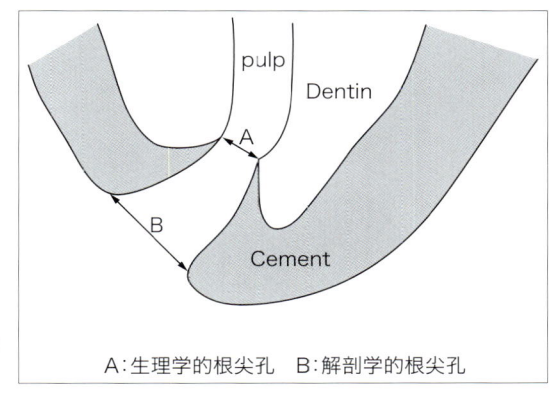

図 3-1　根尖部の模式図
（市丸展子，小林千尋，須田英明，砂田今男：根管内死腔が生体に及ぼす影響．歯界展望，63（4）：689～700，1984．より）

A：生理学的根尖孔　　B：解剖学的根尖孔

表 3-4　「下川エンド」による根管の分類

非感染根管	生活歯
	失活歯
感染根管	非治療歯
	治療歯

表 3-5　臨床診断における「木村の分類」

A　非感染根管	1　生活歯	健全歯髄（1-1）
		歯髄炎（1-2）
	2　失活歯	閉鎖根管（2-1）
		非閉鎖根管（2-2）
B　感染根管	3　根尖病変	非吸収根管（3-1）
		吸収根管（3-2）
	4　根尖病巣	非嚢胞性疾患（4-1）
		歯根嚢胞（4-2）

1-1～4-2 は，数字が小さいほうから大きいほうに向かうにしたがって難易度が上がっていく．1-1～3-1 までは比較的難しくない症例であり，3-2～4-2 までは難症例である．

⑥　根尖病変では，非吸収根管と吸収根管に分ける．非吸収根管では根尖狭窄部を破壊しないように治療を行うが，吸収根管では起炎因子を徹底的に除去するために 40 μA での操作が必要となる．

⑦　根尖病巣では，非嚢胞性疾患と歯根嚢胞に分ける．どちらもほかの治療と比較してきわめて難易度が高くなる．

第2編 | 根管の分類と治療の実際　基本編

根管ごとの臨床診断

「下川エンド」の診断には，さらにもう一つ重要な特長がある．先に「根管ごと」と記したように，歯単位ではなく**根管単位で臨床診断を行う**ことである．一般的には「4|の急単 Pul」とか，「|6 の慢化 Per」などのように，歯単位での診断を下して治療を行うのが普通であろうが，これほど曖昧な診断で治療を行うことはエンド治療以外の分野ではあり得ないのではないかと思う．たとえば，医科で，単に「指の骨折」という診断名で治療を開始することがあるだろうか．少なくとも，「左側上腕第3指の基節骨中央部での単純骨折」などといった診断のもとに治療を行っているはずである．

では，なぜエンド治療では明確な診断を下すことなく治療が行われてきたのだろうか？その理由は明白である．医科や，歯科のほかの分野では，ほとんど明視下での処置が可能となっているのに対し，エンド治療ではいまだにみえない部分を盲目的に治療しているからである．だからこそ，先達はエックス線写真にこだわり，治療後の長期経過観察を続け，臨床経験を積み，五感を研ぎ澄ませて治療精度の向上に努めてきたのである．

「下川エンド」では，「直視できない領域の盲目的操作」というエンド治療の宿命を克服して治療の成功率を上げるために，**①指先で感じる繊細な手指感覚を磨くこと，②治療前に治療歯の根管を三次元的にイメージしておき，そのイメージをもちながら器具操作すること，③徹底的に経過観察を続けるなかで治療の妥当性を確認すること**などが大切であると考え，実践している．

一方，最近では，そのような努力の積み重ねや培ってきた鋭敏な感覚といった数値化できないものは，「非科学的」という一言で否定される傾向が強い．そして，CBCT，マイクロスコープ，Ni-Ti 回転式ファイルシステムなどが急速に普及し，エンド治療における「三種の神器」といわれるようになっている．たしかにこれらの機器は，従来のエンド治療の宿命を克服するのにきわめて有効であることは間違いないだろう．しかし，それらを導入しさえすれば「誰でも簡単にエンド治療が上達する」というようなあまりにも短絡的かつ商業ベースに乗った風潮は，いささか度が過ぎると感じるし，長期的にはエンド治療全体の質の低下を招く可能性さえあるのではないかと危惧している．

ここで，「下川エンド」を実践して4年目（1997年）の，それまでと比べて根尖病変を高い確率で治せるようになったという実感を得られるようになった頃の症例を提示する（**症例7**）．

根管単位の臨床診断には，**①病理組織学的，生理学的な基礎知識，②できるかぎり理想的に撮影されたエックス線写真，③根管根尖部の形態が頭の中でイメージされていること**が必要である．診断が的中したかどうかは，長期経過観察による確認によってのみ判断することができるので時間はかかるが，地道に取り組んでいくとある時点から，これまで消えなかった根尖病変が短期間でスッキリ消失する症例を経験するはずである．

根管単位の分類と診断は一見難しそうに思えるかもしれないが，慣れれば非常にシンプルなので，ぜひ取り組んでみてほしい．

臨床診断の実際

表3-6に臨床診断の実際を示す．

症例 7

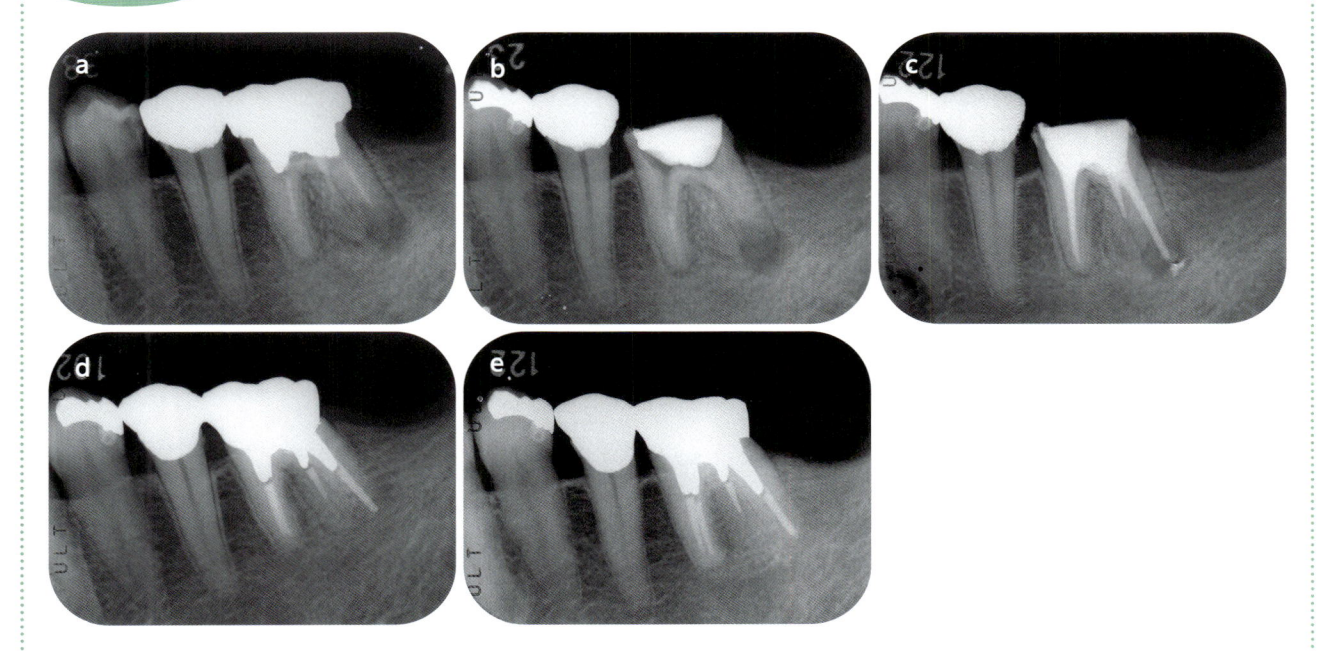

a. 1997年2月，初診時．患者は43歳の女性で，6̄ の激しい自発痛を主訴に来院．疼痛が激烈で補綴物の除去や咬合調整が不可能であり，初診から1週間は投薬のみでの対応となった．近心根尖の歯根膜腔は肥厚し，遠心根尖部には透過像が認められる．

b. 症状緩解後に補綴物を除去して開放・減圧をはかり，根管ごとの臨床診断を行った．4根管存在したが，近心頬側根管および近心舌側根管は感染根管-根尖病変-非吸収根管，遠心舌側根管は非感染根管-失活歯-閉鎖根管，遠心頬側根管は感染根管-根尖病変-吸収根管と診断し，それぞれの診断に応じた適切な処置を行った．

c. 1997年3月．近心の2根管は根尖狭窄部付近まで（38μA），閉鎖根管である遠心舌側根管は無理せずに届くところまで（メーター値不問），吸収根管である遠心頬側根管は徹底的に拡大・形成して（40μA），根管充填を行った．

d. 1998年5月．根管充填後1年2カ月経過時．透過像の縮小傾向が顕著であり，肥厚した歯根膜腔，消失した歯槽硬線なども回復が認められる．

e. 2012年1月，根管充填後14年10カ月経過時．治療前に認められた透過像は消失し，歯根膜腔，歯槽硬線，歯槽骨稜なども健康な状態を呈している．オーバーフィリングとなっていた遠心頬側根管は，セメント質の添加によりアンダーフィリングに変化している．

表 3-6 臨床診断の実際

1) 問診：疼痛や腫脹などの有無・強さ，初発時期，発現状況，発現部位，これまでの経緯，過去に受けた治療とその経過，現在の状態　ほか
2) 口腔内診査：歯，歯肉，圧痛・打診反応，フィステル，出血，排膿，咬合状態，修復物　ほか
3) デンタルエックス線診査：歯根膜腔，歯槽硬線，根管，根管内異物，根尖部透過像，周囲不透過像，歯槽骨梁，根形態（特に根尖部の肥厚，吸収など）　ほか
4) 治療期間中の症状変化：根管の状態（乾燥，湿潤，腐敗臭），出血，排膿，滲出液，ファイリング操作時の手指感覚，エンドメーター値，治療に対する症状の変化　ほか
5) 経験と勘

【問診】

　疼痛の有無と性状（限局痛・放散痛，持続痛・間歇痛，自発痛・誘導痛，激痛・鈍痛など）をはじめ，初発時期，発現状況，その後の経緯，当該歯への過去の歯科治療の内容とその後の経過などを細かく聞き出す．そして，主訴の歯はどれか，原因は何かなどの大まかな見当をつける．たとえば，「上顎左側大臼歯部の化膿性歯髄炎」や「下顎右側犬歯-小臼歯部の急性根尖性歯周炎」といった程度の見当である．

【口腔内診査】

　問診による見当が間違っていないか確認を行っていく．患歯はどの歯か，痛みの主原因は何か，根尖病変はどの歯のどの根か，大きさはどうか，根分岐部まで広がっているか，といった程度まで想像し，診断精度を高めていく．その際，根尖部の状態を病理組織像としてイメージできるようにトレーニングしておくとよい（図 3-2）．たとえば，根尖性歯周炎では，初発が急性炎症でそのまま慢性化した場合と，失活以来ずっと慢性炎症の場合と，急性発作と慢性化を何度も繰り返した場合とでは，根尖部の状態が異なることが示唆されている．

　患歯が治療歯である場合には，前医がいつ，どこに，どのような処置をしたのかが不明なことから，この想像はさらに難しくなることが多い．

【デンタルエックス線診査】

　われわれ開業医にとって臨床診断の決め手であるといえる．ちなみに私は，臨床診断決定の比重は，問診 20％，口腔内診査 10％，デンタルエックス線診査 50％，治療開始後に得られる情報（根管内の性状やファイリング操作時の手指感覚，行った治療行為に対する生体の反応など）20％と考えている．診断とは正常と異常を区別することなので，デンタルエックス線診査においても，正常な歯周組織のエックス線写真像と比較して判定しなければならない．表 3-7 に健康な歯周組織のエックス線写真像の基準（いわゆる「下川の基準」）を示す．

　一般的には，エックス線写真の所見を確認してから診断を下すことが多いと思うが，「下川エンド」では問診および口腔内診査の段階である程度の診断をつけ，その推測が正しかったのかどうかをエックス線写真で確認するようにしている．最初のうちは的中する確率は高くないかもしれないが，プロセスを踏んで診断する癖をつけることで，根尖部の三次元的なイメージや根尖病変の位置，波及範囲などもある程度想像することができるようになる．

① エックス線写真の撮り方

　たとえば抜髄の際には，根尖部を破壊したり根尖歯周組織を傷害したりしてはならないし，感染根管処置では，根管内の起炎因子を除去して緊密に封鎖できる環境をつくらなくてはならない．そこで，エンド治療の成功率を向上させるためには根管，特に根尖部の状態が明瞭に確認できるエックス線写真を撮影する必要がある．また，歯根膜腔，歯槽硬線，周囲の歯槽骨梁，パーフォレーション，根管内異物なども可及的明瞭に写し出したい．

　図 3-3 に示すとおり，われわれが普段あまり意識することなく眺めている 1 枚のエックス線写真は，非常に多くの組織を透過し，減弱されて出てくるフィルム上の黒化度の差（コントラスト）を像としてとらえる，きわめて繊細なものである．したがって，フィルムの位置づけと主線の入射角度がわずかにずれただけでも，得られる像は大きく異なってくる．

　表 3-8 に理想的なエックス線写真の条件を示す．このようなエックス線写真をコンスタントに撮影するために，インジケーター（図 3-4）を使用し，部位によってはセロハンテープ

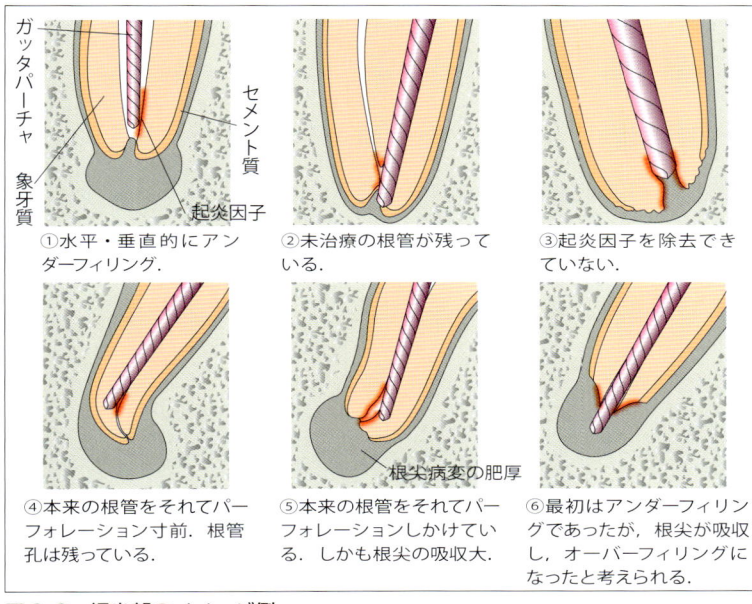

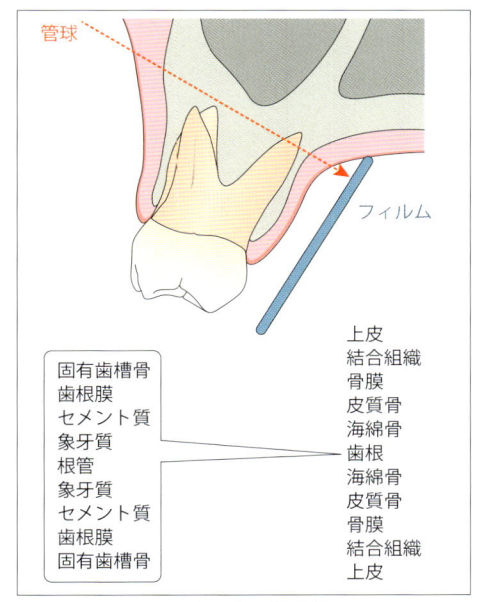

図 3-2　根尖部のイメージ例

①水平・垂直的にアンダーフィリング．
②未治療の根管が残っている．
③起炎因子を除去できていない．
④本来の根管をそれてパーフォレーション寸前．根管孔は残っている．
⑤本来の根管をそれてパーフォレーションしかけている．しかも根尖の吸収大．
⑥最初はアンダーフィリングであったが，根尖が吸収し，オーバーフィリングになったと考えられる．

図 3-3　エックス線写真の特殊性
これだけ多くの組織を透過してきていることを意識する．

表 3-7　健康な歯周組織のエックス写真像の基準（下川の基準）

1）歯根全体が歯槽骨内に植立している．
2）鮮明な歯槽頂線と歯槽硬線が直角的に連続している．
3）鮮明な歯根膜腔と歯槽硬線が薄く均等な幅で確認できる．
4）歯槽骨稜が鮮明に確認できる．
5）上顎では鮮明な上顎洞底線が確認できる．

表 3-8　理想的なエックス線写真（下川先生による）

1）被写体がフィルムのなかに完全に収まっている．
2）被写体の両隣在歯が完全に写っている．
3）咬合平面（切縁ライン）がフィルム縁と可及的に平行となっている．
4）被写体が可及的に実物大で変形がない．
5）被写体のそれぞれの線が鮮明かつ明瞭である．

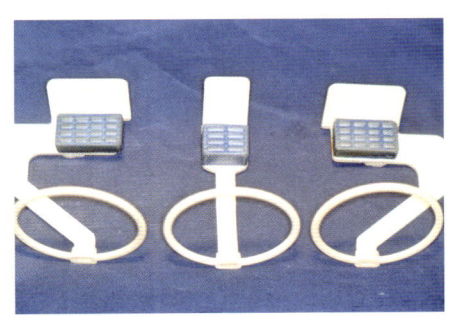

図 3-4　インジケーター（阪神技術研究所製）
ある程度の規格性をもった変形の少ない像を得ようとすると，インジケーターの使用は不可欠である．私は阪神技術研究所製のインジケーターを約 20 年使用している．現在は若干のモデルチェンジが加えられているが，私には旧タイプのほうが使いやすく感じる．

でフィルムを固定している．また，フィルムが曲がらないようにうまくロールワッテをあてがうなどの工夫をして対応している．

このほか，スタディグループなどに参加し，エックス線写真をスクリーンに大写しにして症例発表を行い，自分よりも遥かに優れた先輩・同輩・後輩歯科医師の批判を受けることも，エックス線写真の質の向上に大きく役立つものである．

② エックス線写真の読影

エックス線写真の読影については，「下川エンド」に取り組み始めて最初に，必ずルーペを用いてシャーカステン上で観察するように教わり，現在も実行しているが，これがエックス線写真の読影力を養うのに非常に役立ったと実感している．

ただし，エックス線写真は立体を平面に写し取っていることによる限界もあり，読影が困難あるいは不可能な部位も存在する．したがって，エックス線写真の読影に際しては，その盲点と限界も熟知しておく必要がある（表 3-9）．

【治療期間中の症状変化】

デンタルエックス線診査を行って下す診断は，あくまでも仮の臨床診断である．したがって，治療を開始してからの臨床症状の変化（治療行為に対する生体の反応），たとえば，「疼痛が止まった」「滲出液が止まった」「腐敗臭がなくなった」などの診断に結びつく諸徴候を見逃さないようにしながら，**根管充填までに自分なりの最終診断を決定している**のが実情である．

【経験と感】

エックス線写真ではわからない部分を補うのが，経験に基づく想像力や，指先の感覚である．

ところが，最近ではCBCTの普及により，エンド治療における不可視領域がある程度可視化されるようになっている（図 3-5，6）．現在のところは，①画素数が低い，②アーチファクトが強く出る，③像の変形やデフォルメが強い，④エンド治療では根管軸面に沿って観察したい部分の断面で連続スライスする必要があるが，そのことが機構的にも技術的にも難しい，⑤被曝線量が大きく，撮影枚数が限られる，などの弱点も存在しているが，エンド治療を根底から覆す可能性を有している．たいへん有効な診断機器であることは間違いない．

表 3-9　エックス線写真の盲点と限界

1) 立体を二次元の情報に変換している．
2) 近遠心的所見しか得られない．
3) 読影困難な部位が存在する．
4) 撮影した瞬間の状態を表すものである．
5) 位置づけで像が大きく変化する．
6) 黒と白のコントラストで表現される．
7) 正常像との比較で判断することが原則である．

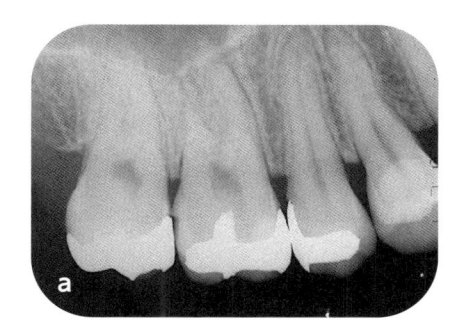

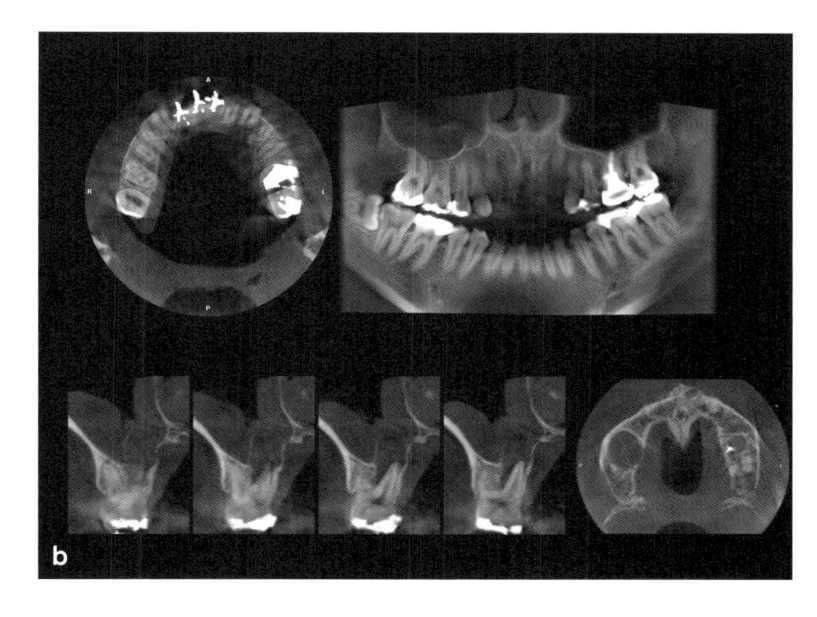

3章 エンド治療を予知性高く，効率的に行うために

図 3-5 CBCT の可能性①
a．上顎右側臼歯部の咬合痛を主訴に来院した 25 歳，女性のエックス線写真．きれいに撮影・現像されたエックス線写真であるが，この写真からの情報だけでは，どの歯のどの部位が原因であるのかを判断するのは困難である．
b．CT を撮影してみると，6|口蓋根に大きな透過像が存在し，右側上顎洞内にまで及んでいることがわかる．それにともない，上顎洞粘膜が大きく肥厚している様子も一目瞭然である．

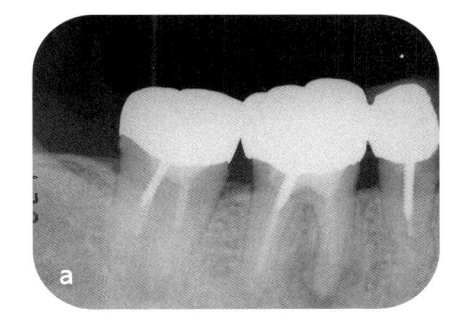

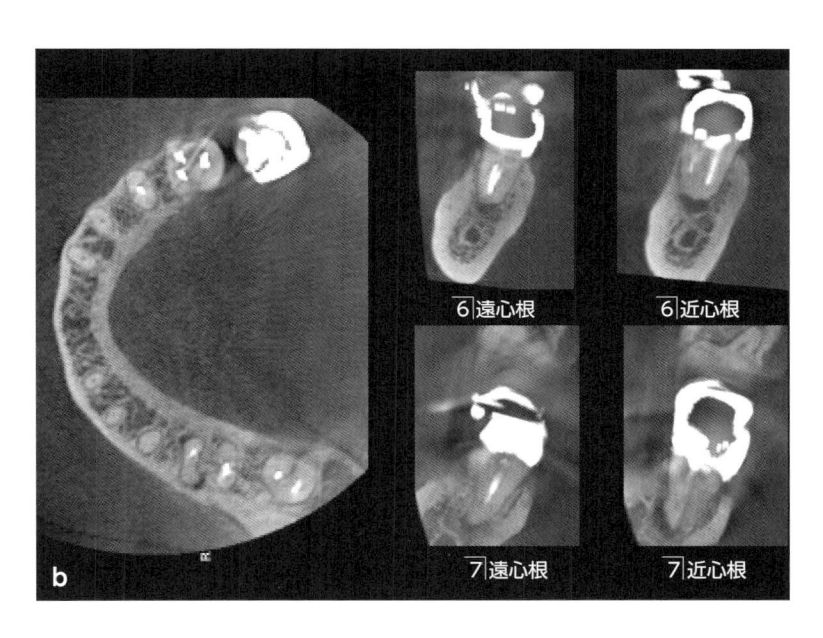

図 3-6 CBCT の可能性②
a．下顎右側臼歯部の咬合痛を主訴に来院した 46 歳，女性のエックス線写真．6|近心根の透過像は明瞭であり，遠心根の透過像もかろうじて認められるが，7|については読影が不能である．
b．同部の CT を撮影すると，6|の近遠心根尖部には予想どおり透過像が存在しており，エックス線写真では判然としなかった 7|の根尖部にも 6|同様に明らかな透過像の存在が確認できた．

（図 3-5，6 は，福岡県飯塚市開業・樋口琢善先生のご厚意による）

第2編 根管の分類と治療の実際　基本編

● 診断に基づき目標をクリアにする

■ 臨床診断に基づいた根管ごとの処置

治療においては，臨床診断における「木村の分類」（表3-5）に沿って根管を整理し，考えていく訳であるが，根尖部のイメージとしては大きく3種類に分け，根管ごとにどこまで器具操作するかを変えている．

これまでの標準的エンド治療の理論では，すべての根管が根尖部象牙質-セメント質境における解剖学的形態を有していることを前程としてきた（図3-7a）．しかし現実には，長期間にわたって根尖病変を有していた感染根管や，急性発作と慢性化を繰り返したような感染根管では，根尖部が吸収して根尖部象牙質-セメント質境（いわゆる「根尖狭窄部」）がなくなった根管も多数存在する（図3-7b）．一方，過去に抜髄処置を受け，治療が奏功した根管では，すでに根尖部がセメント質によって封鎖され，いわゆる「骨性瘢痕治癒」が起こっている根管も多数存在する（図3-7c）．

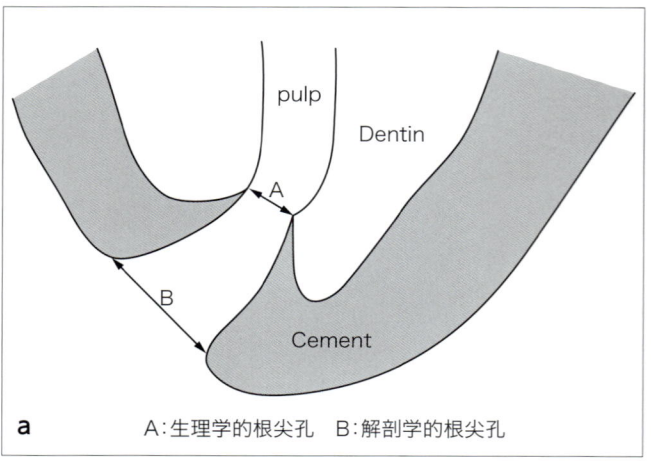

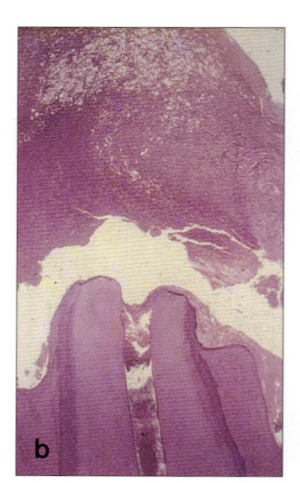

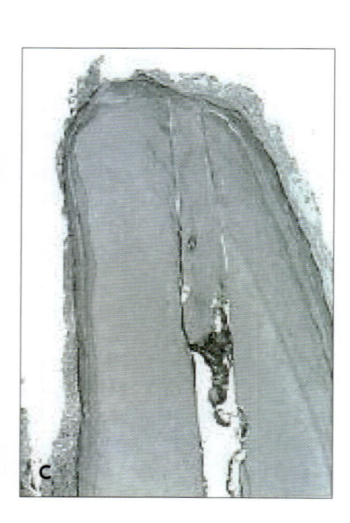

A：生理学的根尖孔　　B：解剖学的根尖孔

図3-7　3種類に大別した根尖部
実際の根管では，解剖学的形態が残っている根管（a），根尖部が吸収した根管（b），すでに骨性瘢痕治癒が生じている根管（c）の3種類が混在している．これらの根管に同じ概念で治療をしても，うまくいかないことは明白である．
（aは市丸展子，小林千尋，須田英明，砂田今男：根管内死腔が生体に及ぼす影響．歯界展望，63（4）：689〜700, 1984. より．b, cは下川公一先生のご厚意による）

【解剖学的形態を有する根管の処置】
　非感染根管であろうが感染根管であろうが，解剖学的形態を有している根管（根尖狭窄部が残っている根管）では，**根尖狭窄部を壊さないように根尖狭窄部ちょうどかやや手前を目安にして根管拡大・根管形成を行いアピカルシートを形成する（メーター値 37～38 μA）**（図 3-8a）．

　ただし，健全歯髄（便宜抜髄）の場合は，意図的にかなりアンダーにし（メーター値 35 μA 手前），高齢者で根管が狭窄した症例では，さらにアンダーにするうえにアピカルシートにもこだわる必要はないと考える．

　逆に，**根尖病変を有する感染根管では，起炎因子を可及的に除去するために，残った根尖狭窄部ぎりぎりまでの根管拡大・根管形成を目指すようにしている（メーター値 38 μA で，根尖狭窄部を傷害しないように注意する）**（図 3-8b）．

【根尖狭窄部がなくなった根管の処置】
　臨床的には，根管内のどの部分に起炎因子が存在しているのかは確かめようがない．そこで，すでに根尖部が吸収して根尖狭窄部がなくなっている根管では，「疑わしきは罰する」の原則にのっとって，**根尖部の起炎因子を除去でき，象牙質削片がきれいになるまで 40 μA での徹底的な根管拡大・根管形成を行う**（図 3-8c）．

　従来より，「オーバーインスツルメンテーション」や「オーバーフィリング」は絶対にやってはいけないといわれており，現在でも，そのような考え方が，主流になっているものと思われる．

　しかし，感染根管の吸収根管に対して，非吸収根管と同じような考え方でアプローチをしても治せない症例が存在することは，根尖部の病理組織図をイメージすれば理解できるはずである．

　図 3-9 で，感染根管-吸収根管の場合はオーバーフィリングが必要となる理由を詳しく解説する．

　「感染根管は根管内を無菌化して密封すれば治る」ということは，標準的エンド治療の理論の大原則の一つとして頻繁に使用される常套句である．しかし，無菌化すべき対象は μ 単位の細菌であるとしておきながら，エックス線写真上の根管充填材の垂直的な到達度だけでアンダーやオーバーを論じることはナンセンスである．

　「アンダー」や「オーバー」は二次元的な到達度だけではなく，体感と経験で三次元的にとらえることが重要であり，それが正しかったかどうかは長期経過観察によってのみ証明されるのである．

【骨性瘢痕治癒が起こっている根管の処置】
　すでに骨性瘢痕治癒が起こっている根管では，それ以上垂直的に根管拡大・根管形成することは不必要であるばかりでなく，セメント質で封鎖された根管を拡大・形成することは，ある意味オーバートリートメントであるとさえいえよう．したがって，骨性瘢痕治癒と診断した場合は，**垂直的到達度には拘らず，水平的に十分なファイリング操作を行った後に，根管充填を行えばよい**（図 3-8d）．

　この診断ができるようになると，エンド治療の時間が大きく短縮され，ストレスも軽減される．

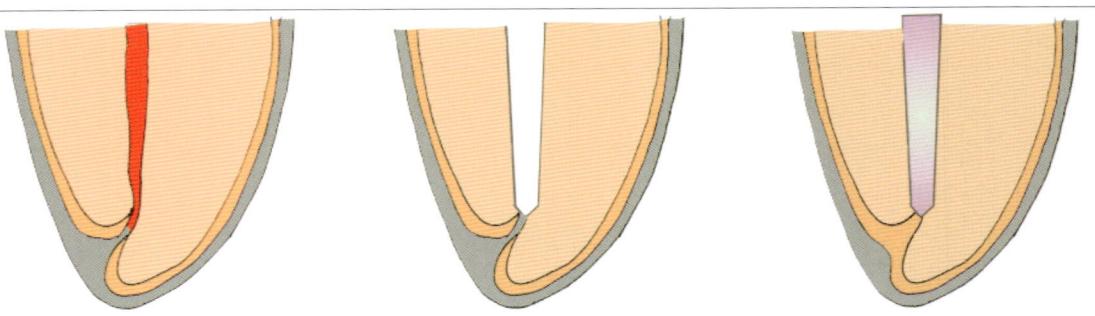

第2編 | 根管の分類と治療の実際　基本編

a　非感染根管-生活歯-歯髄炎では，術者が責任をもって根管拡大・根管形成・根管充填する範囲は根尖狭窄部までである．治療後，セメント質の添加により根尖部は封鎖される．

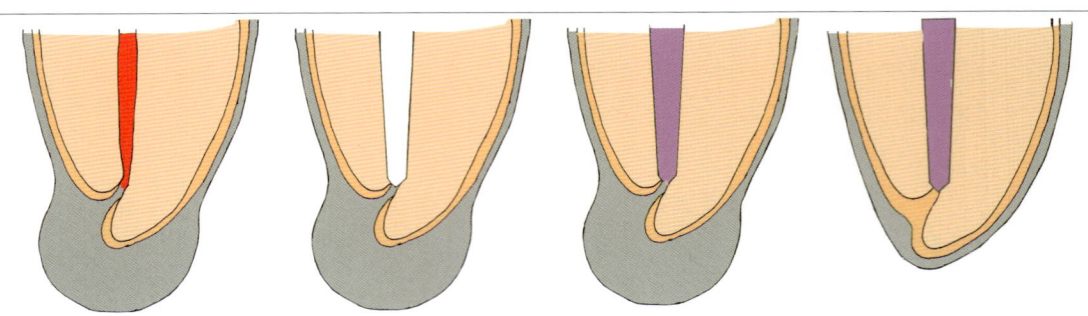

b　感染根管であっても，根尖狭窄部が存在する場合は根尖狭窄部を傷害しないように根管拡大・根管形成・根管充填を行う．手技が適切なら，治療後にセメント質の添加により根尖部は封鎖される．

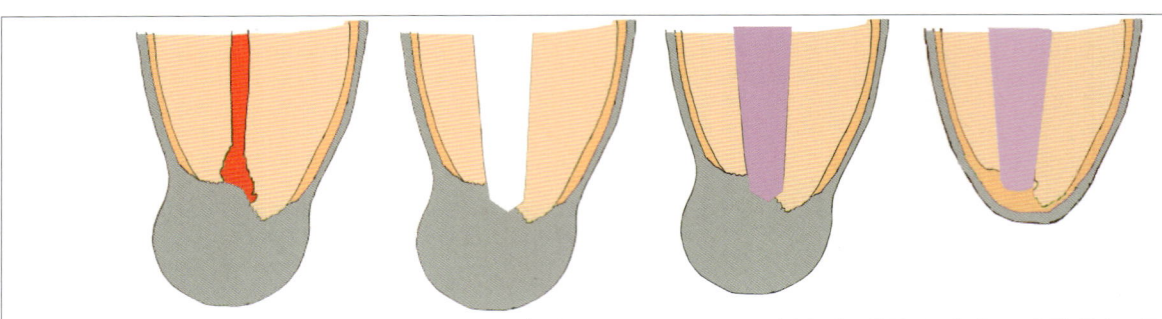

c　感染根管-根尖病変-吸収根管では，根尖狭窄部が存在しないのでファイルが歯根膜に接触する部分での根管拡大・根管形成・根管充填が必要である．これが「下川エンド」の最大の特長である．

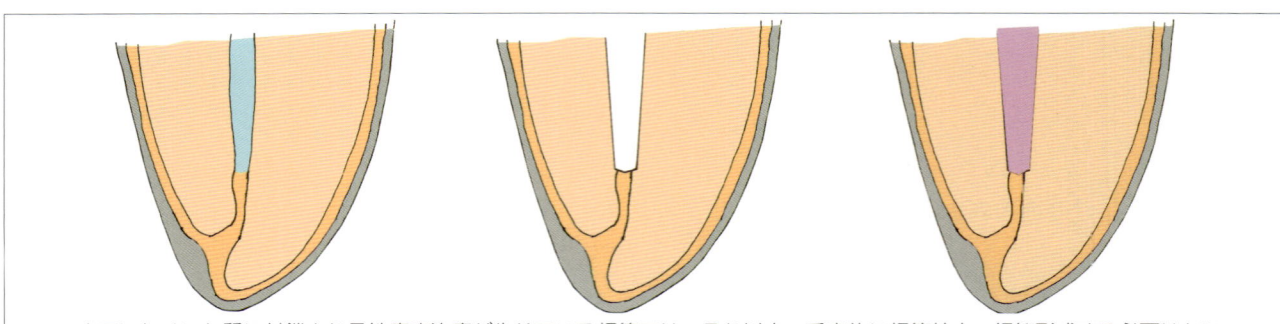

d　すでにセメント質に封鎖され骨性瘢痕治癒が生じている根管では，それ以上，垂直的に根管拡大・根管形成する必要はない．水平的に十分に根管拡大・根管形成・根管充填を行えばよい．

図 3-8　エンド治療のイメージ図
a．非感染根管-生活歯-歯髄炎
b．感染根管-根尖病変-非吸収根管
c．感染根管-根尖病変-吸収根管
d．非感染根管-失活歯-閉鎖根管

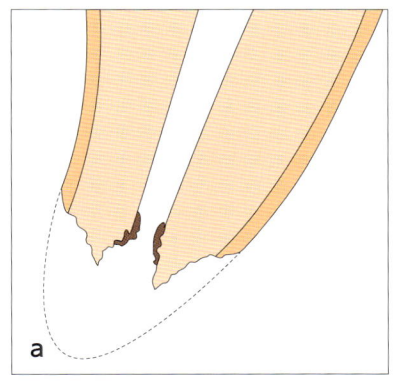

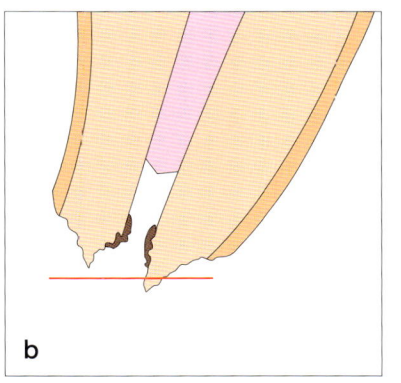

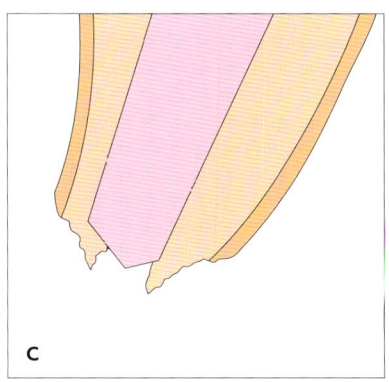

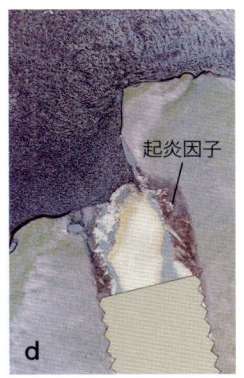

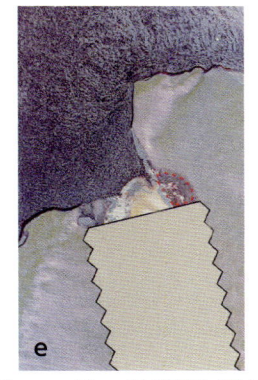

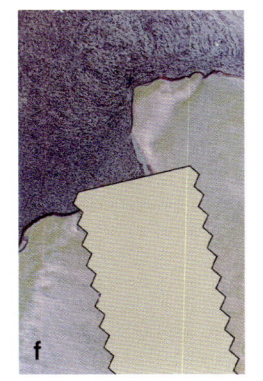

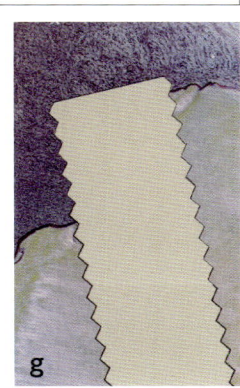

図 3-9 吸収根管に対してオーバーフィリングが必要な理由

a．根尖病変を有する感染根管の多くは根尖部に吸収を来たしており，本来の解剖学的形態は点線の部分である．
b．一般的には，エックス線写真上の最根尖部から 0.5～1.0 mm，術者によっては 2.0 mm 歯冠側までを作業長とすることが多いようであるが，吸収根管で同じように治療しても起炎因子を取り除けないことは明白である．
c．根尖部の起炎因子を取り除くためには，図に示す位置までの根管拡大・根管形成・根管充填が必要となる．外側に残った起炎因子を取り除くことは物理的に不可能なので，外胚葉性間葉組織由来の歯根膜に「後始末」を任せることになる．
d．病理組織切片での模式図をみると，2.0 mm のアンダーフィリングでは，ファイルが到達していない部分に起炎因子が残っていることがわかる．これだけ起炎因子を残していれば，病変は治らない．
e．もう少し根尖側までファイリング操作を行っている模式図であるが，これでもまだ起炎因子は取り除けていない．
f．ここまで拡管拡大・根管形成してはじめて起炎因子が取り除けることになる．このときファイルの一端が根尖孔外に突出して歯根膜に接触しているので，エンドメーターは 40 μA を振り切ることになる．
g．根尖部歯質の吸収状態によってはアピカルシートを形成することが難しいので，根管のテーパーを利用して，薬壺の蓋と同じ原理で緊密な封鎖をはからなければならない場合もある．
（d～g の病理組織の模式図は，下川公一先生のご厚意による）

COLUMN

「三種の神器」の功と罪

　P. 24 で，CBCT，マイクロスコープ，Ni-Ti 回転式ファイルを「エンド治療の三種の神器」と紹介したが，本来これらは，エンド治療の成功率を向上させ，また従来なら治療困難として抜歯しているような難症例でも諦めることなく治療を行い，天然歯を徹底的に保存するために活用されるべきものである．

　しかし，現在は全く別の目的で使用される事例も少なくないようである．

　一つは，「所有し，使用してさえいれば良質な医療ができる」として所有者の優位性を喧伝するための使用である．

　もう一つは，エンド治療を行わず，早期に抜歯や抜根，歯根端切除術に誘導するためのツールとしての使用である．

　そしてもう一つは，治療を失敗したときに責任を回避する免罪符としての使用である．

　いずれにしても，天然歯を守るという本来の目的からはかけ離れている．いかに優れた機器といえども，使い方次第では凶器になり得ることをわれわれは肝に銘じておきたい．

第2編 根管の分類と治療の実際 基本編

4章 エンド治療の基本−根尖狭窄部が存在する根管への対応

● エンド治療の基本的術式

■ まずは基本中の基本を押さえたい

　エンド治療に関しては，たとえば「感染根管は根管内を無菌化して緊密に封鎖すれば治るものである」とか「科学的根拠にのっとったエンド治療を行えば，経験や能力に関係なく，誰が行っても常に同じ結果が得られるはずである」などという原則論（理想論）がいまだに声高に喧伝されているが，私はこれを額面どおりに受け取ることはできない．いずれそういう時代が来てほしいとは思うが，エンド治療の現状をみるとそれとは違ったもっと悪い方向に進んでいるようにさえみえる．「根拠」の正当性を主張するには，きちんとした「証拠」としての長期経過症例が必要不可欠であると考えるが，確固たる臨床結果も提示されず，その結果の検証にも疑問が残る現状の原則論は脆弱であるように思う．

　一口に「エンド治療」といっても，対象となる根管は多種多様であり，宿主側の諸条件も同一ではなく（特に，既治療歯はどこに何をされているかがわからないうえに，治療に対する生体反応の個人差も非常に大きい），さらに術者の知識，経験年数，手技の熟練度なども異なっている．

　たとえば，ゴルフの教本に従って基本動作を身につけた人が，同じホール，同じクラブで学んだとおりのスイングでボールを打ったとして，晴れの日も雨の日も嵐の日も，ボールが1mmも違わず全く同じ場所にピタリと止まるということはないだろう．そんなことは当たり前であるが，なぜかエンド治療の分野では原則論が疑問をもたれることなく広く受け入れられることが不思議である．

　とはいえ，理にかなった無駄のない基本動作を身につけておくのと，それを全く無視して自己流で行うのとでは，一定期間が経過したときにはアベレージに大きな差が出ることは間違いないことである．

　そこで，本章ではまず，臨床診断における分類のうち，比較的難易度の低い根管を取り上げて，臨床診断の流れと処置方法を説明する．

　ここで解説する術式は，すべてのエンド治療の基礎となるもので，まずはここをしっかりマスターしてほしい．本章で示す治療を高いアベレージで確実に施術できる知識・手技・臨床システムをもっていなければ，それよりも難易度の高い根管を治すことは不可能だからである．

　はじめに，現在私が使用しているエンド治療関連の機器・材料の一覧を紹介する（表4-1）．多くは20年前に下川公一先生の講習会を受講して導入したものであるが，20年の間に市場から消えたものや，諸般の事情で変更したものも一部ある．しかし，私にとって使用感のよい，使いやすいものを，得られた臨床結果を継続的に確認しながら取捨選択した結果であるから，参考にしてもらいたい．

4章 エンド治療の基本−根尖狭窄部が存在する根管への対応

表 4-1 当院でエンド治療に際して使用している機器・材料

用途	商品名（メーカー名）
デンタルエックス線撮影装置	ビーナスアルファ 60 kVp（ヨシダ）※ショートコーン改造
デンタルエックス線フィルム	ウルトラスピード DF-58（コダック）
撮影インジケーター	CID Ⅲ（阪神技術研究所）
撮影インジケーター用消毒液	歯科用小器具洗浄除菌防錆液 TRI-1（日本歯科商社）
撮影インジケーター消毒用容器	薬液用消毒槽（阪神技術研究所）
現像液※	汎用現像液 HAP（阪神技術研究所）
定着液	汎用定着液 HAE（阪神技術研究所）
フィルムホルダー	フィルムマウントシート（阪神技術研究所）
フィルムマウント	ポケットマウント NP-PAN-M 1枚用（ニックス）
フィルムマウント	マウントシートフルマウス MNS-1-50 10枚用（ニックス）
フィルムマウント	フィルムマウント FM-Y10 10枚用（SKY）
滅菌器	Harvey ケミクレーブ EC550（ヨシダ）
電気メス	エレクトロトムミニ 40D（ヨシダ）
ビーチミラー	New ビーチミラートップ（モリタ）
探針	総山式探針 3本セット
根管長測定器	Root ZX mini RCM-7（モリタ）
減速コントラ	Analytic 64：1
倍速コントラ	INTRA compact 25LHC（KaVo）
電動ハンドピース	トライオート mini（モリタ）
ファイルボックス	抗菌剤使用ファイルボックス（Ci メディカル）
ファイル（K, H）	MAILLEFER #08〜#120（DENTSPLY）
ファイル（H）	ニューエンドファイル #25〜#50（松風）
エンジンリーマー	K-REAMER TORPAN A0010 #20〜#90 25 mm, 21 mm（DENTSPLY）
ファイル消毒用薬液	ラスノンソニック（日本歯科薬品）
超音波洗浄用具	Air scaler ROUTY560 Neo（ヨシダ）
根管洗浄用器具	Navi Tip FX（ウルトラデント）
根管乾燥用器具	Quick Endo（ヨシダ）
レンツロ	MAILLEFER 25 mm XL #002, #004（DENTSPLY）
根管充填材	AH Plus（DENTSPLY）※旧 AH26
根管充填材	ビタペックス（ネオ製薬工業）
根管充填材	N2 ユニバーサル（アグサジャパン）
メインポイント	ガッタパーチャポイント（松風）
アクセサリーポイント	プロエンドアクセサリーポイント 細中, 細小, 標中, 太小, 太大（山八歯材工業）
パーフォレーション部の封鎖	オブチュレーションシリンジ，オブチュレーションガッタ（TOYO）

用途	商品名（メーカー名）
交互洗浄用薬剤	NaOCl ネオクリーナー「セキネ」（ネオ製薬工業）
交互洗浄用薬剤	H_2O_2 オキシドール「タカスギ」（高杉製薬）
交互洗浄用シリンジ	ルートキャナルシリンジ A_2H_1（ネオ製薬工業）
根管拡大補助剤（閉鎖根管，強い彎曲根管）	RC-Prep（Premier）
根管拡大補助剤（閉鎖根管，強い彎曲根管）	モルホニン歯科用液（昭和薬品化工）
通気性仮封材	芳香性サンダラックプラス（日本歯科薬品）
二重仮封用セメント	フジアイオノマータイプⅡLC ベース用ブルー（ジーシー）
齲蝕検知液	ニシカ カリエスチェック（日本歯科薬品）
根管貼薬剤	歯科用ホルマリンクレゾール（日本歯科薬品）
根面廓清用バー	RCBⅡ（コメット）
小器具用超音波洗浄器	IRIKA HI-SONIC KS-190N（KYOWA）
ファイル用超音波洗浄器	ULTRA SONIC CLEANER WIDE（蔵栄電気）
小分け用滅菌袋	Recera Stera Pack L（Ci メディカル）
S-簡易培養キット	プラディア培地，ペーパーポイント，アンプルキャップ（昭和薬品化工）
培養器	Bairo（ヨシダ）
CO_2 レーザー	オペレーザー 03SⅡ-SP（ヨシダ）
ユニット上エンド用基本セット（ストッピング）	TEMPORARY STOPPING（ジーシー）
ユニット上エンド用基本セット（ストッピングキャリア）	ストッピングキャリア（YDM）
ユニット上エンド用基本セット（フィンガースプレッダー）	NAVIFLEX NT（BRASSELER USA）
ユニット上エンド用基本セット（ヒートカッター）	NSS（T.S.K）
ユニット上エンド用基本セット（ブローチ）	SQUARE BROACH #0,00（マニー）
ユニット上エンド用基本セット（鎌形スケーラー・除去用）	11-DA（ヤマウラ）
トレー上基本セット（ピンセット）	治療ピンセット（YDM）
トレー上基本セット（探針）	TODENT HIGH STAINLESS（ISHIZUKA）
トレー上基本セット（ミラー）	ミラートップ クリアⅡ（YDM）
トレー上基本セット（鎌形スケーラー）	11-DA（ヤマウラ）

※エックス線写真の現像は手現像．現像温度：20〜25℃（朝一番にテスト現像して決定），現像時間：40〜47秒（朝一番にテスト現像して決定するが，季節や室温などにより診療中も数秒単位で調整）
※ユニット上エンド用薬液セット：薬壺立てに Al→JG→OX
※ユニット上エンド用基本セット：薬壺立てに Al→FC→クロロホルム→ユーカリオイル

35

第2編 根管の分類と治療の実際

根尖狭窄部が存在する根管が基本

　日常臨床におけるエンド治療のなかで最も遭遇頻度が高く，また最も基本的な術式で対応できる根管は，非感染根管の根尖部象牙質-セメント質境（いわゆる「根尖狭窄部」）が存在している根管であろう．表 3-5 では，A-1-1，A-1-2，A-2-2 などの根管がこれに相当する．これらの根管は非感染なので，治療の際に歯冠側から新たな感染を起こさないように注意し，またせっかく存在している**根尖狭窄部を傷害することなく根管拡大・根管形成を行い，緊密に封鎖するのがコツである**．たとえば，A-1-2 の歯髄炎の場合，原則的には根尖狭窄部を傷害しないようにわずかにアンダー気味に作業長を設定し（エンドメーターで 37 μA），化膿性歯髄炎ではできるかぎり根尖狭窄部まで根管拡大・根管形成を行うために 38 μA での操作を行っている（図 4-1）．

　また，A-2-1 の根管は，過去に行われたエンド治療によって根尖部にセメント質が添加され，封鎖されている．すでに生体が最適な材料で根管充填されている訳であるから，垂直的な到達度が不足していることを気にしてそれ以上の治療を進めることは無意味であり，時間の浪費である．ある意味，オーバートリートメントであるともいえよう．この診断ができた場合は，それ以上，**垂直的に根管拡大・根管形成をすることは不要で，水平的に十分な根管拡大・根管形成をして，到達するところまで緊密に根管充填しておけばよい**．たとえば，大臼歯のエンド治療で，3 根管のうち 1 根管が閉鎖根管であったり，4 根管のうち 2 根管が閉鎖根管であれば，治療がずいぶん楽になるし，ストレスもなく，大幅な時間短縮につながる．

　失活歯が非感染根管であるか感染根管であるかを見分けるポイントは，原則的に，**非感染根管は自発痛や誘発痛などの臨床症状がなく無症状に経過するのに対し，感染根管は鎮静期は無症状であるが，活動期（急性期）には疼痛を訴える**ということである．臨床診断の決め手となるのは，エックス線写真において，**非感染根管では歯根膜腔と歯槽硬線の薄く均等な幅での連続性が保たれているのに対し，感染根管では歯根膜腔の肥厚や歯槽硬線の消失が生じている**．また，**感染根管の根尖病変周囲には反応性骨硬化像がみられ**，歯槽骨稜が明瞭に確認できないことが多い．

　さらに，閉鎖根管では過去に抜髄処置を受けていることが多いため，エックス線写真において根管に治療の痕跡が認められ，**根尖部の根管が写っていないことが特徴**である．このほか閉鎖根管では，治療を開始してからも根管内に腐敗臭や滲出液などが認められず，エックス線写真上の根管が写っていない部分までファイルが到達すると，ちょうどそこで「カツン」と止まり，それ以上探っても進まないことがある．そのような場合は，閉鎖根管であると想像してまず間違いないが，念のため，根尖部の像を再度慎重に観察することが大事である．根尖部にごくわずかな歯根膜腔の肥厚が存在していたり，ファイルが止まったところから先の根管がうっすらと写っている場合は，閉鎖根管ではない可能性も拭いきれない．したがって，私は現在，問診，口腔内診査，デンタルエックス線診査を経て「閉鎖根管であろう」との診断をつけた後も，一度は電動ハンドピース「トライオート mini」（図 4-2）に Ni-Ti エンジンリーマーをつけて低速回転で探ったり，歯科用モルホニンを滴下して開削用ファイル（図 4-3）で開削を試みたりして確認するようにしている．

　感染根管の場合でも，B-3-1 は**根尖狭窄部が存在しているので，非感染根管に準じて処置を行うのが原則である**．最近，一部では，大臼歯の感染根管や大きな透過像をもつ感染根

4章 エンド治療の基本-根尖狭窄部が存在する根管への対応

図 4-1 抜髄の作業長
a. 健全歯髄への便宜抜髄や単純性歯髄炎では，このようなアンダーの位置まで抜髄し，緊密に封鎖すれば，それより根尖側の歯髄組織はセメント質に置換して，いわゆる「骨性瘢痕治癒」が生じる．ただし，根尖狭窄部から大きく離れて歯冠側に設定すると，治療失敗の危険性が高くなる．高い位置で歯髄を挫滅させることなく鋭利な断面で切断し，そこよりも根尖側の歯髄組織を傷害せずに緊密に封鎖するのは現実的にきわめて困難だからである．
b. 化膿性歯髄炎では，作業長をアンダーに設定した場合，根尖側に残存した歯髄組織が経時的に壊死し，抗原性をもった場合は根尖病変をつくる可能性が高くなる．したがって，できるかぎり根尖狭窄部付近に作業長を設定するほうが安全である．

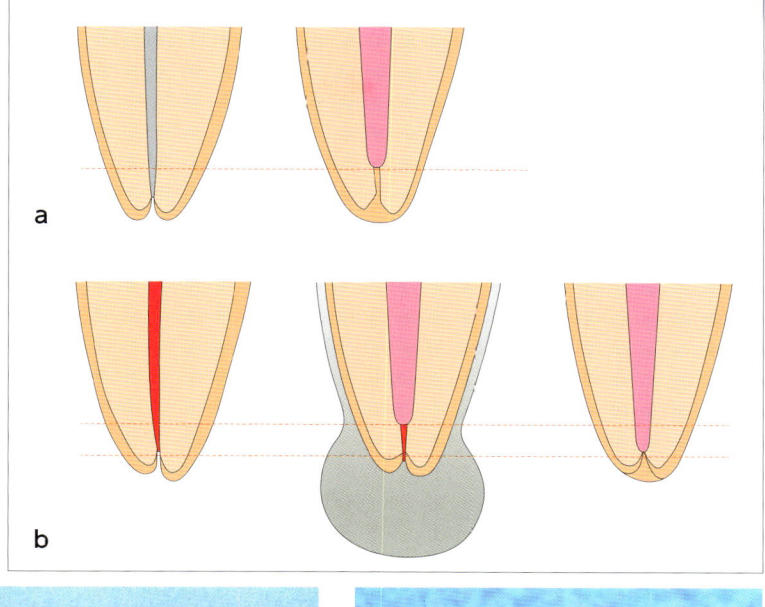

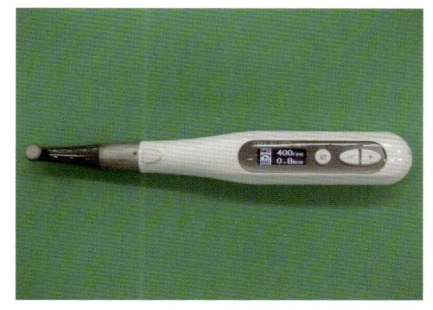

図 4-2 電動ハンドピース「トライオートmini」（モリタ）
回転数，回転方向，トルクが任意に設定できるうえに，エンドメーターの「ルート ZX mini」と接続して使用することもできる便利な電動ハンドピースである．

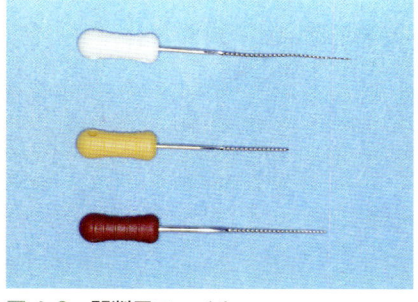

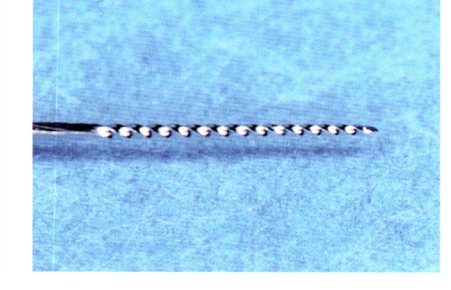

図 4-3 開削用ファイル
使い古して加工硬化を起こし靱性が出た #08〜#25 のファイル先端を，カーボランダムポイントなどで三角錐状に鋭利に研いで，閉鎖根管を開削・尖通するために作製したオリジナルのファイルである．先端を三角錐状にしてあるので，モルフォニン滴下で力を入れて象牙質に押し当てながらわずかに回転させると，「コツン」と当たって固い象牙質にも先端が食い込んでいく．

はできるだけ治療を回避し，抜歯か放置かを選択するという風潮が強いようである．しかし，感染根管だから一概に治療の難易度が高いと考えるのは早計である．根尖部の透過像を「病巣」ととらえるから難しいと錯覚するのであって，透過像を「病変」ととらえれば，原則として感染源（起炎因子）は根管内に存在するので，根管内を拡大・清掃・消毒し，緊密に封鎖すれば治るはずである．根尖病変を有する感染根管でも，根尖狭窄部が残っている場合は，根尖狭窄部までしっかり根管拡大・根管形成し，緊密に根管充填すれば，ある程度の確率での治癒が見込めると考えている．

「エンド治療」すなわち「根管治療」という名称が示すとおり，われわれ歯科医師が責任をもって治療する範囲は根管の生理学的根尖孔までである．それも，主根管をしっかり処置することが大前提である．その結果，根管内の起炎因子がなくなるか，残存したとしても少量で抗原性が低下している状態で緊密に封鎖すれば，経時的に歯根膜がセメント質を添加して根尖部が封鎖され，いわゆる「骨性瘢痕治癒」が達成される．私は，基本的にすべてのエンド治療においてセメント質封鎖による治癒像を理想と考え，追求している．

以下に実際の症例を挙げながら説明する．

症例8

【非感染根管−生活歯−健全歯髄（分類A-1-1）】

初診： 1999.4．47歳，女性

主訴： 上顎左側臼歯部がぐらぐら動いて，痛くて噛めない．前医では「抜歯してインプラントか義歯」といわれたため，保存を希望して来院．

問診： 温熱痛を訴えたもののさほど強くなく，一過性であった．

口腔内診査： 歯周組織検査では，6 に最深 7 mm，7 に最深 8 mm の歯周ポケットが存在し，動揺度は 6 が 3 度，7 はほぼ 4 度であった．

デンタルエックス線診査： 6 周囲には歯根長約 1/2，7 周囲には歯根長約 2/3 に及ぶ囲繞性骨欠損が認められた．また，両歯ともに歯根面に多量の歯石の沈着が認められた．

診断： 知覚過敏症が一過性の歯髄充血や可逆性歯髄炎によるものなのか，非可逆性の化膿性歯髄炎などによるものなのかを確認するために，初診時に咬合調整と，歯頸部および歯間鼓形空隙への酸化亜鉛ユージノールセメント（ネオダイン）貼付による歯髄鎮静を行ったところ，歯髄症状はすぐに消退したので可逆性歯髄炎と診断したが，動揺を収束させ，患歯を長期的に維持安定させるためには骨縁下欠損の改善が必須であると考え，患者にその必要性を説明したうえで治療を開始した．

治療経過：

① 主訴である咬合痛への対応と歯肉の強い炎症の改善をはかるために，少しずつ繰り返し咬合調整を行いながら，ブラッシング指導と歯周基本治療を進めた．

② 初診から約 2 カ月半経過時に，実日数 13 日でスケーリング・ルートプレーニングを終了し，歯周組織の再評価を行ったところ，同部位の歯周ポケットには期待したほどの改善は認められなかった．そこで，患者にいくつかのオプションを示したところ，骨欠損を改善し，患歯を残す目的で便宜抜髄を行ったうえでの自然挺出に同意した．

③ 初診から 3 カ月経過時に 6 7 の便宜抜髄を行った．便宜抜髄なので，根尖狭窄部を壊さないようにアンダーでの処置を心がけたが，6 遠心頬側根管でファイルが破折した．

④ 6 遠心頬側根管は破折ファイルのところまで，そのほかの根管は手指感覚をもとに，エンドメーターがわずかに振れ始めるところ（35 μA）にアピカルシートを形成した．根管貼薬にはホルムクレゾールを用いて，骨性瘢痕治癒が生じやすいようにした（ホルムクレゾールについては，P.77 参照）．

⑤ その後，再度全顎的なルートプレーニングを行ったが，歯周組織検査では 6 7 ともに最深 6 mm のポケットが残存していたため，歯周外科処置を計画した．両歯の根分岐部には浅いカップ状の骨欠損があることを予想し，骨移植材と CO_2 レーザーを用いた再生療法を行う予定を立てた．

⑥ 初診から 5 カ月経過時に歯周外科を行ったところ，骨欠損はほぼフラット化しており，根分岐部の露出もみられなかった．そこで，根面の滑沢化を行った後，そのまま歯肉弁を閉じた．

⑦ 治療を待ちテンポラリーで経過を観察したところ良好であったため，初診から 9 カ月経過時に補綴物を装着し，すべての処置を終えた．

⑧ 中等度以上の歯周病を治療した場合は，通常 6 カ月に一度のメインテナンスを行っているため，治療終了から 6 カ月経過時にエックス線写真で確認したところ，同部骨欠損の改善は著しく，安定傾向が認められた．

⑨ その後，6 カ月に一度のメインテナンスで歯周ポケットの管理を継続しながら咬合への対応をしているが，現在のところ良好に管理できている．

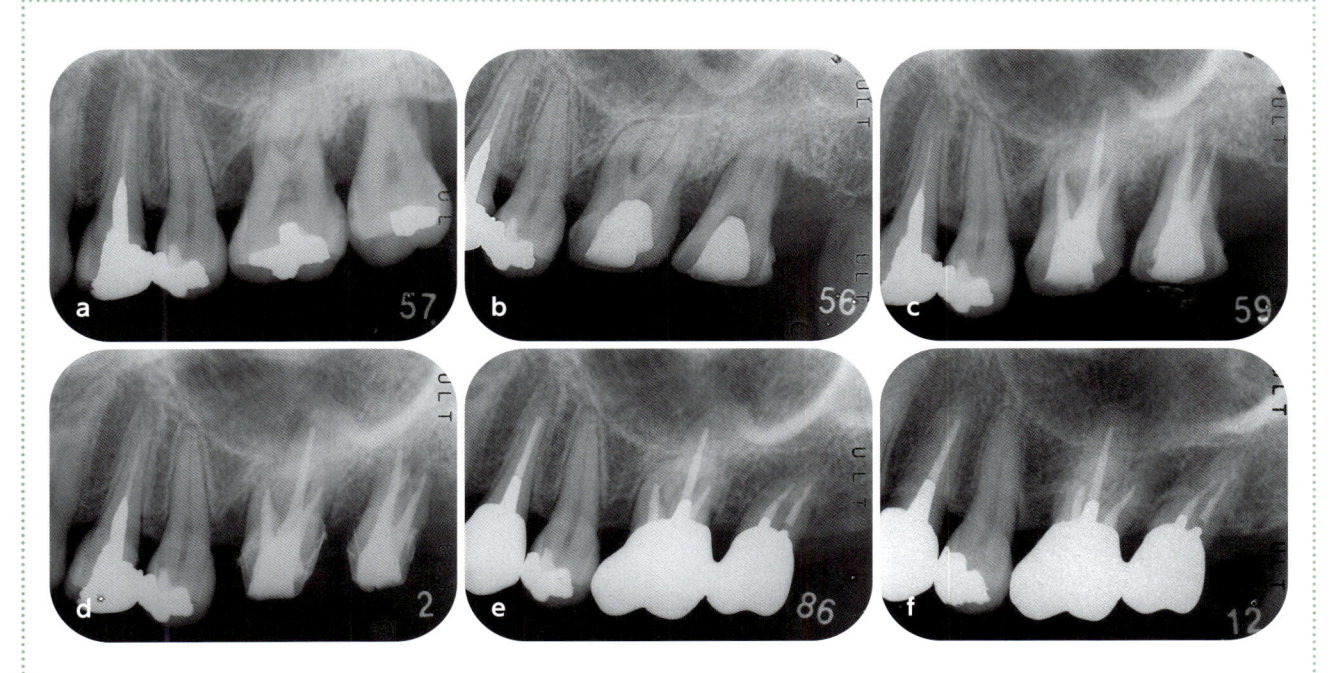

a. 1999年4月，初診時．|6 7 の強い動揺と軽度の一過性温熱痛を訴えていた．患歯周囲には深い囲繞性骨欠損が認められ，歯根面には歯石が多量に沈着している．患者は前医から抜歯を宣告されていた．

b. 1999年7月，初診から3カ月経過時．初診時は咬合痛のためフィルムをしっかり咬むことができず，根尖部が写っていなかったため，エックス線写真を撮り直して便宜抜髄を行った．便宜抜髄時に|6 遠心頰側根管のファイルが破折した．

c. 1999年9月，根管充塡時．|6 遠心頰側根管は折れたファイルのところまで，ほかの根管はエンドメーターの針がわずかに振れ始めるところまでを作業長としてしっかり根管拡大・根管形成し，緊密に根管充塡を行った．作業長決定にはメーター値だけではなく，治療前のエックス線写真やファイルを挿入した手指感覚も加味して決めてある．この3週間後に歯周外科を行った．

d. 1999年11月，歯周外科後2カ月経過時．|6 7 は自然挺出による骨欠損の改善が著しいが，隣接面部にはわずかな骨欠損が残存している．テンポラリーを装着して咬合の負荷を与え，補綴物の試行錯誤を始めた．

e. 2000年7月，治療終了後6カ月経過時．歯周治療の一環として自然挺出を行ったことで，|6 7 周囲骨の形態は改善し，歯槽硬線にも安定傾向がうかがえる．患者は咬合力が強く，噛みしめる癖があるため補綴物は連冠とした．

f. 2013年4月，治療終了後13年3カ月経過時．咬合力が強いためメインテナンスのたびに咬合のチェックと微調整が欠かせない．2000年時のエックス線写真（e）と比較すると力による経年的な骨の変化がよくわかる．

ポイント

重度の歯周病で前医より|6 7 の抜歯を宣告されたが，保存を望んで転院してきた患者に，骨縁下欠損改善のための自然挺出を行い，それに際して便宜抜髄を行った症例である．患者は最初から保険診療のみでの治療を希望した．重度の骨欠損に対して自然挺出が有効なことは臨床家なら誰でも経験していると思うが，そのためには健全歯髄の便宜抜髄を失敗なく確実に行うことが必須となる．この症例では，抜髄時にファイルが破折する失敗はあったものの，手技による感染は起こらず，アピカルシートをアンダーに設定し，ホルムクレゾールにより根尖部の骨性瘢痕治癒を狙った治療が奏功したと考えている．

症例 9

【非感染根管−生活歯−歯髄炎（分類 A-1-2)】

初診：1993.10. 50 歳，女性
主訴：以前から 5」が間歇的に痛んでいたが，3 日前から下顎右側全体が痛くなるほどの強い放散痛がある．
問診：強い自発痛を訴えた．
口腔内診査：スプーンエキスカベータで窩洞の軟化象牙質の除去を試みたが，触れると激痛を訴えた．
デンタルエックス線診査：5」歯冠遠心部が齲蝕により崩壊し，齲蝕は歯髄腔に達していた．7」には骨縁下欠損が存在するものの，5」周囲の歯槽骨は安定しており，歯周病の問題はないと判断した．また，歯根膜腔や歯槽硬線にも変化はみられなかった．
診断：5」の急性化膿性歯髄炎と診断した．本来なら歯髄炎の詳細な把握のためにいったん酸化亜鉛ユージノールセメント（ネオダイン）による鎮静を行い，一定期間反応をみるが，疼痛が強く，患者も希望したため麻酔抜髄を行った．確定診断の目的で患歯周囲に局所浸潤麻酔を行ったところ，ほどなく疼痛は消失した．

治療経過：
① 治療前のエックス線写真を参考にファイルのサイズを決定し，絶対に根尖狭窄部を通過させないように，根尖狭窄部の若干手前に作業長を決定して根管充填を行った．
② 1 回の根管貼薬を挟み，初診から 1 カ月経過時に根管充填を行った．

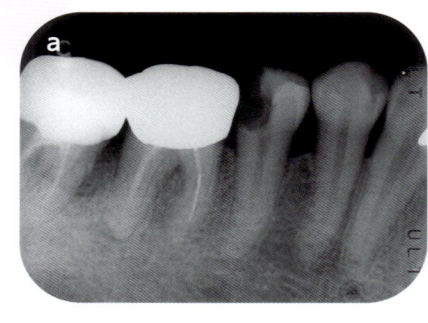

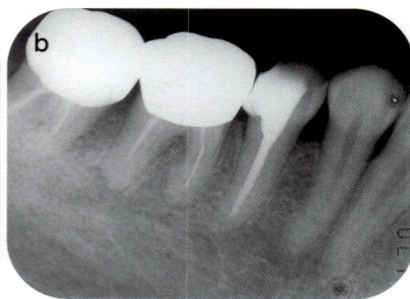

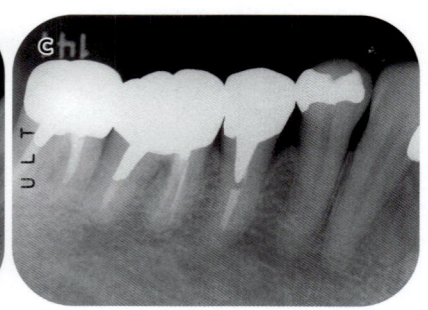

a. 1993 年 10 月，初診時．齲蝕は歯髄腔に達しているが，患歯周囲の歯周組織には大きな異常はみられない．歯根膜腔と歯槽硬線にも炎症による変化は生じていない．5」の急性化膿性歯髄炎と診断した．
b. 1993 年 11 月，初診から 10 日経過時．麻酔抜髄後，根管貼薬を挟んで実日数 3 日目に根管充填を行った．根尖狭窄部を破壊することなくやや手前まで緊密に封鎖するという目的は達成されているようである．当時は，まだインジケーターを使用していなかったため（P.27 参照），エックス線写真の規格性には難がある．
c. 2012 年 1 月，根管充填後 18 年 2 カ月経過時．開業直後の症例であるため補綴物の適合や形態などは至らないところがあるが，麻酔抜髄とホルムクレゾール貼薬によりセメント質封鎖が生じているようである（ホルムクレゾールについては，P.77 参照）．

ポイント

本症例は開業 2 年目，「下川エンド」に出合った直後に行った抜髄の症例である．1 回目で抜髄および根管拡大・根管形成を行い，2 回目で根管拡大・根管形成を終了させ，3 回目に根管充填を行った．現在では単根管や 2 根管ならば 1 回目に抜髄，2 回目が根管充填であり，3 根管以上では抜髄後 2 回の根管拡大・根管形成をはさんで実日数 4 日目には根管充填を行うようにしている．経験上，それ以上の日数・回数をかけると，術中感染の危険性が高くなる．

症例 10

【非感染根管-失活歯-閉鎖根管（分類 A-2-1）】

初診： 1999.10. 38 歳，女性

主訴： |5 の補綴物が脱落して主治医にみてもらったところ，「抜歯してブリッジにするしかない」といわれ，保存を希望して来院．

問診： 過去にも現在も，臨床症状はなかった．

口腔内診査： |5 歯頸部は齲蝕により大きく崩壊し，歯肉縁下齲蝕を有して残根状態であった．同部歯肉に炎症は存在するものの，歯周組織に大きな問題はなかった．

デンタルエックス線診査： |5 には骨縁近くまで齲蝕が存在し，根尖部の根管は写っていなかった．

診断： 試験的にリーマーで探った結果，閉鎖根管であると診断し，まずは歯周環境の整備を優先した後にエンド治療を行うことにした．

治療経過：

①治療前のエックス線写真では骨縁近くまで齲蝕が存在したため，保存の可能性がどのくらいあるのかを詳細に調べるため，まずは電気メスで歯肉切除をしてストッピング仮封を行った（ストッピング仮封については，P.72 参照）．

②17 日後に残存歯質の状態を確認したところ，|5 の保存のためには挺出が必須であり，閉鎖根管であることから，治療期間をできるだけ短縮するためにエンド治療前に外科的挺出術を行うことにした．

③もともとプラークコントロールは悪くなく，歯周病の問題は少なかったため，初診から約 1 カ月経過時に施術した．局所浸潤麻酔後に #12 替刃メスで切開を行い，全層弁で剥離後，歯根-歯槽骨間隙の靱帯をメスでしっかり切断した．骨縁上には鉗子をかけるべき歯質がなかったので，やむなく小児用探針を注意深く歯根膜空隙に挿入して時間をかけて亜脱臼させ，その後，鉗子でつかんで目的とする位置まで挺出を行った．

④歯肉を縫合した後にエックス線写真を撮影し，挺出量を確認して，両隣在歯とワイヤーで固定した．

⑤固定から 1 カ月経過時にエンド治療を開始し，根管充填を行った．閉鎖根管であるため根管充填材の垂直的な到達度にはこだわらず，初診時に多量のデブリーが根管内に入っていたため水平的に十分な根管拡大・根管形成を行うことに留意した．

⑥外科的挺出術後 3 カ月経過時にメタルコアを装着した．

⑦テンポラリーで歯肉の状態や咬合状態，補綴物の形態などを検討・確認した後，外科的挺出術後 7 カ月経過時（初診からちょうど 6 カ月目）に補綴物を装着した．

第2編 | 根管の分類と治療の実際

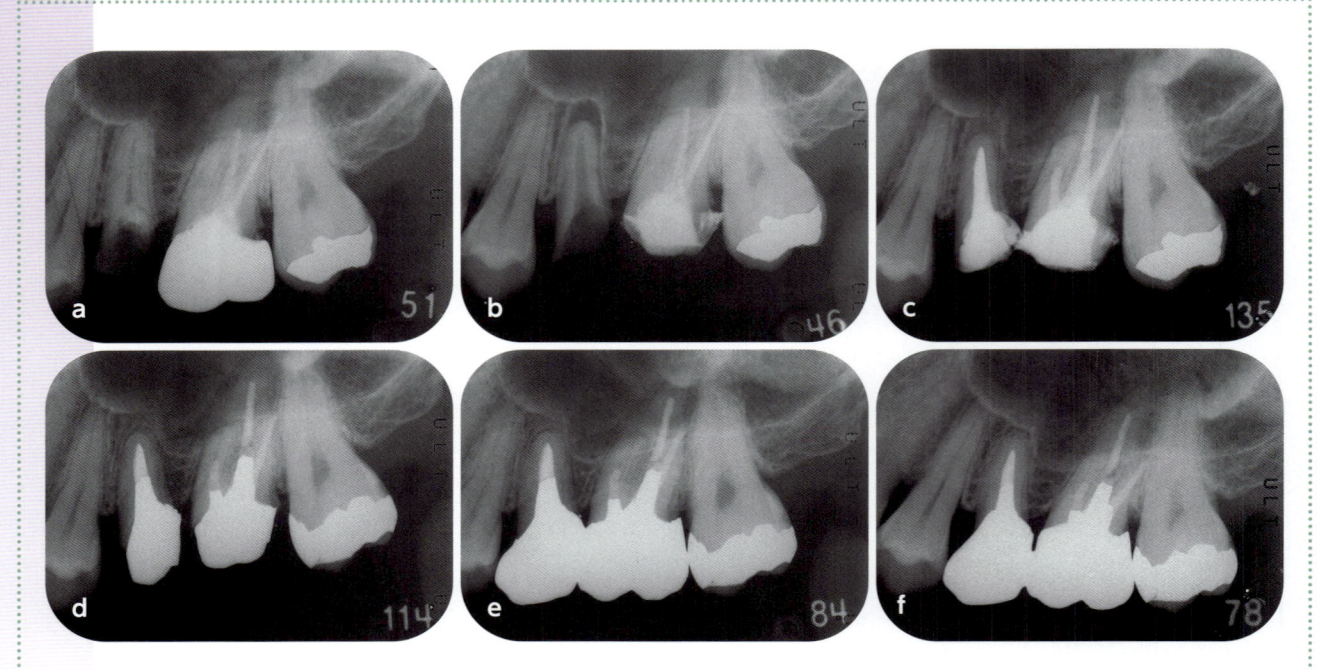

a. 1999年10月，初診時．|5 は軟化象牙質が骨縁下にまで達しているが臨床症状はない．根管には多量のデブリーが認められ，根管拡大されている部分より根尖側には根管が写っていない．|5 周囲の歯根膜腔と歯槽硬線は薄く均等な幅での連続性が保たれている．
b. 1999年11月，外科的挺出術後．治療前のエックス線写真と，不足している生物学的幅径，歯根の長さなどを勘案して挺出量を決定した．
c. 1999年12月．外科的挺出術後1カ月半経過時．歯根と歯槽骨頂部の歯周靱帯を切断してあるので早期に固定を外して根管充塡を行った．臨床的な動揺はない．
d. 2000年2月．外科的挺出術後3カ月経過時．周囲歯肉がほぼ正常になり，動揺も生理的範囲に収束したため，メタルコアを装着した．根尖部の骨化が進んでいる．
e. 2000年4月，補綴物装着時．約2カ月間テンポラリーで対合関係や補綴物の形態を確認した後に補綴物を装着した．
f. 2013年5月，補綴後13年1カ月経過時．別部位の主訴で来院．再三説明したにもかかわらず，患者は「痛くなかったら来なくてよいと思っていた」らしい．|6 遠心部に齲蝕をつくっているが，|5 周囲骨には安定傾向がうかがえる．

⚠ ポイント

本症例の場合，開業当初であれば私も早期に抜歯の判断をしたかもしれないが，外科的挺出術を行うことにより患歯を保存できた．閉鎖根管と診断できたことで早期に歯周環境の整備までを考慮した処置ができ，短期間で主訴を解決できた．抜歯を回避し，患歯を13年間機能状況下で保存できた意義はきわめて大きいと考えている．もし患歯が閉鎖根管でなかったら，治療アプローチは大きく異なり，治療期間や予後にも影響が出ていた可能性があったのではないだろうか．

> **症例 11**

【非感染根管-失活歯-非閉鎖根管（分類 A-2-2）】

初診：1999.3．52 歳，女性

主訴：別部位の主訴で来院し，主訴の解決後に全顎的処置を希望した（7～1」の再治療を行ったが，ここでは 3 2」の治療についてのみ説明する）．

問診：3 2」は 10 年以上前に補綴処置を行う際に抜髄を行った．以後，臨床症状は全くなく経過してきた．

口腔内診査：補綴物の経年劣化と辺縁部の不適合が認められたが，歯周組織に大きな問題はなかった．

デンタルエックス線診査：3 2」には根管長の 2/3 くらいまで根管充填材と思われる粗な不透過像が認められ，それより根尖方向は根管が確認できるが，器具操作が行われた痕跡は確認できなかった．歯根膜腔と歯槽硬線は薄く均等な幅での連続性が認められ，根尖部歯質の吸収や歯根膜の炎症性変化は存在しなかった．

診断：3 2」を非感染根管-失活歯-非閉鎖根管と診断してエンド治療を開始した．

治療経過：

①補綴物と 2」のメタルコアを除去した後，根管上部をピーソーリーマーで十分に開拡し，治療前のエックス線写真を参考に #25K ファイルを慎重に挿入していき，根尖狭窄部の存在を手指感覚で確認した．そこで，エンドメーターを使用して根尖狭窄部を傷害しないように注意しながら，根尖狭窄部ぎりぎりを狙って #35 まで拡大し，ホルムクレゾールを貼薬した．

②実日数 2 日目に，同様に #55 サイズまで拡大して，再度ホルムクレゾールを貼薬した．

③実日数 3 日目に根管充填（側方加圧根充）を行った（側方加圧根充については，P.80 参照）．

④テンポラリーで経過観察を行った後，補綴物を装着した．

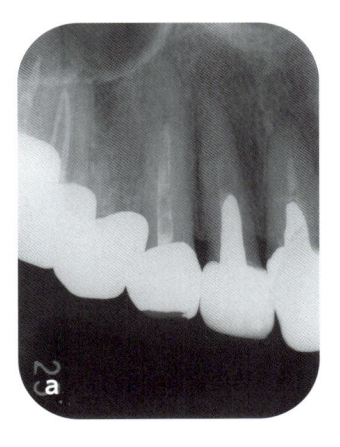

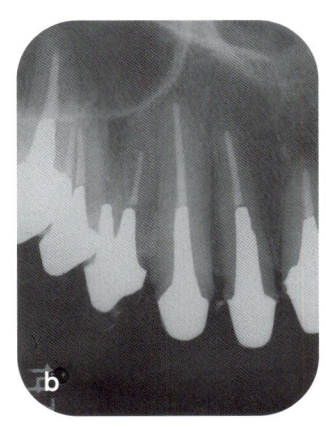

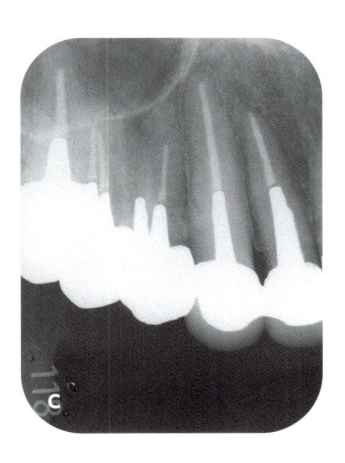

a. 1999 年 3 月．3 2」の根管内には根管充填材と思われる粗な不透過像が認められ，根尖 1/3 の部分は空洞になっているものの，歯根膜腔，歯槽硬線は薄く均等な幅での連続性が保たれていた．臨床症状はなかった．

b. 1999 年 6 月．根尖狭窄部を傷害しないように注意しながら，できるかぎり根尖狭窄部近くまで根管拡大・根管形成を行った．ガッタパーチャポイントとシーラー（AH26）で側方加圧根充を行い，メタルコアを装着した．

c. 2006 年 7 月．根管充填後 7 年経過時．3 2」の歯根膜腔と歯槽硬線は薄く均等な幅での連続性が保たれており，健康な歯周組織像を呈している．7 年の経過ではあるが，狙いどおりの治療が達成でき，安定傾向がうかがえる．

> **! ポイント**
>
> 作業長は歯髄炎に準じて，根尖狭窄部を傷害しないようにできるかぎり根尖狭窄部近くに設定した．

症例12

【感染根管-根尖病変-非吸収根管（分類B-3-1）】

初診：2000.2．48歳，女性

主訴：1週間前から ⑥| が痛くて噛めない．痛みは徐々に強くなっている．

問診：⑥| の治療時期は明確ではないがずいぶん以前であり，これまで痛むことはなかった．現在は強い自発痛はないものの，⑥| 部の顎骨に痛いような違和感があり，咬合痛が強く，指圧でも圧痛を訴えた．

口腔内診査：⑥| のアンレーと ⑦| のインレーは連結されていたようであるが，インレー体は破折してなくなっていた．

デンタルエックス線診査：⑥| の修復物直下には，歯髄腔直上からわずかに歯髄腔内に侵入した弱い不透過性をもつ薬剤が認められ，直接あるいは間接覆罩が施されたのではないかと考えられた．根管は積極的に拡大・形成された形跡がなく，近心根周囲には明瞭な透過像が認められ，一部は遠心根の歯根膜に達しているようにみえた．透過像の周囲には広い範囲に反応性骨硬化像が認められた．⑥| の歯根膜腔は全体に拡大傾向にあるが，これは根尖部歯根膜の炎症による歯の挺出により二次的に咬合性外傷を起こしたためではないかと推察した．

診断：⑥| は近遠心根ともに感染根管であり，急性発作を起こしていると診断して，治療を開始した．

治療経過：

① ⑥| の修復物を除去し，咬合面と近遠心隣接面を削合して，⑥| が自由に移動できる状態をつくってからエンド治療を開始した．軟化象牙質を除去して根管口を明示したが，やはり治療の痕跡はみられなかった．そこで，根管上部の漏斗状形成を行い，エンドメーターを用いながら#20のK・Hファイルを慎重に挿入して，根管内容物を掻き出しつつ，根管の状況を探っていった．根尖1/3付近まで進めたが出血や排膿はなく，自然でスムーズな根管形態を触知できた．前医での治療後，今回の急性症状を惹起するまでの間に急性発作を経験していないことから，根尖狭窄部が残っているいることが期待できた．根管内を十分に清掃・消毒した後に減圧仮封を行い，投薬をして初回の治療は終了した．

② 1回目の治療で臨床症状が消失したため，2回目は慎重にファイルを進めていったところ，近心頬舌側根管，遠心根管ともにエンドメーター値38 μA のところで根尖狭窄部の存在を触知することができた．そこで，通法に従い，近心頬舌側根管は#50まで，遠心根管は#60までの根管拡大・根管形成を行い，根管消毒の後に，ホルムクレゾールを貼薬してストッピング仮封を行った（ストッピング仮封については，P.72参照）．

③ 一度の根管貼薬を挟み，実日数4日目にガッタパーチャポイントとシーラー（AH26）による側方加圧根充を行った（側方加圧根充については，P.80参照）．いずれの根管も狙ったところまで充填できた．

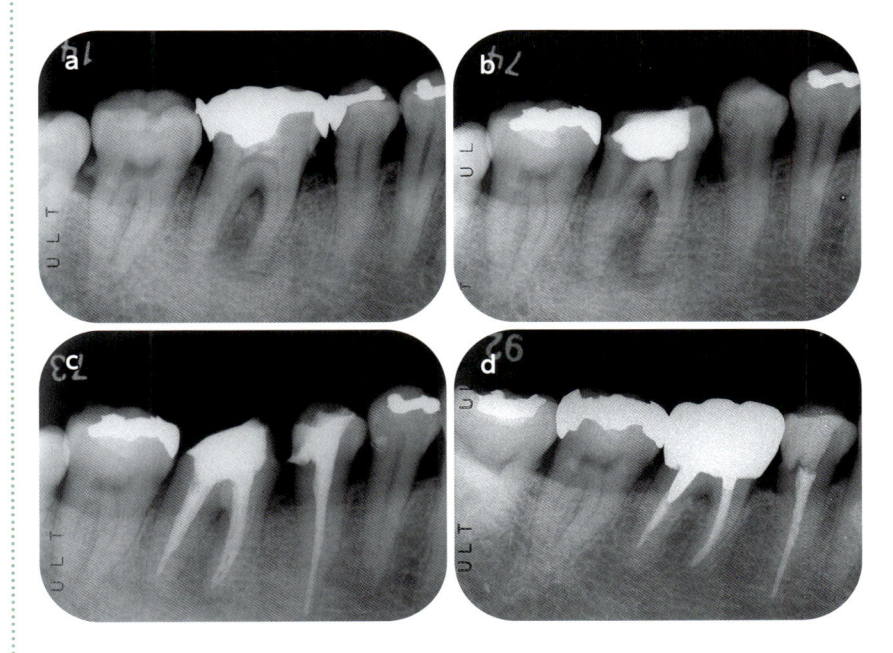

a. 2000年2月．6⏌の修復物直下には直接覆罩ではないかと思われる不透過像が認められたが，根管内には治療の痕跡はみられなかった．近心根根尖部には明瞭な透過像が認められ，周囲に反応性骨硬化像が認められた．また，歯石の沈着や歯槽頂線の乱れ，根分岐部の透過像も顕著であった．

b. 初回の治療終了後に根管を確認したところ，近遠心根ともに根尖部にごくわずかな吸収の可能性が認められた．特に，遠心根の外形は凹凸不正であり，過去の吸収が考えられた．5⏌は覆罩しているが，強い歯髄症状を訴えていた．

c. 2000年3月，根管充塡時．6⏌の3根管をエンドメーター値38μAのところまで緊密に根管充塡した．覆罩していた5⏌は自発痛が強くなり，急性全部性化膿性歯髄炎の症状を呈したためやむを得ず抜髄となった．根管充塡材は根尖部の彎曲に追従できず，まっすぐ充塡されている．

d. 2010年6月，根管充塡後10年経過時．6⏌周囲の歯根膜腔と歯槽硬線は近遠心根ともに安定しており，歯槽頂線にも安定傾向が認められる．また，治療前の透過像周囲に認められた反応性骨硬化像も消失し，正常な構造の歯槽骨稜が明瞭に確認できる．

ポイント

・本症例において 6⏌ は急性発作を起こしているので，咬合面や隣接面を削合して自由に移動できる状態をつくり，安静をはかるのが有効である．

・急性全部性化膿性歯髄炎で強い臨床症状を伴う場合，開放・減圧が大原則で，きわめて有効な手段である．根管開放に際しては，食片などが圧入されずに根管内部の圧が抜けるような方法を取る．「根管開放」を単純に「根管に仮封をしないこと」と勘違いしないようにしたい（詳細は，P.72の「仮封」を参照）．

・根尖病変がある場合，たとえ根尖狭窄部が存在していても一度はリーマーを通過させたほうがよいという意見があるが，根尖狭窄部が存在している場合は，傷害しないように確実に根管拡大・根管形成を行い，緊密に充塡することが肝要である．歯科医師の責任はあくまでも根尖狭窄部までの主根管内であり，そこから外は歯根膜に任せるべきである．長期経過観察のなかで再発が生じた場合にはじめて，オーバーインスツルメンテーションでの治療を試みる．

第2編　根管の分類と治療の実際　基本編

5章　「下川エンド」の基本を知る

● エンド治療を始める前に

■ エンド治療の原則論

　標準的エンド治療ではいくつかの大原則が存在する．たとえば，「感染根管は根管内を無菌化して緊密に封鎖すれば治る」や「エンド治療は，ラバーダムを装着して無菌的処置を行わなければならない」などである．しかし，現在までに臨床の場で根管内の無菌化や密封が達成されたことは直接的には証明されていない．もし本当に証明するのであれば，治療歯を抜き，連続切片標本をつくって観察する必要があるが，それは非現実的であるから基礎実験や動物実験などの代替の方法で確認しているのが現状である．しかも，この代替の方法があまりに現実の臨床とかけ離れているにもかかわらず，「科学的根拠」＝「絶対的な根拠」としていることに疑問を感じざるを得ない．また，「治る」と断定しながら，きちんと「完治」まで経過を追った症例報告を目にすることがきわめて少ないのも現実である．

　「ラバーダムを装着すれば，無菌的処置ができる」という発想も，短絡的ではないだろうか．たとえば，一般の歯科医院では，ラバーダムを装着してエンド治療を行っているときに，隣のチェアで歯科衛生士が超音波スケーラーを用いてスケーリングをしていたり，ほかの歯科医師が患者の義歯を削って調整していたりする状況がいくらでも考えられる．このような状況で無菌的処置が達成できているとはとても思えない．

　ほかにも，グローブは未滅菌のものがほとんどだろうし（消毒薬を使ったとしても，それは「滅菌」ではなく「消毒」である），リーマーやファイルの滅菌が完全かも疑問だし，スリーウェイシリンジの滅菌にも問題があるのではないだろうか．

　前述したように，エンド治療の分野では，論文を根拠とした原則論が優先され，実際の臨床結果が軽視される風潮が強い．臨床家が先達から教わり，あるいは自分の臨床を通じて蓄積してきた経験則などは「非科学的」として否定される傾向がみられる．この点において，下川公一先生が30年以上前から訴え，私も10年前から訴えてきた「原則論と臨床現場との乖離」を埋める努力はほとんどなされてこなかったようである．その結果，自分ではエンド治療の原則を守って完璧な治療を行ったと思っても根尖病変が治らなかったり，逆に病変をつくったりする症例を経験するのである．そして，経験の浅い歯科医師は悩み，ある程度経験を積んだ歯科医師はエンド治療に対する興味や情熱を失ってしまうことになる．

　われわれは，エンド治療の原則を盲信するのではなく，自分の臨床結果を追跡し，確認しながら，自分自身でその信憑性を見極める努力が必要と考える．

■ 患者にエンド治療の特殊性を理解してもらう

　2章で述べたように，エンド治療の成功率は一般に信じられているほど高くはない．われわれは100％の成功を目指して努力するが，それは現実的にはほとんど不可能である．そこ

5章 「下川エンド」の基本を知る

で，自分の治療の成功率を知り，失敗を前程とした治療システムを確立することが重要になる．しかも，知識・技術・経験，信じるエンド治療の理論，使用機器・材料，エンド治療への情熱などは一人ひとり違うので，経験を積むなかでオリジナルのシステムを構築する必要がある．

患者は，過去の経験から「病院は病気を治すところ」という先入観をもっているものである．しかし，エンド治療，特に感染根管の治療に際しては，治療を受けさえすれば治ると思ってもらっては困ることになる．私は開業当初，治療前のエックス線写真に写った透過像（根尖病変）を示し，「ここに膿が溜っていますので，治療して治したほうがよいですよ」という説明をして治療を開始していた．ところが，定期検診で経過を追っていくと，何年経っても根尖病変が消失せず，患者への説明に窮したことが数えきれないほどあった．症例13でその一例を示す．

症例13

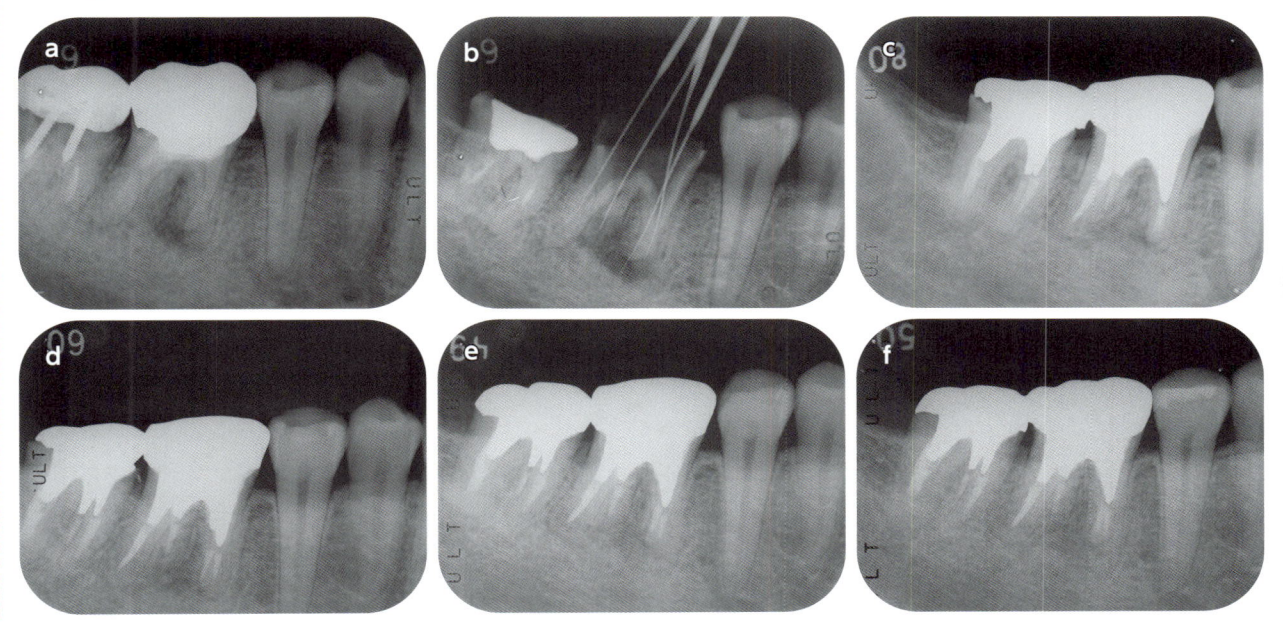

a. 1993年10月，別部位の主訴で来院．患歯である⑥|に疼痛などの臨床症状はなかったが，補綴物が不適合で，近遠心根根尖部に透過像が認められた．「膿を治して，補綴物をつくり変えましょう」と説明して治療を開始した．

b. 1993年12月．当時は「下川エンド」に取り組んで間もなかったため，作業長の決定に際しては根管内にファイルを挿入して撮影したエックス線写真とエンドメーターを併用していた．

c. 1995年2月，根管充塡後1年経過時．ガッタパーチャポイントとシーラーによる側方加圧根充から1年経過したが，近遠心根ともに透過像は消えていない．補綴物の不適合に治療の未熟さが如実に表れている．

d. 1997年7月，根管充塡後2年半経過時．明らかに透過像が存在しており，患者への説明に窮した．

e. 2000年11月，根管充塡後6年9カ月経過時．透過像には縮小傾向が認められるものの，消失したとはいえない．治療前のエックス線写真と比較してこの状態を「治癒」と評価するのは間違いである．

f. 2012年1月，根管充塡後18年11カ月経過時．透過像はさらに縮小し，根尖および根分岐部の歯槽骨稜の明瞭化も進んでいる．この症例ではたまたまよい方向に向かっているが，常に狙って治したいものである．

そこで，エンド治療を開始する際には，インレー修復やブリッジ装着などのほかの治療とどこが違うのか，なぜ時間や回数がかかるのか，なぜ痛みもないのに治療しなければならないのか，なぜ急性発作を惹起することがあるのか，なぜ治療終了後も定期的なチェックが必要になるのか，などの**エンド治療の特殊性について繰り返し説明し，患者に理解してもらう**ようにした．

私は現在，治療前後の説明の際には，必ず鮮明なエックス線写真を提示しながら，患者が理解できるやさしい言葉で，1年以内の短期的な見通し，5年以内の中期的な見通し，10年以上の長期的な見通しまでを説明するように心がけている．

繰り返すがエンド治療における術者の責任は，根管充填直後のエックス線写真の提示と説明までではない．少なくとも「治癒」といえる状態まで追跡すべきであるし，患者が来院してくれるかぎりいつまでも経過観察を続けるのが当然の姿勢だと考えている．しかし，多くの症例提示では，「根管充填直後」のエックス線写真を治療後の「成功例」とすることが少なくない．だから，経験の浅い臨床家がそれでよいと勘違いするのではないだろうか．

エンド治療の目的の一つが，失活歯を口腔内で機能させながらできるかぎり長く保存することだということを考えれば，また同時に，**生体の老化と治療歯の経年的劣化が不可避である**ことを考えれば，できるかぎり長期経過を観察する必要があることが理解できるだろう．

■ エンド治療の不採算性が生み出す悲劇

一部の専門医を除き，多くの歯科医師はエンド治療を保険診療の枠内で行っているのが現状だろう．しかし，エンド治療の保険点数は非常に低く，医院経営の観点からは完全に不採算部門，いわば「お荷物」になっている．しかし，だからといって手を抜いたり，ほどほどのところで妥協をした治療をしていては，高い成功率を得ることはできないし，患者からの信頼を得ることもないだろう．

都市部では，エンド治療の点数が低く採算が取れないことと，感染根管を治すのが困難であることを理由に，ずいぶん以前から根尖病変のある大臼歯などはなるべく治療を回避して抜歯に誘導するか，治療をせずに事実上放置する風潮があると聞く（症例14）．しかし，患者が主訴をもって来院し，いったん自分が診察をした以上，「もし今後に痛みが出ても，自分は患歯を触らなかったから責任はない」と思うのは間違いであり，医療人としての道義的責任は免れられない．

エンド治療には術者の人格が出る．しかもエックス線写真という証拠が残るから手を抜くことはできない．誠実に対応するしかない──これは私が最初に師事した故・豊永美津糸先生（福岡県飯塚市開業）の言葉である．いつまで経っても身が引き締まる．奇しくも下川先生も，講演会・講習会では同じ言葉を受講者に伝えている．

いまはCBCTが普及し，エックス線写真では判然としなかった部分が歴然とみえるようになっている．つまり，従来はみえないから誰にもわからなかった失敗も，いつ，どの時点で，どこに，どんな失敗をしたのかが誰の目にもわかる形で記録されてしまうのである．

われわれは，治療の成功率を上げる努力をし，エンド治療での失敗を極力減らす必要性にせまられている．

> 症例 14

初診：2011.4．47歳，女性（県外都市部在住）
主訴：7̄ が痛い．
問診（前医までの経緯）：
①数年前にA歯科医院で7̄ の治療を受けたが，治療終了時から違和感が続き，調子が悪かった．その後，何度かA歯科医院を受診して不調を訴えたが，歯科医師は「放っておけばそのうち慣れるから心配はいらない」というばかりで，何の処置もしてもらえなかった．
②そこで，B，C，D，Eの4歯科医院を受診したが，いずれの歯科医師もエックス線写真を撮影して診察したうえで，「別に悪いところはみつからない．原因がわからないので治療ができない」というばかりで，治療をしてくれなかった．
③藁をもすがる想いで6軒目のF歯科医院を受診したところ，歯科医師から「ひびが入って歯が真ん中から割れているのが原因．普通なら抜歯する以外に方法はないが，抜くのが嫌ならできるかぎり残してあげる」という説明を受けた．これまで5名の歯科医師が原因さえもわからず治療もできなかった歯の痛みの原因を即座に指摘され，しかも「抜かずに残す」といってくれた歯科医師の説明に納得し，喜んで治療を受けた．
④しかし，エンド治療は行われず，「できるかぎりよい材料を使ったほうが長持ちする」という理由でセラミック製の補綴物を装着しただけであった．その際，「もっても2年．その後はインプラント」という説明を受け，この説明にも納得していた．
⑤ところが治療後も症状は改善せず，半年間頻繁に通院して，その都度，咬合調整と投薬を繰り返された挙句，「もうインプラントにするしかない」と宣告され，強いショックを受けて実家の母親に相談した結果，わざわざ帰省して当院を受診した．
口腔内診査：装着されていた補綴物はセラミックスではなくハイブリッドレジンであり，咬合面中央部から舌側にかけて金属が露出するまで真っ平に削合されていた．患者の同意を得て補綴物とメタルコアを除去したが，ひびは見当たらなかった．
デンタルエックス線診査：口蓋根の根尖部に透過像が認められた．
診断：7̄ の口蓋根は感染根管-根尖病変-吸収根管（分類B-3-2）と診断した．
治療経過：
①診断に沿って感染根管の治療を開始したところ，症状は即座に治まったので，根管充塡まで行って治療を終了した．
②時間の都合で続きの治療は地元に帰ってから受けてもらう約束をしたが，根管充塡後1年3カ月経過時に予約の電話があった．地元で治療を受けるのは怖いので，当院で補綴物を装着したいとのことで，帰省の機会を待っていたらしい．
③治療回数は限られ，患者も多忙のため，メタルコアを装着し，テンポラリーを装着して次の来院を待った．
④テンポラリー装着後1年経過時の2013年9月に治癒傾向を確認したうえで補綴物（金属冠）を装着した．

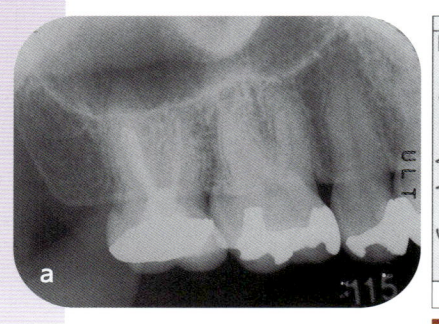

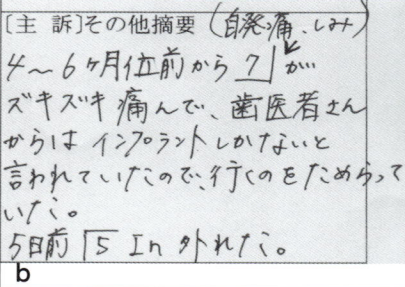

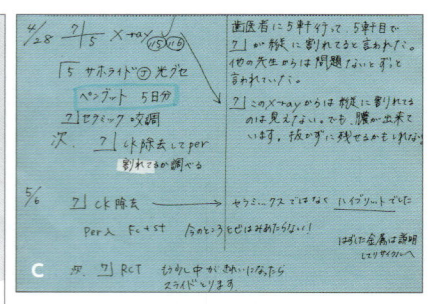

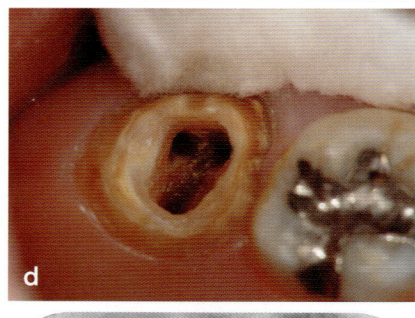

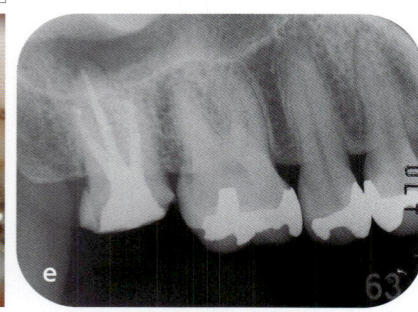

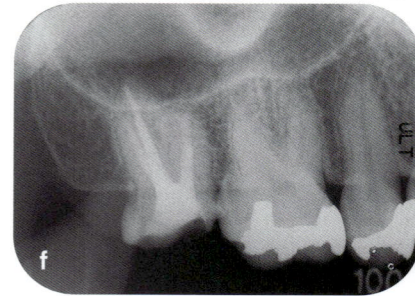

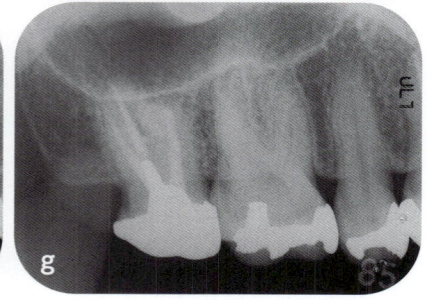

第 2 編 | 根管の分類と治療の実際　基本編

- **a.** 2011 年 4 月，初診時．7| は失活歯であり，口蓋根管の根尖 1/3 までしか根管充填材が到達していない．口蓋根の根尖部には透過像が認められる．なぜ 4 人もの歯科医師が口を揃えて「原因がみつからない」といって治療をしなかったのかが理解できない．
- **b.** 初診時のカルテに記載された主訴．前医は「できるかぎり長くもたせる」といいながら，エンド治療もせずに自費の補綴物を装着していた．主訴の自発痛に対しての根本的治療は行われていない．
- **c.** サブカルテに記入された情報．
- **d.** 2011 年 6 月，エンド治療中の患歯の状態．口蓋側にわずかな褐線がみられたものの「ひび」といえるレベルではない．患者に患歯が縦に割れていないことを口腔内写真で確認してもらったところ，たいへんな驚きようであった．
- **e.** 2011 年 6 月，根管充填時．口蓋根先端が斜めに大きく吸収していることから，透過像の主原因が口蓋根管であったことが推測できる．
- **f.** 2012 年 9 月，根管充填後 1 年 3 カ月経過時．1 年以上経過してもストッピングは歯髄腔のほとんどの部位をしっかり封鎖している（ストッピング仮封については，P.72 参照）．透過像には縮小傾向が認められ，口蓋根の歯根膜腔と歯槽硬線の薄く均等な幅での連続性も回復している．
- **g.** 2013 年 9 月，補綴物（金属冠）装着時．透過像は消失し，口蓋根管もセメント質による封鎖が進んでいるようである．患者は最終的には歯冠色の補綴物を希望しているが，しばらくはこのまま経過観察をする予定．

エンド治療の不採算性を補う方法

　エンド治療を保険診療で行うと著しく不採算である．そのため保険医のなかには，保険診療を普通に行いながらエンド治療だけを自費診療で行っている人もいるようだが，私はそのやり方には賛成できない．「諸外国と比較して日本はエンド治療の治療費が低すぎるから，難症例は保険診療ではできない」という言い訳がよくされているが，社会保障を含めたほかの諸条件が大きく異なるなかで，単純にその部分に係る治療費だけを引き合いに出して比較するのはフェアではない．私は，保険医である以上は基本的に保険の範囲内で対応するのが本筋であると思う．

　われわれ歯科医師でも，もし自分や家族が体調を崩して医科を受診するときには，まずは保険証をもって保険診療を受けるはずである．そして，保険診療では限界があるとなったときにはじめて，自費診療による治療を考えるのではないだろうか．

　歯科医師側の身勝手な理由で，それも不採算であり習得するのが難しいからなどという理由で不十分なエンド治療が横行している事実を患者が知ったら，歯科業界が被るダメージは計りしれないほど大きいだろう．だからこそ大切なのは，情熱と向上心を失わずに100％の治療結果を目指して研鑽と努力を続け，目の前の患者に最善をつくすことではないだろうか．

　とはいえ，われわれ開業医は，エンド治療を行うことで被った赤字をどこかで埋め合わせなければならない．そのための方法は，以下の三つ以外にないのではないだろうか．

【歯周治療を併行する】

　当院では，エンド治療は保険診療で行っているが，患者の同意が得られた場合は必ず歯周治療と併行するようにしている（説明をして，歯周治療を受けてくれる割合は90％ほど）．当院にはチェアが4台あり，一人の患者の治療時間は基本的に30分であるが，そのうちエンド治療を私が行う時間はせいぜい5～15分である（図5-1）．単根管や2根管のエンド治療なら5～6分，3根管の感染根管でも1回に15分以上かけることはほとんどない．

　一人の治療時間30分のうち，私が治療をしていない残りの時間を利用して，歯科衛生士がブラッシング指導，スケーリング・ルートプレーニングや，歯周治療に係わる諸検査などを行っている（図5-2）．1回5分の治療でも，10回行えば50分になるので，患者に10回来院してもらうための努力をすることが大切であると考えているし，来院ごとに歯周治療を行っているから，歯周組織の改善も同時に進む．このシステムがうまく稼働すれば，エンド治療による赤字を補償することができる（図5-3，4）．

　また，歯周治療を併行すると定期検診に応じてもらえる確率が上がるうえ，いずれやってくる再治療を当院で受けてもらえる確率も高くなるなど，メリットは計りしれない（表5-1）．

【治療の無駄を極力省く】

　根管の臨床診断を的確に行うことで，治療の優先順位を明確にすることができる．優先順位とは，その根管の治療をするかしないか，する場合は根管ごとの治療の順番である．それにより治療が効率的に行える．

　たとえば，感染根管と非感染根管が混在している場合，同時にファイリング操作をして感染根管に使用したファイルを無頓着にそのまま非感染根管に使用すると，感染させてしまうおそれがある．このようなときは，まず非感染根管にファイルを使用し，次に感染根管の治療に移る，といった工夫が必要である．

第2編 | 根管の分類と治療の実際　基本編

図 5-1　エンド治療と歯周治療の併行システム（イメージ図）
私がエンド治療にかける時間は正味5〜15分で，長くても20分を超えることはまれである．その空き時間を有効に活用して歯科衛生士が歯周治療を進める．4台のチェアのうち，3台で同時に歯周治療が進んでいることになる．

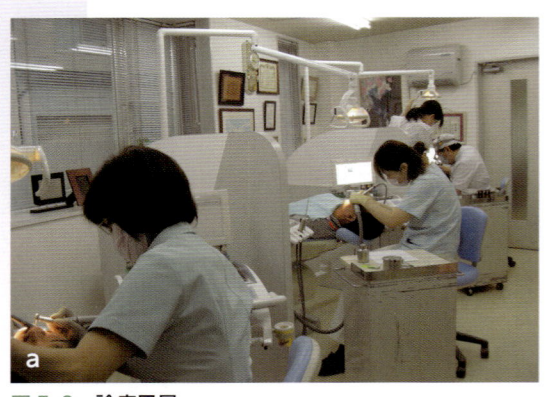

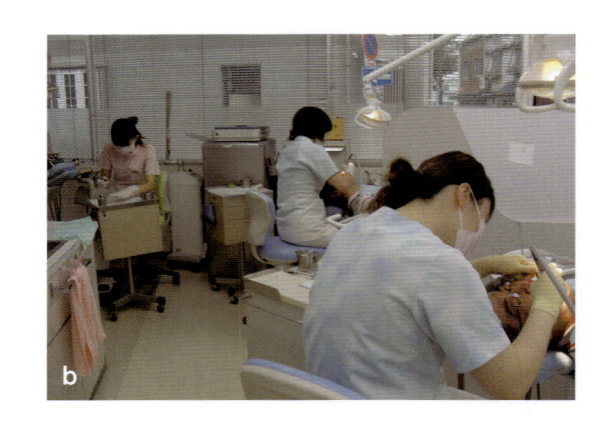

図 5-2　診療風景
a．私が1番チェアでエンド治療を行っている間，手前の2番チェアでは歯科衛生士がスケーリングを行っており，3番チェアでは別の歯科衛生士がPMTCを行っている．
b．4番チェアでは歯周精密検査を終えた歯科衛生士が業務記録を記入している．

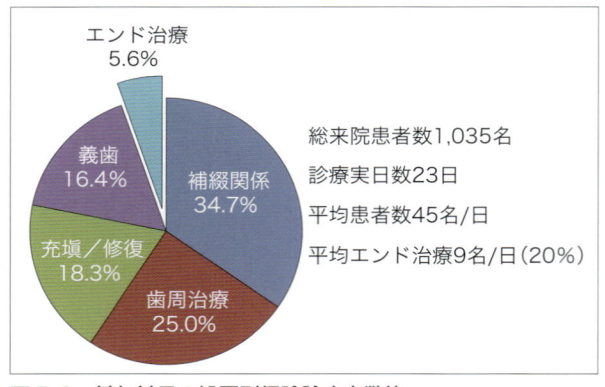

図 5-3　某年某月の処置別保険診療点数比
1日にエンド治療を行う患者数は全体の20％以上であるにもかかわらず，エンド治療関係の点数が保険診療点数に占める割合はわずか5.6％にすぎない．一方，歯周治療関連の点数は25％に達している．

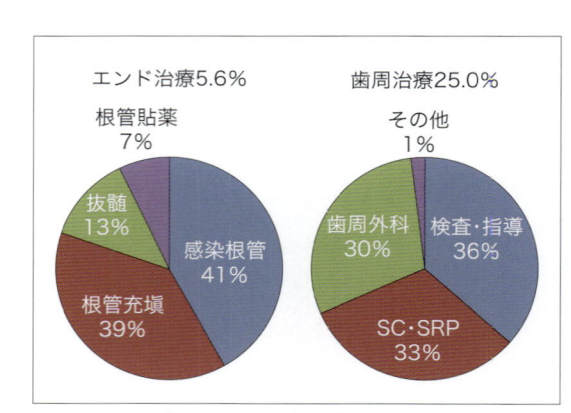

図 5-4　各治療における診療報酬の内訳
エンド治療においては抜髄，感染根管処置という初回の治療での点数が50％を超える．最も回数を行っている根管貼薬はわずか7％にすぎない．歯周治療に係わる点数の約70％は歯科衛生士によるものであり，また，歯周外科も歯科医師一人では行えないのでこれも歯科衛生士に頼るところが大きい．

表 5-1　歯周治療を併行するメリット

1) 歯周治療のメインテナンスを通じて患者と長いつき合いができる．
2) エンド治療を単独で行う場合よりも定期検診の定着率が向上する．
3) 回数や時間がかかることを逆手に利用して十分な説明をすることで信頼関係が生まれる．
4) 歯肉の炎症が改善し，口腔内の細菌数が減るので，エンド治療の成功率にも好影響を与える．
5) 歯肉縁下齲蝕など，歯周外科なしでは対応できない症例にも対応できるようになる．
6) 次の再治療も自院で受けてもらえる確率が上がる．
7) 信頼関係ができると，次第に上部構造を「自費」で希望するようになる．
8) 長いつき合いのなかで新患者を紹介してくれることもある．
9) 定期検診のなかでさまざまな異変を早めに察知できるので，対処が容易になる．
10) システムに合わない患者は自然に淘汰され，自院に合った患者が残る．

　また，私が現在，治療の無駄を省くために行っている取り組みとして，根管充塡後にわずかでも不安が残る場合などはメタルコアを装着せずに仮コアのままテンポラリーでしばらく様子をみたり，補綴で自費診療を希望する患者の場合は，根尖部の病変が完全に消失して安定するまではテンポラリーを装着し，治癒を確認してから最終補綴に取りかかるようにしている．これは，安易な判断で早期に補綴をし，短期間で再治療をしなければならなくなった過去の苦い経験によるものである．

　症例 15 は，「下川エンド」に出合った当初，見よう見まねではあるが一生懸命に治療した症例で，未熟な治療ゆえに再発を繰り返し，その都度，必死に対応した症例である．当時は自分なりに考え，安全策を取りながら無駄のないように進めたつもりであったが，何度も再治療に踏み込むという無駄が生じてしまった．初診時 24 歳であった患者は，結婚や出産を経験して現在 43 歳になっているが，辛抱強く来院してくれていることを感謝している．

COLUMN

手指感覚は一朝一夕では身につかない

　私が臨床に従事して 7 年目，「下川エンド」に出合った 1993 年に北九州歯学研究会若手会の例会で発表を行ったところ，ある先輩から「君は根尖狭窄部を触知できていないのではないか？　臨床経験を 5 年も積めば，普通それくらいできるようになるだろう？」と厳しく叱責されたことを鮮明に覚えている．正直なところ，当時，私は根尖狭窄部を触知できなかったし，「そんなことが本当にできるのか？」と疑問すら感じていた．しかし，「下川エンド」に取り組んで 3 年が経過した 1996 年頃から，少しずつ，「これかな？」という感覚がわかるようになり，6 年を経過した 1999 年にはほぼ触知できるようになった．このように手指感覚は，一朝一夕に身につくものではない．最近では「手指感覚」などは「非科学的」として否定することも多いようであるが，「いらない」とするのは乱暴であろう．

　10 年ほど前から，「この道具を買いさえすれば高いレベルでのエンド治療がマスターできる」といった短絡的で商業ベースにのった宣伝が増えているが，このような商売が横行している事実に，エンド治療をマスターすることがいかに困難で，多くの歯科医師が苦労している現状がよく表れている．しかし，苦労も努力もせずによい結果は得られないものである．

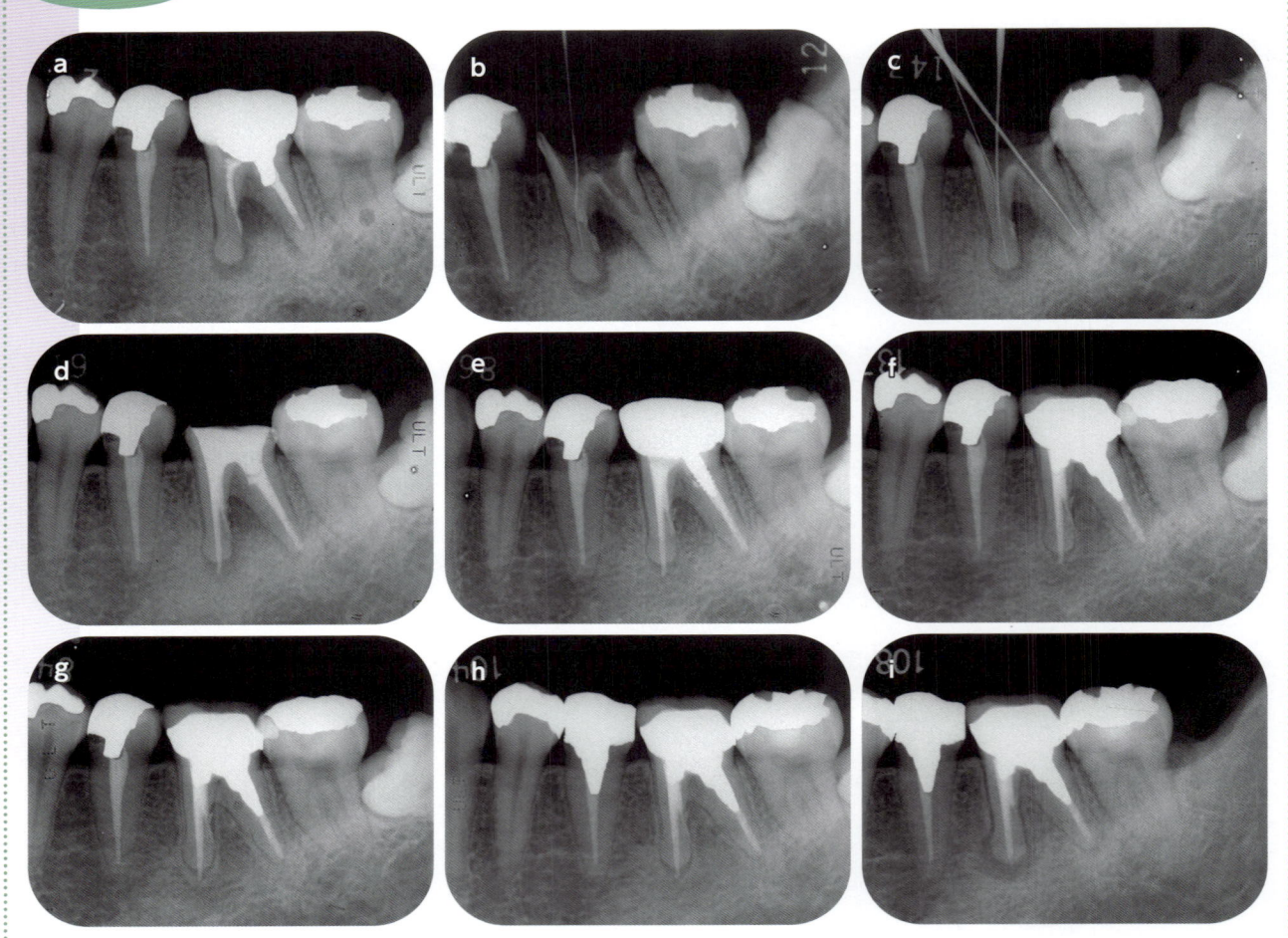

第2編 | 根管の分類と治療の実際 基本編

症例 15

a. 1994年4月，初診時．患者は24歳の女性で，「6 の強い自発痛と咬合痛を主訴に来院．近心根管のパーフォレーションと，近遠心根根尖部から根分岐部に透過像が認められる．補綴物とコアを外して減圧をはかり，投薬を行った．

b. 1994年4月．パーフォレーション部を避けて本来の近心根管にリーマーを通すのに3回（20日）かかった．

c. 1994年5月，作業長決定中．近心頬側根管は先端部が肥厚しているが吸収根管で，遠心根管もわずかに吸収しているようであった．パーフォレーション部は太めのサイズで慎重にファイリング操作を行った．

d. 1994年7月，根管充填時．近心頬側根管と遠心根管はオーバーフィリングであるが，緊密な封鎖は達成したつもりであった．パーフォレーション部からはシーラーが溢出している．

e. 1994年8月，根管充填後7週間経過時．根管充填後しばらくは仮コアとテンポラリーを使用し，疼痛がなく普通に噛めることを確認した．

f. 1995年3月，補綴物装着時．透過像に著しい縮小傾向が認められたので，メタルコアを装着して最終補綴を行った．いまみれば，治癒の診断が甘く，処置を進めるのが拙速である．

g. 1995年9月，補綴後約6カ月経過時．近心根根尖部歯根膜の肥厚が気になる．下川先生にみてもらったところ，「5年後くらいに再発する可能性が高いので，注意深く見守るように」との忠告をもらい，患者に説明した．

h. 2000年1月，補綴後4年10カ月経過時．下川先生の忠告から4年4カ月後に近心根根尖部歯根膜の肥厚にわずかな拡大傾向が認められるようになったが，臨床症状がないので経過観察を続けることにした．

i. 2001年2月，補綴後5年11カ月経過時．患者が咬合痛を訴えて来院した．下川先生の忠告から5年5カ月経過時であった．臨床で鍛え上げられ，研ぎ澄まされた洞察力に驚嘆するしかなかった．

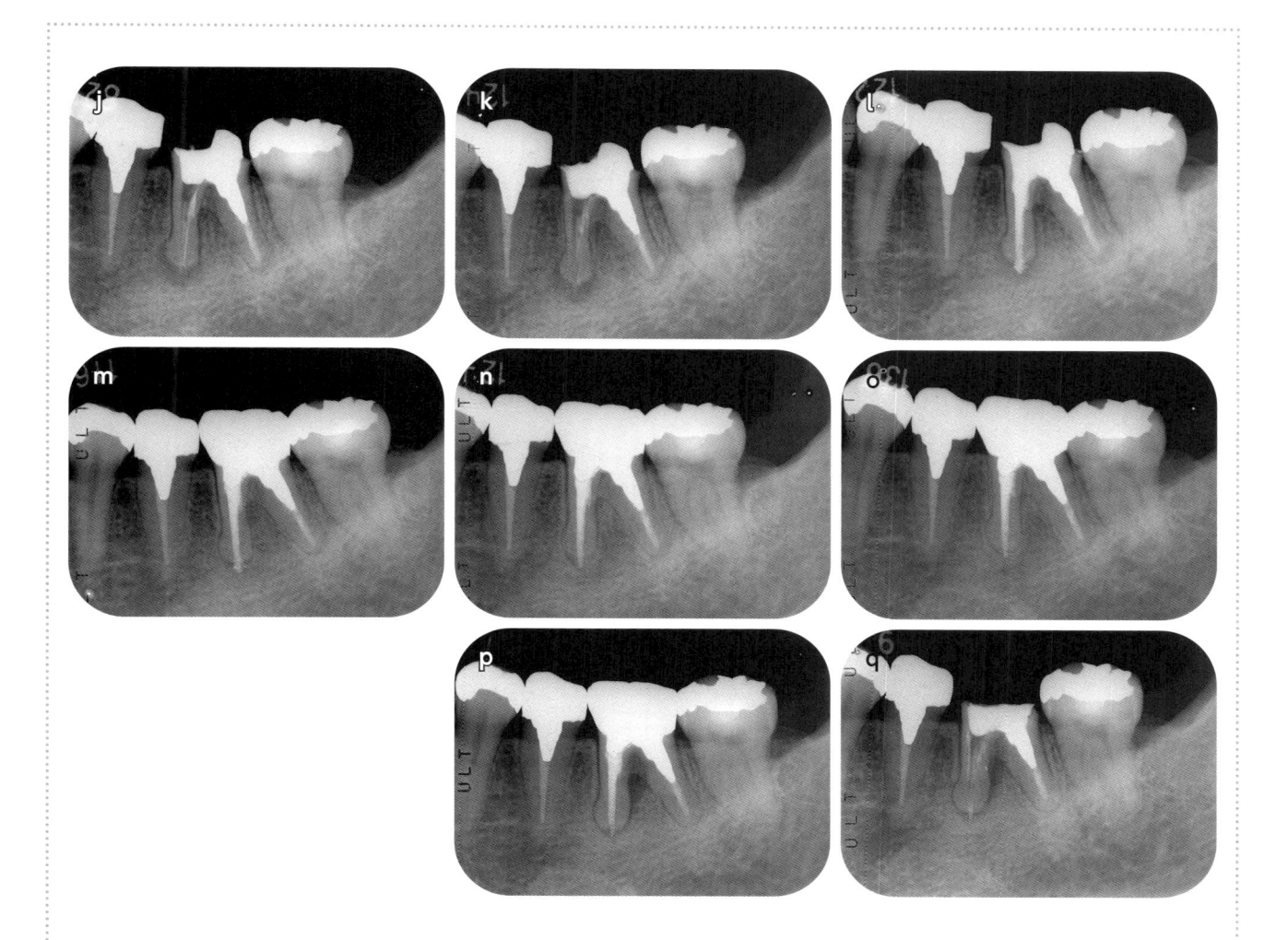

j. 2001年5月，再治療開始時．ポスト式分割コアのポスト部だけを除去して容易に根管にアクセスできた．根管内のデブリーを十分に除去できたと思いエックス線写真で確認すると，前回の根管充塡材が多量に残っていた．

k. 2001年5月．再治療開始後，2回のエンド治療を行い，「もう大丈夫」と思って確認すると根管充塡材を取り除けていなかった．「起炎因子を除去して密封すれば治る」というのは簡単だが，実践するのは難しい．

l. 2001年6月，2回目の根管充塡時．近心頰側根管は最初から吸収根管であったため，オーバーフィリングとなっている．このような根管でオーバーしないようにアピカルシートを形成することは至難の業である．

m. 2001年10月，補綴物装着時．根管充塡後，テンポラリーを3カ月間使用したところ，臨床症状がなくなり，エックス線写真でも治癒傾向を確認できたので補綴物を装着した．

n. 2002年9月，2回目の根管充塡後1年3カ月経過時．透過像の縮小傾向が認められるものの，歯根膜腔と歯槽硬線の薄く均等な幅での連続性という基準で観察すると近心根根尖部にわずかな異常が認められる．

o. 2003年12月，2回目の根管充塡後2年6カ月経過時．近心根根尖部の歯根膜腔のわずかな肥厚は相変わらず存在している．一般的には再発時（i）と比較してこの状態を「治癒」と判定しているが，あまりにも甘い判定である．

p. 2008年4月．患者は結婚・転居したためしばらく来院が途絶えたが，4年4カ月後に急性発作による咬合痛を訴えて来院．今回は，パーフォレーション部の封鎖が外れたことが原因であると診断した．

q. 2008年6月，3回目のエンド治療開始時．ポストを除去して3回目のエンド治療を行い，デブリーが取り除けたかをエックス線写真で確認すると，前回の根管充塡材がまだ残っていた．エンド治療がいかに難しいかを実感した．

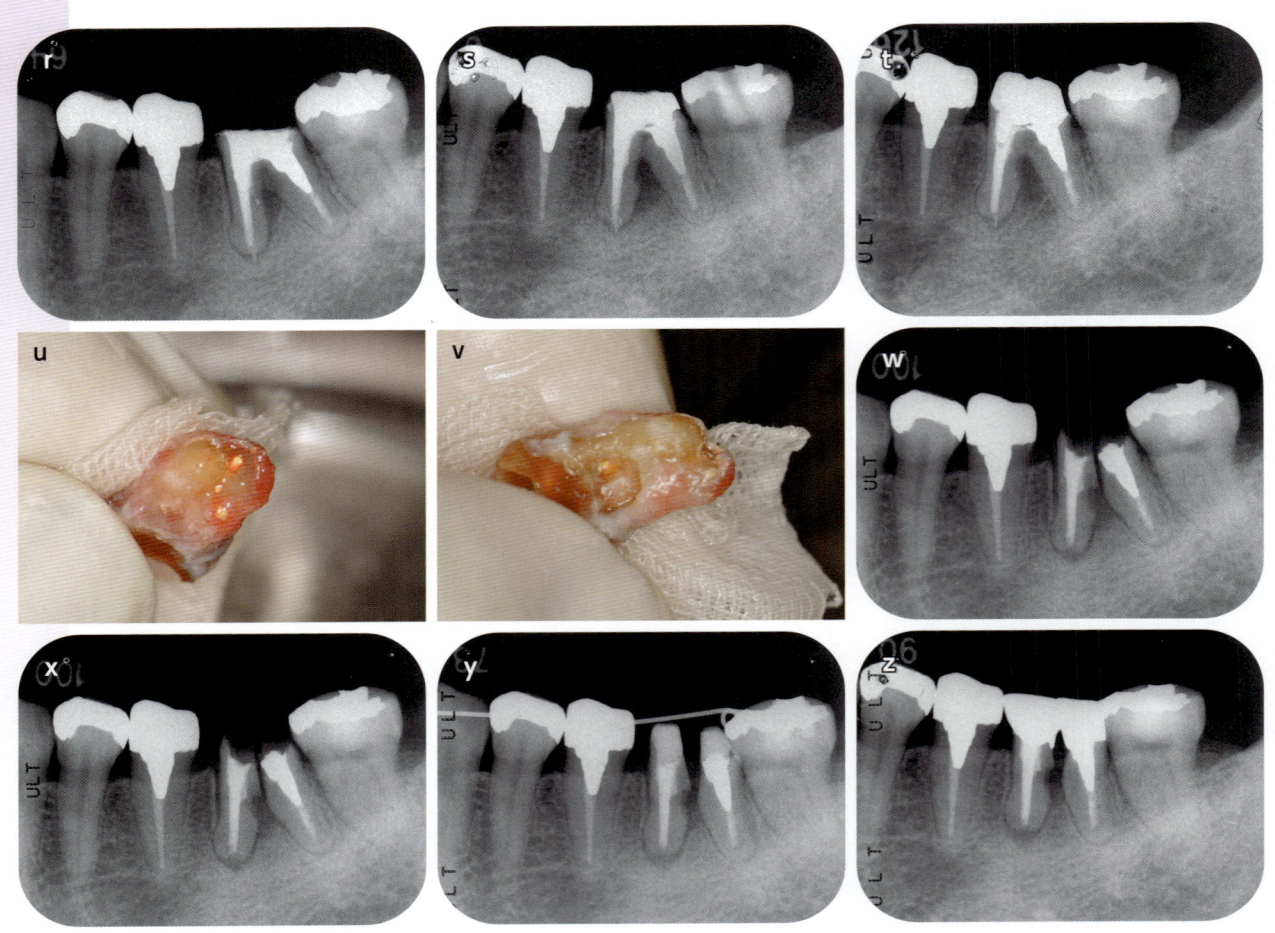

第 2 編 | 根管の分類と治療の実際　基本編

r. 2008年6月，3回目の根管充填時．近心根管のパーフォレーション部を拡大・清掃し，緊密に封鎖するつもりで根管充填を行ったが，意図したとおりの封鎖ができなかった．患者と相談し，しばらく仮コアとテンポラリーで経過観察することになったが，この後，患者が体調を崩し，再度来院が途絶えた．

s. 2011年6月，3回目の根管充填後3年経過時．「6 根分岐部頬側歯肉の腫脹と咬合痛を主訴に来院．前回の治療（r）でパーフォレーション部の封鎖がなされていなかったため，同部を中心に近心根部の透過像が著しい．

t. 2011年11月，4回目の根管充填後5カ月経過時．近心根管のみ4回目のエンド治療を行ったが，パーフォレーション部を根管充填材で封鎖できていない．患者と十分に相談し，時期をみて意図的再植術を行うことにした．

u. 浸潤麻酔下で近遠心根を分割して近心根のみを歯槽窩から取り出したところ，根尖部の封鎖が不十分で隙間が認められ，パーフォレーション部は軟組織に覆われて直視できない状態であった．

v. 表面の軟組織を慎重に除去すると，パーフォレーションが確認できた．ラウンドバーで汚染歯質を一層削除したうえで，アンダーカットを付与し，スーパーボンドで封鎖した．硬化を待った後に歯槽窩に戻し，縫合固定を施した．

w. 2011年11月，意図的再植術直後．元の位置に戻し，縫合は強くなりすぎないように留意した．

x. 2012年11月，意図的再植術後1年経過時．術後疼痛や腫脹はなかったが，根分岐部の歯肉が戻るのに時間がかかった．その間，テンポラリーで月1回のチェックとPTCを行った．

y. 2013年4月，意図的再植術後1年4カ月経過時．治癒はしていないが，患者の希望で補綴処置を行うことにした．

z. 2013年8月．3カ月間，補綴物を仮着し，咬合状態やブラッシングの達成状況などを確認したが，近心根根尖部や近遠心根間の骨の修復が遅れている．今後も経過観察を続ける予定．

【1日1時間, エンド治療に没頭して, 手技を向上させる】

エンド治療は好きでなければ上達しない. 情熱がなければ続かない——これは下川先生が講演でよく口にする言葉であるが,「下川エンド」に取り組んで20年が経過したいま, まさにこの言葉のもつ意味が身にしみて実感できる.

では, どの程度まで手技を向上させればよいのだろうか?

「平均的なエンド治療のレベル」は人それぞれで基準が異なると思うが, 私は, **根尖狭窄部を手指感覚で感知できるようになること**と, **根尖部歯質を傷害することなく治療前に設定したところまで確実に根管拡大・根管形成して根管充填できるようになること**ではないかと考えている. たとえば, 作業長を根尖狭窄部に決めて治療を開始したものの, 根管拡大・根管形成の過程で作業長が短縮し, 最初に決めた位置よりもアンダーフィリングになるのは平均レベルに達していないといえる. また, もし根管充填後のエックス線写真で自分が設定した部位よりアンダーフィリングになっていることが確認できた場合は, ただちにやり直す決断力と責任感をもっていなければならない. 感染根管をある一定の確率で治したいのであれば, 指先の繊細なコントロールができることと, 決めたところまで確実に治療する責任感をもっていることが必要な条件となる.

そこで, 初めは時間を忘れ, 一心不乱に取り組む時期が必要である. その際, エンド治療をある意味,「趣味」として割り切り, ジョギングやゴルフなどと同じように, 1日の診療時間のうちの1時間を「趣味」の時間として, 採算のことは忘れて純粋にエンド治療に取り組むとよい. これは「下川エンド」に出合って間もなく, 下川先生から教わったことである.

そのためにも前述した歯周治療との併行は必須であるが, それで不十分な場合は, 昼休みを潰して働くか, 診療時間を延長する時期も必要だろう.

ここで, 思い出してほしい. 大学を卒業して歯科医師免許を授かり, 初めて患者の歯を抜髄して痛みをとったときの達成感や, 患者に喜んでもらったときの感動を. 私は最初に抜髄したときは手が震え, 患者からお礼をいわれたときは涙が出た. 歯科医師になって本当によかったと実感したものである. 多くの読者諸兄も同じ経験をしているはずであるが, 年数が経過してだんだん慣れてくるとその感動を忘れてしまい,「これで十分だ」というラインを自分で引き, エンド治療を追求する情熱を失ってしまう人が多いのは残念である(図 5-5).

設問「先生にとって, エンド治療とは?」

A先生:難しいけど, 痛みがとれると喜んでもらえてうれしいし, やりがいがあって楽しい!

B先生:いまは日常臨床で困ることはほとんどない. エンド治療はマスターできていると思う.

C先生:エンド治療にはあまり興味がない. それよりも, インプラントや審美治療をマスターしたい!

D先生:エンド治療は一番ベースとなる基礎治療だから, 治せて当たり前. そんなことを問題にすること自体がおかしい.

E先生:エンド治療は代診にやらせているから自分ではほとんどやらない. エンド治療なんて誰がやっても一緒でしょ!?

図 5-5 **エンド治療への情熱の経時的変化**
誰でも臨床に取り組んですぐは, エンド治療の難しさを感じながらも楽しさと充実感をもっている. しかし, 個人差はあるが早ければ2～3年で次第に興味を失い, 5年も経てば多くの歯科医師の興味は他分野へと移っていく. いつまでもエンド治療への純粋な興味と情熱をもっていたいものである.

第2編 | 根管の分類と治療の実際　基本編

● 標準的エンド治療の理論に潜む盲点と「下川エンド」の基本

　従来より推奨されている標準的エンド治療の理論には，これまであまり語られることのなかった盲点がいくつか存在している．しかし，エンド治療に関する書籍などのなかで，これらの盲点に触れられることはほとんどない．過去の論文を根拠に「こうすべきである」「そうしてはいけない」などという原則が述べられてはいるが，臨床結果が示されていなかったり，臨床結果が提示されていたとしてもその数が少なく，さらに長期経過が提示されないため信憑性が薄い．

　ここでは，標準的エンド治療の理論に存在する盲点について触れておきたい．

　エンド治療は大きく分けて，①診査・診断，②作業長決定，③根管拡大・根管形成，④根管消毒，⑤根管充填，⑥結果判定，⑦経過観察と対応，と7つのステップを踏むが，このすべてのステップに盲点が存在し，それらが複数重なったときには治療の成功率は著しく低下してしまう．エンド治療に際してはこの盲点をしっかり把握し，対処法を準備しておくことが大事である．

■ 診査・診断の盲点と「下川エンド」のポイント

　病理組織学的分類に基づいた歯単位の診断を行うのではなく，臨床診断に基づいた根管単位での診断を行う．

　これについては3章で述べたとおりで，最大の要点は，①根尖狭窄部（根尖部象牙質-セメント質）が存在している根管，②根尖部が吸収して根尖狭窄部が存在しない根管，③根尖部がセメント質により封鎖されている根管の三つをしっかり鑑別して，それぞれに応じた処置を施すことに尽きる．

■ 作業長決定の盲点と「下川エンド」のポイント

　漠然と「根管長」をはかるという意識ではなく，自分が責任をもって治療しなければならない範囲，つまり「作業長」を決定するという明確な目標をもって行う．作業長は単純に直線距離で表せるものではないので，mm ではなく μA でとらえる．

【作業長を正しく決定する】

　このステップを「根管長測定」とよぶ人も多いが，「根管長」を測定することにはあまり意味がない．これが，何を目的とする，どういう操作であるかを考えれば，「作業長決定」という言葉を用いるほうが正確である．作業長の決定は，これから自分が根管のどの範囲を責任をもって治療するのかという領域を決定するための重要なステップであり，ここを間違えると治せないケースが出てくる．

　前述したように，診査・診断で三つの根管を鑑別したら，それぞれの根管に応じて作業長を決定していく．①根尖狭窄部を有する根管では 37〜38 μA が目安であり（ただし，健全歯髄の場合は 35 μA），②根尖狭窄部の存在しない根管では 40 μA での器具操作が必要となる．また，③セメント質により封鎖されている根管ではメータ値にこだわる必要はない．

標準的エンド治療の理論に従って治療する場合，エックス線写真に写し出された最根尖部を解剖学的根尖孔と決め，そこから 0.5～2.0 mm 歯冠側に作業長を決定するのが一般的であろう．しかし，このやり方では，感染根管-吸収根管にアプローチするときに理論的に治せないケースがたくさん出てくる（図 3-9 参照）．作業長よりも先端部に起炎因子が残存すれば治る訳がない．吸収根管を見破れずに正常な根管という前程でアプローチすると，いつまでも根尖病変が存在したり，短期間での再発を招いたりすることになる．

【適切な開拡窩洞を設定する】

作業長決定に際しては，必要かつ最小限の開拡窩洞を設定する必要があるが，標準的エンド治療の理論ではいまでも危険な方向からのアクセスや不必要に小さな開拡窩洞が推奨されることが多いようである（図 5-6）．しかし，たとえば大臼歯では，エンド治療終了後にコンポジットレジン充塡やインレー修復で終わることはまれで，多くの場合はアンレーかクラウンを装着するので，小さな開拡窩洞を設定して苦労してエンド治療を終えても，補綴時にメタルコアを形成する際には，「あの開拡窩洞はなんだったのか」と思うほどバッサリ歯質を削り落とすことがよくある（図 5-7）．

小さすぎる開拡窩洞ではファイルが歯質に当たって規制され，ファイリング操作がしにくくなるため，ステップやリッジをつくりやすく，治療に時間がかかるばかりでなく，指先の繊細な感覚も消されて治療精度が著しく落ちてしまう．エンド治療の目的は開拡窩洞を小さくすることではなく，失活歯を機能状況下で長く口腔内に残すことであるから，できるかぎり治療の成功率を上げるための努力をしなければならない．エンド治療の成功率が低い原因の一端は小さすぎる開拡窩洞にあるといっても過言ではないだろう．

図 5-6　**不必要に小さな開拡窩洞**
a．初心者がラバーダムを装着してこの方向から開拡していくと，唇側へパーフォレーションすることが懸念される．また，ファイルが歯質に規制されてスムーズなファイリング操作が不可能となり，ファイルの刃部が当たらない部分が出てくる．
b．最終的な補綴にあたってメタルコアを形成する際はこのような形成をするのだから，最初からこのようにアクセスするほうが利口である．

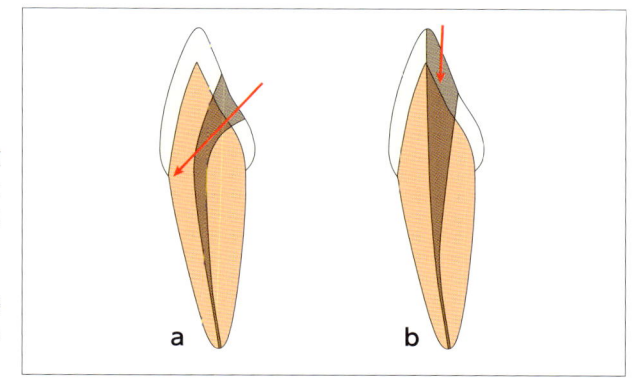

図 5-7　**メタルコアの悲劇**
a．患歯
b．標準的エンド治療の理論では，近心方向からのミラー視を前提とした狭小な開拡窩洞が推奨されている．
c．エンド治療を終えてメタルコアを装着する際には大きく削られてしまう．分割コアにしない場合は，さらに歯質削除量が多くなる．無意味に開拡窩洞を小さく設定して苦労しながら不十分な治療をしても，患者のためにはならない．

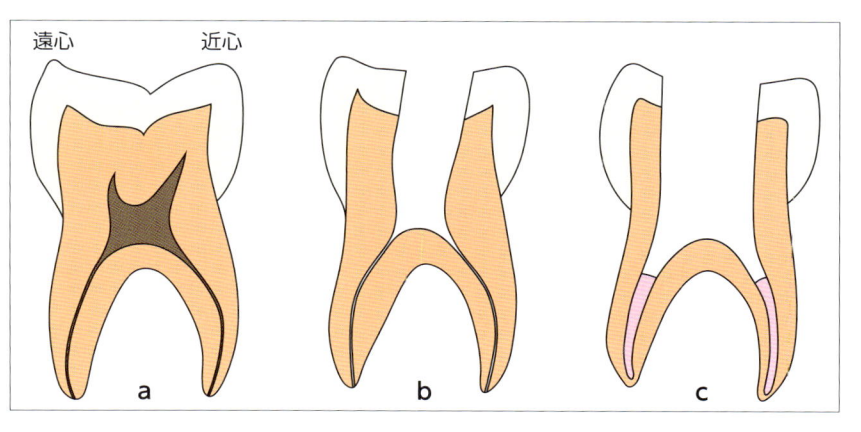

第2編 | 根管の分類と治療の実際　基本編

■ 根管拡大・根管形成の盲点と「下川エンド」のポイント

　根管拡大と根管形成をしっかり区別し，決定した作業長まで，正確に，確実に，安全に，器具操作することが重要である．

【根管拡大と根管形成の違いとは】

　私が大学を卒業した頃は，商業誌で「'Root Preparation'は根管拡大と訳すべきか，根管形成と訳すべきか」などという特集が組まれたり，講演会で講師がそれについて時間を割いて持論を展開していたものである．

　私の定義では，「根管拡大」とは，根管内の起炎因子および感染歯質を機械的に徹底的に除去することである．根尖病変は根管内の起炎因子に反応して生じた歯根膜の炎症性変化であるから，起炎因子が除去できれば病変は消失するはずである．しかし，日常臨床においては，起炎因子の除去だけを考えて闇雲に歯質を削る訳にはいかない．エンド治療を終了した歯は，口腔内で長く機能し続けなければならないので，エンド治療の結果，患歯が物理的に脆弱になっては困る．そこで，根管拡大を行う際には，「根管形成」の概念が必要不可欠になる．

　「根管形成」とは，歯質削除量を最少にとどめながら，十分な根管拡大，効果的な根管消毒，緊密な根管充塡を可能にする形態を髄室および根管に与え，かつ治療後に長期の機能に耐え得るだけの物理的強度を残すことである．したがって，「根管形成」の概念を欠いた「根管拡大」は危険で予知性に乏しく，「根管拡大」を伴わない「根管形成」は無意味であるといえる．

【根管拡大の前準備—開拡窩洞】

　前述したとおり，過剰に小さな開拡窩洞では，ファイルが複数箇所で歯質壁に当たって制約を受け，繊細な手指感覚が消されてしまううえに，スムーズな器具操作が不可能となる（図5-8）．

　根管拡大の前準備として，**必要十分な開拡窩洞を設定していわゆる「エンド三角」を除去し，根管口の整理を行う**だけで，ファイルの入り方が全く違ってくる（図5-9）．この状態で初めて，ファイル先端部だけに負荷がかかる状態になり，指先での繊細な操作が可能となる．

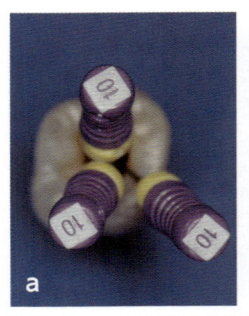

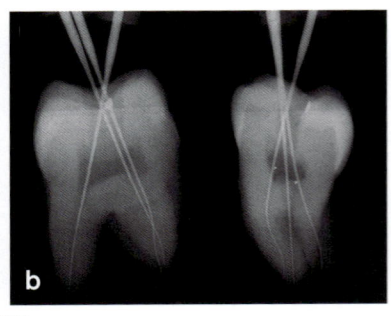

図5-8　小さすぎる開拡窩洞
a．教科書どおりの開拡窩洞を設定してファイルを挿入すると，ファイルが歯質壁に規制され，窮屈な入り方になる．これでファイリング操作をすると，時間がかかり，思ったとおりの根管拡大・根管形成ができない．
b．エックス線写真でも，ファイルが複数箇所で歯質壁の規制を受け，二重，三重に屈曲している様子がわかる．このような状態ではファイリング操作がうまく行えないので，Ni-Ti製ファイルが開発されたのかもしれない．

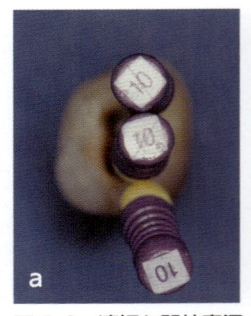

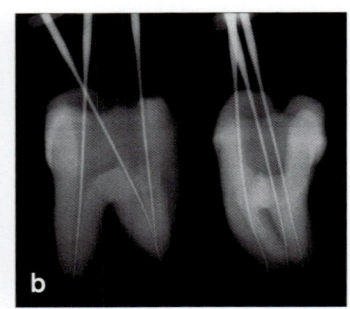

図5-9　適切な開拡窩洞
a．同じ抜去歯の開拡窩洞を適正に設定し直し，エンド三角を除去して根管口部を整理した状態．それぞれのファイルはお互いに規制を受けず，歯質壁にも規制を受けることなくスムーズに挿入されている．
b．エックス線写真でも，ファイルの入り方が全然違っているのがわかる．ファイリング操作を行う前にこの状態をつくらなければ，根尖部の繊細な器具操作など不可能である．

【根管拡大・根管形成の手順】

私は現在，リーマーは使用しておらず，KファイルとHファイルを交互に使用している．**ファイリング操作に使用するのは刃部の先端 1/3 の部分であり，Kファイルでアピカルシートを形成するときは最先端部を使用する**．ファイルは，弾性を効かせて使用するために一番手になじんだメルファー社製を使用し，①〜④のような行程を繰り返している．（図5-10）．

① ＃30 のKファイルでアピカルシートを形成する．
② ＃35 のHファイルでファイリング操作を行う．
③ ＃35 のKファイルでアピカルシートを形成する．
④ ＃40 のHファイルでファイリング操作を行う．

効率的な根管拡大・根管形成の方法と終了の目安を図5-11，表5-2 に示す．

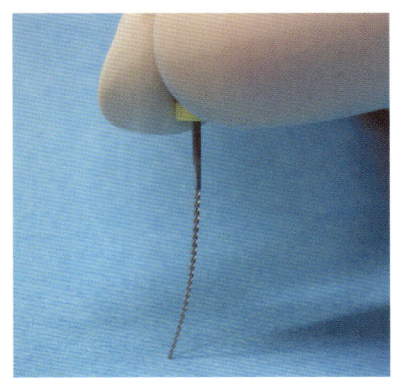

図 5-10 ファイルの使い方
ファイルは刃部の先端 1/3 を根管壁に当て，ファイルの弾性を効かせて使用する．ファイルは自分の手にあったものを選ぶとよいが，私は，ほどよい靱性と弾性を併わせもち，切れ味もよいメルファー社製のファイルをずっと使用している．

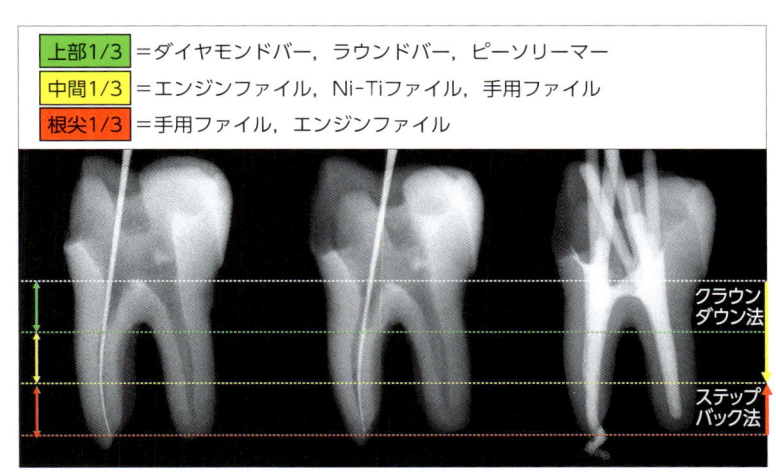

図 5-11 効率的な根管拡大・根管形成の方法

上部1/3＝ダイヤモンドバー，ラウンドバー，ピーソリーマー
中間1/3＝エンジンファイル，Ni-Tiファイル，手用ファイル
根尖1/3＝手用ファイル，エンジンファイル

クラウンダウン法
ステップバック法

表 5-2 根管拡大・根管形成終了の目安

1) 根管内の異物，汚染物質，感染象牙質などがなくなる．
2) 疼痛，出血，排膿，滲出液，腐敗臭などの臨床症状がなくなる．
3) アピカルシート形成時に，硬く健康な象牙質切削片が得られる．
4) ファイリング操作時に手指感覚で健康な硬さの象牙質壁を触知できる．
5) 根管の極端な彎曲や根管壁の強い凹凸がなくなる．
6) 根管上部がスムーズなフレア状に形成される．
7) イスムス部やフィン部が必要十分に形成される．
8) 根管内壁全体が連続したスムーズな曲面で構成される．
9) ファイリング操作時のエンドメーターの反応．
10) エックス線写真．
11) 綿栓拭き上げの際に乾いた音がして着色などがない．
12) 経験と勘．

第 2 編　根管の分類と治療の実際　基本編

【抜去歯を使って練習する】
　根管拡大・根管形成は，ただ漫然とファイルを動かしたり回転させたりしていれば達成できるというものではない．根管内，特に根尖部の形態を三次元的にイメージしたうえで，根管壁のどの部分にファイルのどこを当てて，どう動かすのかということをはっきり意図しながら操作する必要がある．その感覚を会得するためには，抜去歯を使用した練習を行うのが効果的である．「下川エンド」の最大の特長は，感染根管-吸収根管を狙って治せる可能性が高いことである．そのためには，エンドメーターが 40 μA を示す位置でのファイリング操作が必要となる．ゆっくり，やさしく，弱い力でファイリング操作しながら，40 μA の位置でしっかりとアピカルシートを形成する技術や，根尖孔から削片を押し出さないファイルの動かし方などは，根尖方向から確認できる抜去歯での練習方法が最も効果的である（図 5-12）．
　私は，「下川エンド」に出合った 1993 年に初めてエンドメーターを購入したが，それまではファイルを挿入した状態でエックス線写真を撮影し，写真上でファイル先端の位置を確認して，そこからプラス何 mm，マイナス何 mm というように作業長を決定していた．しかし，「下川エンド」では作業長を mm ではなく μA でとらえてファイリング操作を行うため，まずは購入したエンドメーターの値が何 μA に相当するのかを確認するために，抜去歯で徹底的に練習し（図 5-13），徐々に臨床に応用していった（症例 16）．

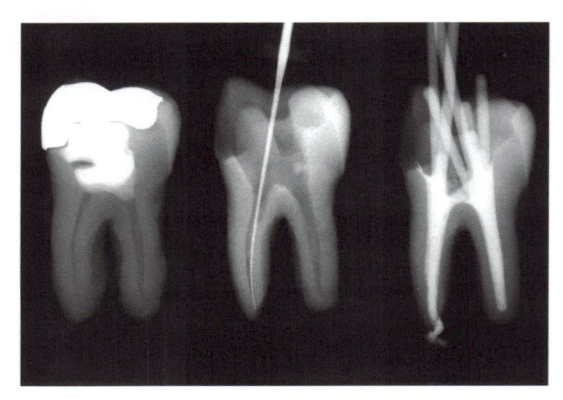

図 5-12　抜去歯による練習
感染根管-吸収根管を治すにあたり 40 μA でのファイリング操作を行うためには，抜去歯での十分な練習と徹底的な観察が必須となる．

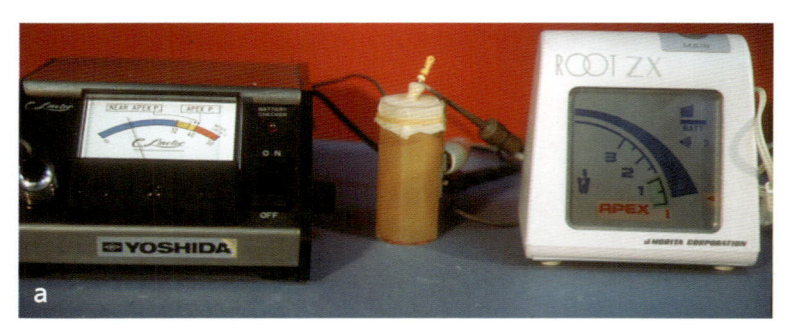

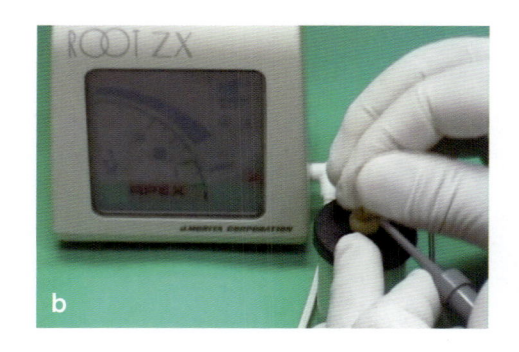

図 5-13　抜去歯を利用した作業長の確認
a．1993 年にはじめてエンドメーター（ルート ZX）を購入したが，当時はすでにルートキャナルメーターは販売中止になっていたので，材料店からルートキャナルメーターとエンドドンティックメーターを借り，抜去歯を使ってルート ZX の目盛りが何 μA に相当するのか確認した．
b．ルート ZX の各目盛りを確認した後に，生理食塩水を満たしたフィルムケースに抜去歯を立てて練習を繰り返した．どういう操作をすべきで，どういう操作をしてはいけないかがよく理解できた．エポキシ製や他材質の練習用模型もあるが，材質や根管壁の硬さなどが違いすぎて私には使いにくい．口腔内では天然歯に治療するのであるから，天然歯（抜去歯）で練習するほうが理にかなっている．

症例 16

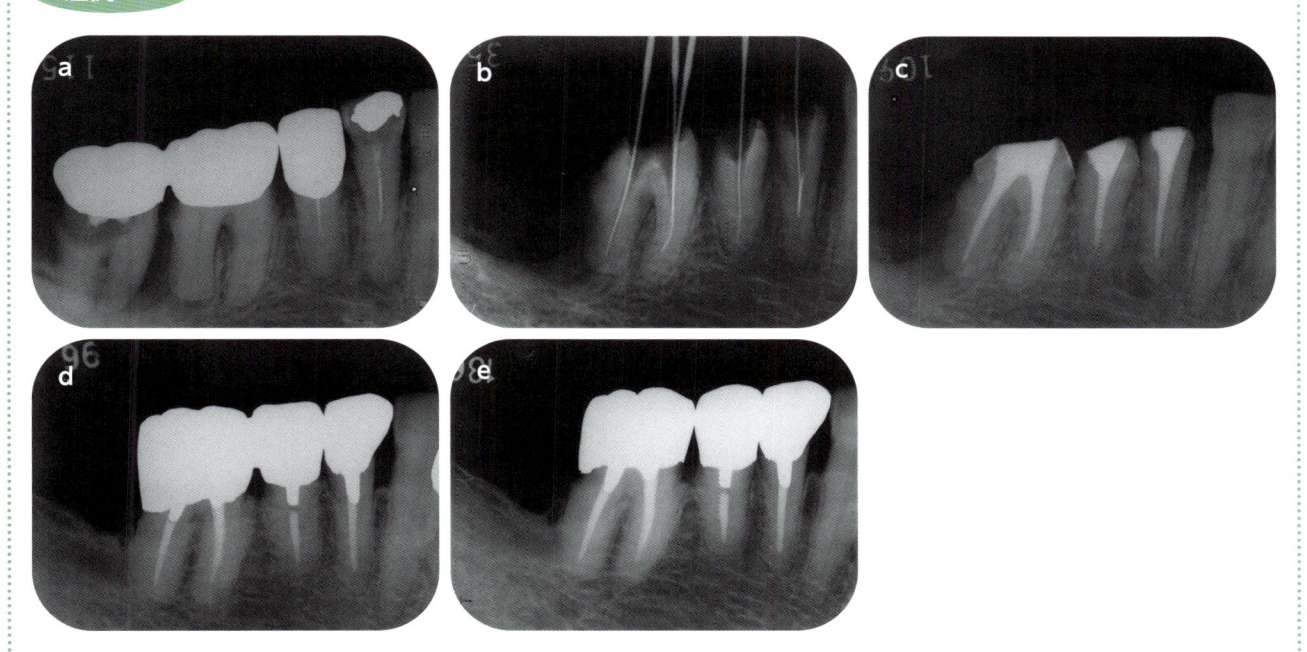

a. 1993年9月，初診時．患者は65歳の女性で，下顎右側臼歯部の咬合痛と歯肉の腫れを主訴に来院．7̲は保存不能と判断して消炎処置後に抜歯し，歯周治療後にエンド治療を開始することにした．

b. 1993年11月．「下川エンド」に取り組み始めた直後で，エンドメーターだけで作業長を決定するのは不安があったため，従来どおり，ファイルを挿入した状態でのエックス線写真撮影も行っている．

c. 1993年11月，根管充塡後．自分では一生懸命取り組んだつもりであったが，根管拡大・根管形成・緊密な根管充塡が全くできていない．いまであればすぐに治療をやり直すところである．

d. 2000年11月，根管充塡後7年経過時．患者は歯周治療のメインテナンスのためにほぼ半年ごとに来院したため，経過観察を続けた．根尖部，辺縁部ともに歯周組織は安定している．

e. 2013年7月，根管充塡後19年8カ月経過時．患者は85歳になったが，歯周組織は安定している．途中，歯肉退縮による歯頸部露出のために補綴物を再製作している．この患者からは多くのことを学んだ．

COLUMN

勤務医時代の思い出

私が大学卒業後2年目に勤務した豊永歯科医院（福岡県飯塚市）では，新しい勤務医に数々の修練が課せられており，抜去歯を使用したエンド治療の練習もその一つであった．抜去歯を患者の歯とみなしてエンド治療を行い，根管充塡が終わったらエックス線写真を撮影して院長である豊永美津糸先生のチェックを受ける．ダメな場合はやり直しを命じられ，合格した場合は根管充塡の状態が確認できるようにその歯を根管口から根尖孔まで連続してカーボランダムポイントで削り，断面を実体顕微鏡で観察してスケッチしたうえで口頭試問を受ける．一つ答えれば次の質問をされ，それに答えるとさらに別の質問をされ，次第に質問の難度が上がって，こちらが言葉に詰まるまで質問は続く．最後は「もっと勉強せな（しなければ）つまらんぞ」の一言で試問は終わる．

自慢ではないが，数知れず受けた口頭試問で合格したことは一度もない．

根管消毒の盲点と「下川エンド」のポイント

口腔内で根管内を「無菌化」するのは事実上不可能で，万一，できたとしても，煩雑なうえにリスクが大きい．可及的に「無毒化」を目指すほうが現実的である．

【「無菌化」ではなく「無毒化」する】

このステップでは以前から「無菌的処置」というキーワードが使われてきたが，大多数の歯科医師が「根管消毒」という消毒レベルの治療行為を行っている現実のなかで，「無菌」という言葉を使用すること自体に無理があるのではないだろうか．「無菌化する」という言葉が簡単に使用され続けてきたことが，臨床経験の浅い歯科医師を悩ませる元凶の一つになっている可能性が高い．

エンド治療の目的は根管内を無菌化することではない．エンド治療は，一本の失活歯を機能状況下で長く口腔内に残すための基礎治療である．そのためにはいくつかの必要な手段を講じなければならないが，根管消毒はその重要な手段の一つである．根管消毒によって**根管内を可及的に「無毒化」する**ことが，エンド治療成功の重要なステップとなる．

最近では，「根管内の無菌化はほぼ達成された」という研究報告もされているが，私はそれを無条件に受け入れることはできない．その最大の理由は，エンド治療における「無菌化」という言葉が，根管内に細菌が皆無である状態を指している訳ではなく，釣菌した部位に嫌気性培養検査によって検出できるだけの細菌が存在しなかったか，あるいは釣菌そのものに失敗したか，あるいは培養に失敗したか，そのいずれかの事実を表しているにすぎないと考えているからである．いずれにせよ，「嫌気性培養検査の陰性結果」＝「根管内の無菌状態」というのは拡大解釈のしすぎではないだろうか．

また，根管内無菌化を目指したin vitroでの研究も数々行われているようである．しかし，現在，最も無菌化に近い状況がつくれると報告されている方法は，使用される薬剤の種類や使用方法をみるかぎり，治療後に歯質が著しく脆化して長期経過のなかでは破折やコアの脱離，二次齲蝕などの発生リスクが高くなることが強く懸念される．現段階ではそのまま臨床に導入するにはリスクが大きく，問題も多いように感じている．

【根管内を無毒化するためのシステム】

根管内を可及的に無毒化するための第一歩は，**根管拡大・根管形成による徹底的な機械的清掃を行うことである**（図5-14）．

この過程で併行して，①超音波洗浄（**理学的清掃**），②NaClOとH$_2$O$_2$による交互洗浄（**化学的消毒**），③綿栓による拭き上げ（**物理的清掃**），④根管貼薬（**化学的消毒**），などを一連のシステムとして行うことにより，**細菌を主体とする起炎因子の絶対数を減らすとともに，取り除けずに残存する起炎因子の抗原性を極力減弱化した状態にして根管を緊密に封鎖する**という考え方が，臨床家にとって最も現実的で実効的な方法ではないかと考える．その結果，根尖部の健全な象牙質に接触した歯根膜が根尖部にセメント質を添加して，いわゆる「骨性瘢痕治癒」が生じることが理想の治癒像であろう．

消毒すべき対象は，細菌以外にも，食物残渣，プラーク，残存歯髄組織，細菌の産生物質，滲出液，膿汁，血液，血球成分，感染象牙質，治療で使用された各種消毒剤，ガッタパーチャポイント，シーラー類，セメント類なども考えられる．

5章 「下川エンド」の基本を知る

　ガッタパーチャポイントやシーラーはそれ単体では抗原性をもたないとされているが，根管内で滲出液や血液と混ざることでハプテンとして抗原性をもつような可能性も指摘されている．したがって，自分の経験上，効果があると思うことはすべて行うという姿勢で取り組むことが大切である（図 5-15）．

　また，根管消毒に取り組む前に，患者の口腔内がエンド治療をしてもよい環境になっているかどうかについても考えたい．これからエンド治療をしようという患者の口腔内がプラークだらけでは高い治療成績は望むべくもない．

　私は，基本的にある程度のセルフコントロールが達成できた後にエンド治療を開始したいと考えている．したがって，エンド治療に先行して歯周治療を行うことが多い．疼痛を主訴とする急性の歯髄炎や根尖性歯周炎でも，可能であれば初診日は応急処置を施して口腔内清掃を行い，ブラッシング指導をして次回以降に着手するようにしている．どうしてもその場で緊急の処置が必要な場合でも，必ず担当の歯科衛生士が口腔内全体と患歯周囲のプラークを清掃してから応急処置に入る（図 5-16）．一定の成功率を得られているところからさらに一段階レベルを上げようとする場合，口腔内の細菌数を常態的に減らしておくことは有効であると考えている．

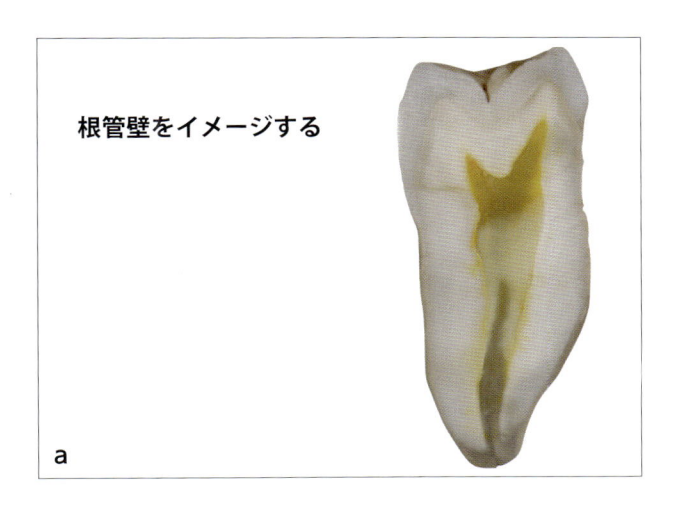

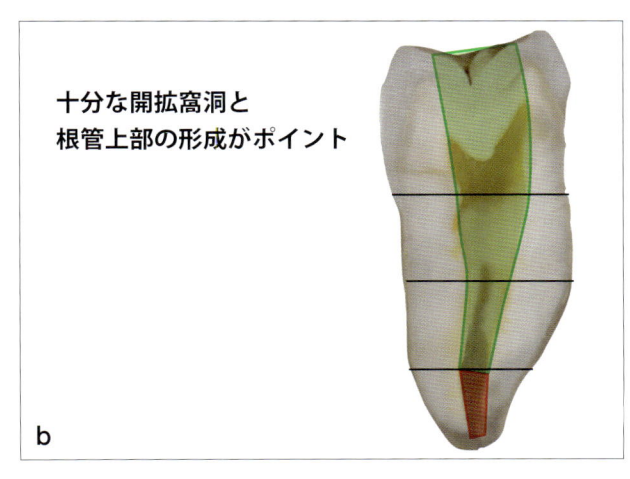

図 5-14　機械的清掃の方法
a．根管壁面はうねっており，壁面には大小の凹凸がある．十分に広い開拡窩洞を設定しなければ，ファイル先端が接触しない部分が残る．
b．根尖 2/3 の部分（緑の部分）まではピーソリーマー，エンジンファイルなどでスピーディーに根管拡大・根管形成を終了させ，根尖 1/3 の部分（赤の部分）は手用ファイルで繊細に行う．いかに早く根尖 1/3 部の作業に集中できるかが治療時間の短縮と治療成功率の向上に直結する．
c．ほとんどのケースではファイルの刃部全体を使って掻き上げることは不可能なので，ファイルの弾性を利用して先端 1/3 部でのファイリング操作で根管壁を清掃する．鉋を掛けているイメージである．
（切片標本は福岡県飯塚市開業・田中憲一先生のご厚意による）

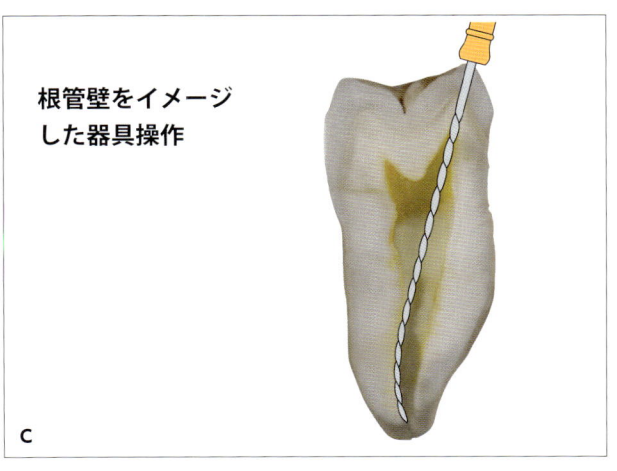

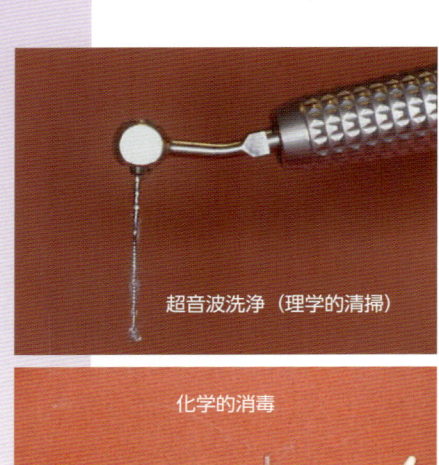

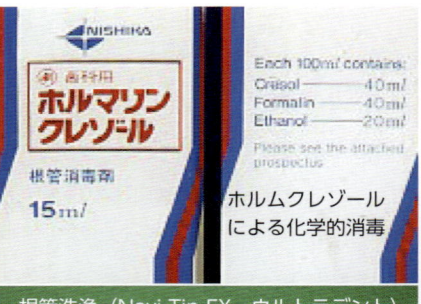

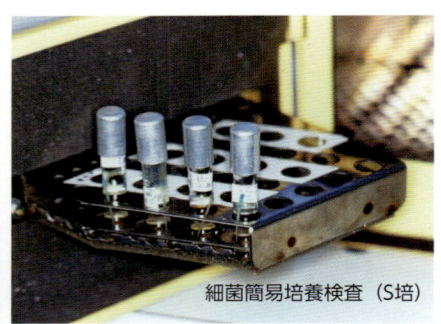

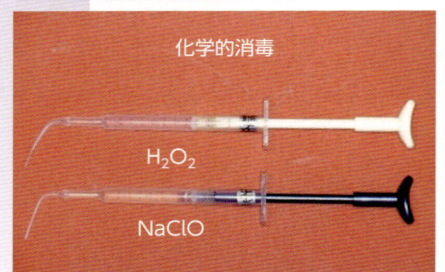

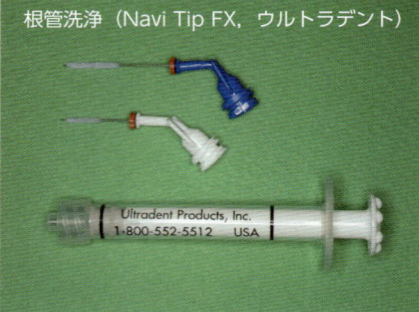

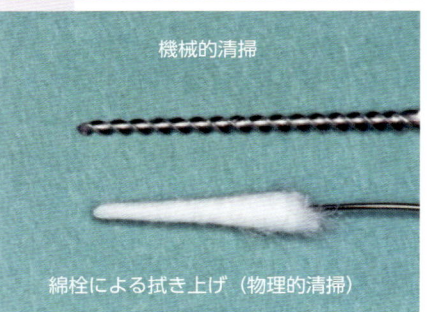

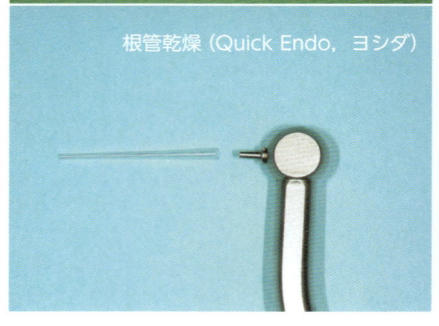

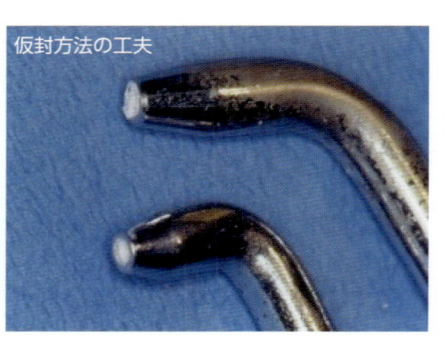

第2編 | 根管の分類と治療の実際　基本編

図5-15　根管消毒で使用する器材
綿栓による拭き上げや根管乾燥はあまり語られることがないが，成功率を上げるためには重要なポイントであり，盲点である．

1．患者来院：患者はすでに基本的なブラッシング指導を受けており，来院前にブラッシングをしてくる．
▼
2．チェアで含嗽：チェアに座ったらコップ一杯の洗口液で含嗽する．
▼
3．歯科衛生士のチェックとPTC：担当歯科衛生士が口腔内をチェックし，必要に応じてペーストを使用してPTCを行う．
▼
4．歯科医師のチェックと準備：歯科医師が口腔内の清掃状態を確認のうえ，患歯頬舌側をロールワッテで簡易防湿し，反対側口角部に排唾管を入れ，頭位をセットする．
▼
5．歯科医師による消毒：患歯および周辺の歯と歯肉をJ綿球で清拭し，さらに患歯と隣在歯歯冠部をアルコール綿球で清拭する．
▼
6．仮封材除去：タービン無注水にて光重合型グラスアイオノマーセメント層を削合し，蓋状にして除去する．蓋状のグラスアイオノマーセメント層を取り去ったら，現れたストッピング表面の削片をアルコールワッテで拭き取る．
▼
7．先端部をわずかに温めた探針かスプーンエキスカベータでストッピングを除去する．

図5-16　エンド治療開始前の準備
一見煩雑に思えるかもしれないが，時間がかかるほとんどのステップは歯科衛生士が行うので，システムとして定着してしまえば全く苦にならない．あまりにも汚れがひどい場合は，予定の治療を中止してブラッシング指導に切り替えることもある．

【ラバーダム装着はエンド治療の絶対条件か】

　標準的エンド治療の理論では,「エンド治療はラバーダムを装着して無菌的に行わなければならない」とされている. しかし, 私はあえてこれに異を唱えたい.「ラバーダムを装着しさえすれば, 無菌的処置ができてエンド治療の成功率が向上する」とは一概にはいえないからである.

　症例17は, 若い歯科医師による抜髄失敗が原因で来院した患者である. 若い前医に悪意はないし, エンド治療に際してラバーダムの装着を自ら課していることからも, 非常に真面目な性格であることが想像できる. しかし, 知識, 技術, 経験, 想像力のすべてが不足している. このような事例は別にめずらしいものではなく, むしろ, 気をつけて観察していれば比較的頻繁に遭遇する. この現実を, ラバーダムを推奨する立場の方にはぜひとも知っておいてほしい.

　歯科治療は, 失敗とリカバリーを経験し, それを繰り返すことで少しずつ達成度が向上するものである. まだそのことを十分に経験していない初心者に「ラバーダムを装着して無菌的処置をすれば治る」などという原則論を伝えるだけで, 実践できているかを確認しないのはきわめて危険である.（図5-17）.

　もうひとつ, 私がラバーダムの原則論に賛同できない理由を紹介したい.

　私はエンド治療をライフワークと定めているので, 学会や講演会ではエンド治療に関する講演や発表を聞くことが多い. そこで発表している専門医のなかには,「ラバーダムを装着しないエンド治療は, エンド治療とはいえません！」などと, ラバーダムの必要性を力説する人も少なからず見受けられる. しかし, そういう人の症例提示をみると, 治療前のエックス線写真で患歯の根尖部が切れて写っていなかったり, 治療前・中・後のエックス線写真が著しく規格性に欠けていたり,「根管充填直後」のエックス線写真を治療後として提示し, それ以降の経過報告がないのに「成功症例」として扱っていたりと, エンド治療に取り組む際の意識レベルがきわめて低く, また治療結果の判定が甘すぎる. それでいて, いくらラバーダム装着の必要性を訴えても説得力を感じない.

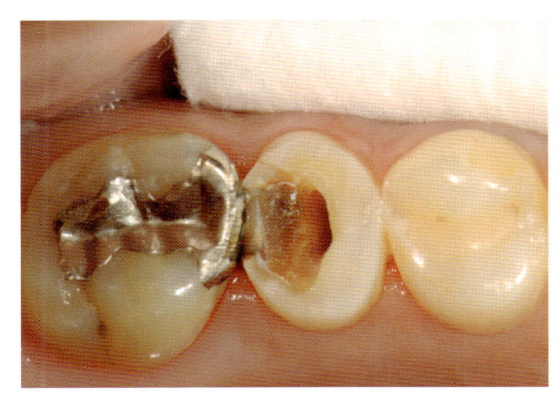

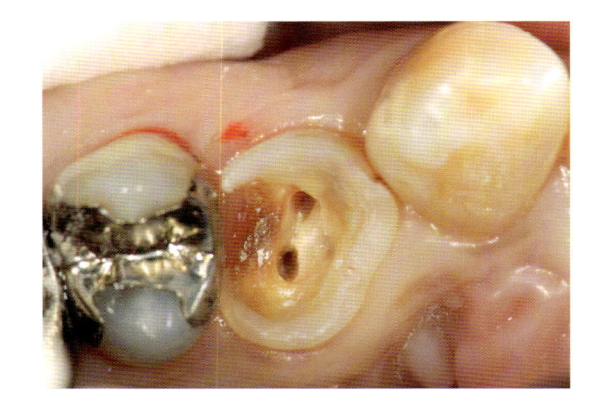

図5-17　ラバーダムを装着すれば無菌的処置か？
前医がラバーダム防湿下で抜髄したが, 激痛が止まらず来院した例. このような状態で来院する例は非常に多い. 前医がこのような状態でラバーダムを装着して無菌的処置を行っていると信じていることが恐ろしい. 軟化象牙質も取り残したこの状態で, 抜髄を行うという感覚が理解できない.

症例 17

初診：2010.7. 24歳，女性
主訴：2日前に救急病院歯科で抜髄を受けたが，痛みが止まらない．
問診（前医での対応）：
①2日前に |4 に激痛を覚え，24時間対応の救急病院歯科を受診したところ，エックス線写真を撮影した後に歯髄炎である旨の説明を受け，説明の後に応急処置を受けた．
②麻酔をして30分ほどで治療は終了した．
③治療終了に際して，担当の歯科医師からは，「むし歯が進んで神経が炎症を起こしていたので，麻酔をして神経を取りました．神経はきれいに先まで取れているので，あとはかかりつけの歯科医院で薬を詰めてもらってください．本日の治療に際して歯の周りにかぶせたゴムのシートは"ラバーダム"という道具で，神経の部分の治療をする際にはこれを被せないと治すことができません．次の治療は，ラバーダムを装着しない歯科医院では受けてはいけません」との説明を受けた．

口腔内診査：|4 には，みるからに封鎖性の悪そうな仮封材が充塡されていた．
デンタルエックス線診査：|4 の仮封材と歯頸側歯質の間に隙間があり，多量の軟化象牙質が残っているのが確認できた．
診断：|4 の隙間からの漏洩による感染と診断し，概略を説明して治療を始めることとした．
治療経過：
①治療を開始しようとしたところ，患者は「ラバーダムを装着しないのですか？」と不信の眼を向けてきた．私の考えを説明したうえで，痛みを止める処置をラバーダムを装着しない当院で受けるか，それともラバーダムを装着してくれる歯科医院を探すかを尋ねた結果，当院で治療を行うことになった．
②仮封材を除去すると |4 には多量の軟化象牙質が残っており，開拡窩洞も不十分で天蓋も取りきれておらず，抜髄が終了したという割には根管口の明示もできていなかった．
③そこで浸潤麻酔下で，通法に従って根尖狭窄部までしっかり抜髄し，二重仮封を行った（二重仮封については，P.73参照）．
④翌日，電話で確認したところ，麻酔が切れた後も痛みは全くなく，「痛んでいたのがウソみたいにすっきりした」ということであった．そこで，患者の居住地近くの信頼できる歯科医師を紹介して当院での処置を終了した．

5章 「下川エンド」の基本を知る

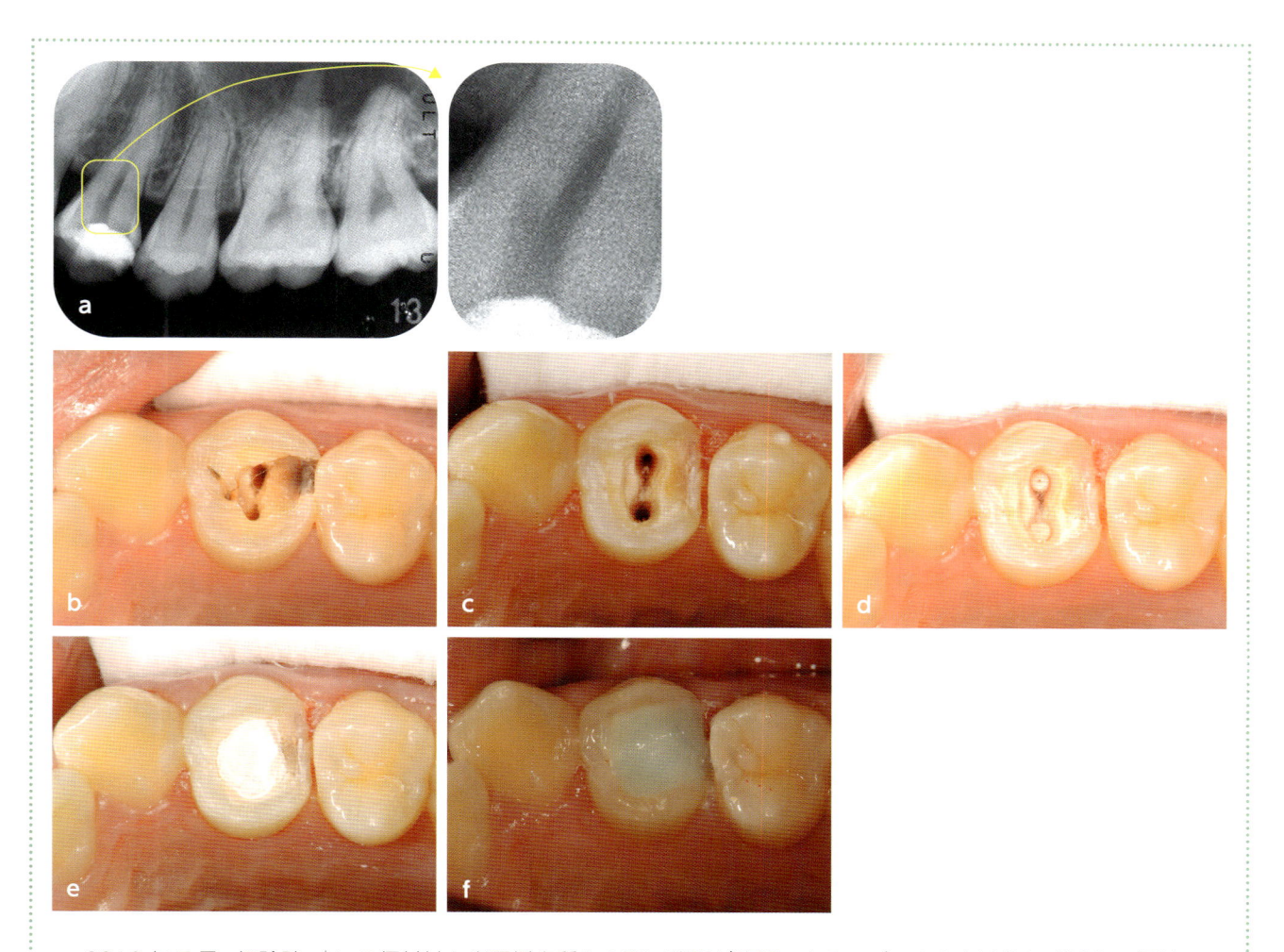

a. 2010年7月，初診時．|4 の仮封材と歯頸側歯質との間に隙間が確認できる．バーの方向は著しく近心に傾斜しており，近心壁はパーフォレーション寸前である．この部分の歯質を削りすぎたために歯の寿命を短くした可能性があることに前医は気づいていない．

b. 仮封材除去時．仮封材を除去すると遠心側隣接面には多量の軟化象牙質が，近心側窩縁にも軟化象牙質が残っていた．天蓋も残っており，根管口の明示も不十分で，ファイリング操作をする前準備が何一つできていなかった．この状態でラバーダムを装着しても意味はなく，また，この状態でいかに優れた仮封材を使っても気密な封鎖は不可能である．激痛の原因は，軟化象牙質の部分から唾液が漏洩し，残存歯髄を感染させていたためであるが，もし患者が痛みを訴えて前医に戻っていたとしたら，前医はなぜ痛みが出たのか全く想像できなかったに違いない．

c. 抜髄時．齲蝕検知液を使用して軟化象牙質を除去し，天蓋除去，根管上部の漏斗状拡大を行い，抜髄を行った．

d. 仮封前．抜髄を終了してホルムクレゾールを貼薬した状態．

e. ストッピング仮封．遠心側隣接面に十分な歯質壁の厚みを残しているのがポイントである．

f. 光重合型グラスアイオノマーセメントによる二重仮封．抜髄の場合は必ずストッピングと光重合型グラスアイオノマーセメントによる二重仮封を行っている．ストッピング上部を，遠心側隣接面の健全象牙質から咬合面にかけて光重合型グラスアイオノマーセメントで封鎖した．次回治療時は，遠心側のセメントを残したまま咬合面部のセメントだけを削除すればセメント隔壁ができる．

第2編 | 根管の分類と治療の実際　基本編

① ラバーダム装着に対する疑問①：真の効果が不明瞭

「ラバーダム装着はエンド治療に必須」ということが強調されているが，では現実にエンド治療のどのステップで，具体的にどんな具合に有効なのかということは明確に示されていない．「根管内に唾液が入るのを防止しながら，根管消毒に使用する薬液が口腔内に漏れ出すのを防ぐため」との説明はあるが，そうであればラバーダムが装着できるくらい歯質が残っているようなケースでは，臨床に従事したばかりの初心者ならいざ知らず，臨床歴が10年もあれば簡易防湿で十分対応できる．逆にいえば，簡易防湿でそれが達成できないほど不器用な人は，エンド治療には向いていないのではないだろうか．

また，「根管内を無菌化するために強い薬剤を作用させるので，その薬剤が口腔内に漏れては大変である」という説明もあるが，そもそもそんな強い薬剤を使用したら，治療後に歯質が著しく脆化してなんのためのエンド治療かわからなくなる．患者の口腔内に漏れて困るような劇薬を入れたまま長時間開口させておくことなど，私には考えられない．

臨床家の視点でラバーダム防湿の実効性を考えると，最大の利点は不潔域を減らせて不慮の感染の確率を低くできることではないだろうか（図5-18）．私は相当に気をつけて器具操作を行っているが，それでも一日に10名のエンド治療を行った場合，1～2回は根管内へ挿入する前に使用器具の不潔域への接触が起きてしまう．

また，ラバーダム装着の副次的な効果は，器具の誤飲や誤嚥が防止できることである．

欠点は，便宜抜髄の際に前歯部の唇側歯頸部や臼歯部の隣接面歯頸部へのパーフォレーションの危険性が大きくなることであろう．

ラバーダムの装着に関して，たとえば，次のような臨床治験はできないのだろうか．術者は，臨床歴10年以上のエンド治療に熟練した歯科医師とする．これは，異なる被験者・被験歯に対して同じ処置をコンスタントに再現できる手技をもっているという意味である．被験対象はヒトとし，同一顎の左右側同名歯に同一病名の患歯をもつという条件をつける．そのような被験者の左右の被験歯に，一人の術者が全く同じ条件で治療を行う．ただし，片方に

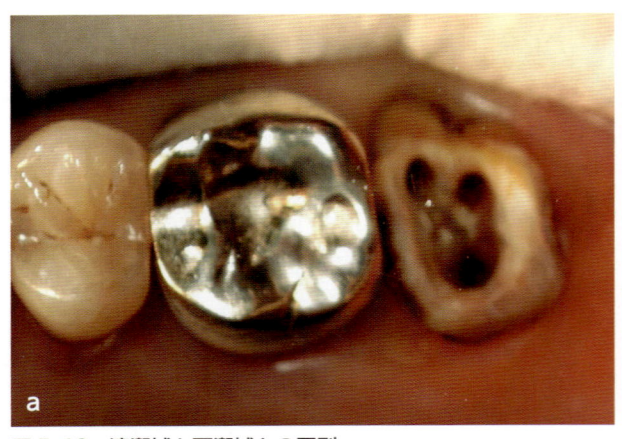

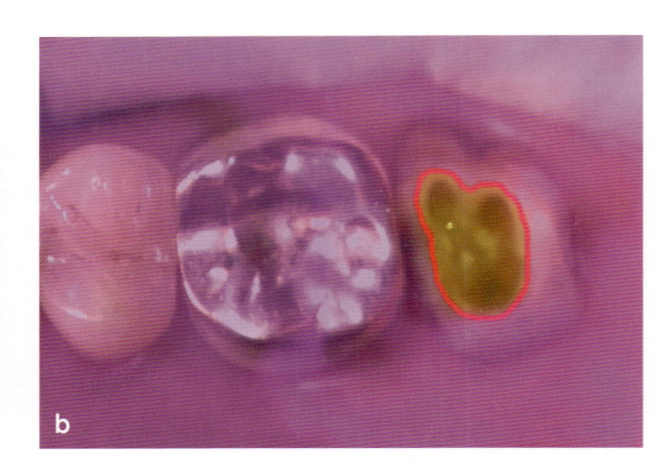

図5-18　清潔域と不潔域との区別
a. |7 を簡易防湿下で治療すると仮定すると，前述したシステムで可及的に清潔な状態にしたとしても，それは消毒レベルの話である．したがって，清潔域以外の領域は顕微鏡で観察すれば細菌に汚染されていると考えておくべきである．
b. 清潔域は黄色で示す窩洞内部だけであり，赤で示す開拡窩洞のマージン部も，周囲の紫の部分も，すべて不潔域とみなすべきである．ファイルなどの治療用器具を根管内に挿入する際は，これらの不潔域に一切接触させることなく，清潔域である窩洞内にもって行かなければならないが，患者の歯並びが悪かったり開口度が小さい場合などは，気をつけていても，つい器具先端が患歯や隣在歯の不潔域に触れてしまうことがある．

はラバーダムを装着し，もう片方には装着しないという条件のみを変える．この臨床治験の結果を長期的に追跡することによって初めて，ラバーダム装着の実効性を証明できるのではないだろうか．

全国の大学が協力してケースを募れば，年間20〜30ケースは集まるだろうし，それを10年間続ければ200〜300ケースになる．治療後5年間の経過観察を経たデータを集計すれば，ラバーダムの有効性が紛れもない科学的データとして証明できるはずである．

② ラバーダム装着に対する疑問②：適用に関する基準がダブルスタンダード

「根管は骨の内部と直接交通しているので，根管内に唾液や細菌を入れることがないようにラバーダムを装着しなければならない」という論調でラバーダム装着を主張した論文を読んだことがあるが，症例をみるとラバーダムが問題なく装着できるようなものばかりである．つまり，ラバーダムを装着する必要性が薄いケースばかりなのである．そんなケースよりも，深い歯肉縁下の齲蝕や残根状態の歯などのほうがよほどラバーダム防湿が必要であると思うが，そういったケースにラバーダムを装着しているものはほとんど目にすることがない．

もし，根管を通して骨の内部が外界と交通していることがそれほど大きな問題になるのであれば，埋伏智歯の抜歯はどうなるのだろうか．抜歯直後には皮質骨が失われ，骨の内部が大きく露出しているし，抜歯窩内には唾液や歯質の削片やタービンから出た水道水が混じり合ったものが入り込んでいることも少なくない．骨の感染を心配するのであれば，こちらのほうにこそラバーダム装着が必要であろう．

また，インプラント窩の形成についてはどうか．皮質骨を穿通し，海綿骨の深くまでドリリングするというのに，ラバーダムを装着しているケースはみたことがない．講演などで，複数のインプラント窩を形成する際にすでに形成した窩に唾液がダブダブ入り込んでいることがあるが，これが問題なら，インプラント手術用のラバーダムが開発されるべきであろう．

さらに，最近では，歯根端切除術の講演も頻繁に行われているが，ラバーダムを装着して歯根端切除術を行っているものは皆無である．理屈から考えれば，歯冠側から根管を通して行う通常のエンド治療よりも，根尖部や海綿骨を外界に露出させて行う歯根端切除術のほうが，よほどラバーダム装着が必要なはずである．

装着する必要度の低い歯にラバーダムを装着して「エンド治療にラバーダムは必須」と声高に叫ぶ一方で，本当に必要度が高いと思われる残根や歯根端切除術時には「装着できないから仕方ない」という理由で装着していないというダブルスタンダードに，疑念を抱いてしまうのである．

③ ラバーダム装着に対する疑問③：保険診療でラバーダムの点数が削られた

平成20年度の診療報酬改定で，それまでラバーダム装着に認められていた点数が認められなくなった．「ラバーダムを装着しないエンド治療はエンド治療として成立しない」という主張がなされてきたのに，中医協ではそれが認められなかったということである．

私見であるが，大多数の臨床家が保険診療でエンド治療を行っている実情を考えれば，この点数だけはほかのどの点数を犠牲にしても死守しなければならない点数だったはずである．代表者たちが精一杯の抵抗をしたことは想像に難くないが，結局は押し切られてしまった．

「ラバーダムを装着しないエンド治療はエンド治療ではない」と本気で信じているのなら，この点数は守れたはずである．

第2編 | 根管の分類と治療の実際 基本編

【仮　封】

次に，仮封について述べたい．2000年以前の商業誌には，「現在，完全な仮封材は存在しないし，根管を完全に仮封することも不可能と思える．多少の批判があるにもかかわらず，われわれがホルムクレゾールを使用するのはそのためである」などという本音の文章が掲載されていた．仮封についての現在の私の考えは，これにきわめて近い．

仮封材の所要条件は，**①強い封鎖性をもつ**，**②生体為害性が少ない**，**③操作が簡単で短時間に行うことができる**，**④除去しやすい**，**⑤安価である**，などであるが，実際の臨床で問題になるのは除去である．タービンを使用して水を窩洞内に入れるのはなるべく避けたいし，ラウンドバーなどで削ってボロボロになった砕片が窩洞内に入るのも好ましくない．せっかく「無菌」処置をして根管が「無菌」の状態で仮封をしたのに（これまでの説明どおり，本当は「無菌」ではないが，話の都合上，そういうことにしておく），仮封材除去時に感染・汚染させるようでは意味がない．

① ストッピング仮封

私は，「下川エンド」を導入した1993年からずいぶん長い期間，ストッピングのみによる仮封が主体であった．きちんと操作すれば，短期間であれば臨床的に十分な仮封性能をもっているうえに，短時間できわめて簡単に行えるからである．また，除去も驚くほど簡単で，除去時の感染や汚染の可能性もきわめて低い（図5-19）．実際，私を含めて多くの「下川エンド」門下生は，これまでストッピング仮封でたくさんの症例を治してきている．減圧仮封の最終段階，あるいは感染根管処置の初期段階で表5-3に示すような条件がそろった場合は，ストッピングのみで仮封を行っていた．

② 仮封方法の使い分け

私の現在の仮封方法の使い分けを表5-3に示す．仮封についても，推奨されている材料を使っているから緊密な仮封が達成できているとは思い込まないほうがよい．

図5-19　ストッピング仮封の要点
a．仮封に際しては，最適の温度に熱せられたストッピングキャリアが，歯科衛生士から最適のタイミングでスムーズに受け渡される．受け取ったらすばやく，最適なスピードと圧で必要量のストッピングを充填する．
b．充填後はすばやくストッピングキャリアを歯科衛生士に渡すと，スムーズかつ安全に，圧接面に消毒用アルコールをつけたストッピングプラガーが手渡される．すばやく最適な方向から最適な圧でストッピングを圧接する．圧接面に消毒用アルコールをつけるのは，分離材としての効果を期待してのことである．
c．圧接終了と同時に歯科衛生士にストッピングプラガーを渡すと，最適な温度に熱せられたヒートカッターが手渡される．受け取ったら最適なタイミングで余剰ストッピングを焼き切りながら，窩洞辺縁部を焼きつける．
d．臨床すべてがそうであるが，ストッピング仮封でも歯科衛生士との連携がとても重要となる．うまく行えば，十分な仮封性能を発揮する．

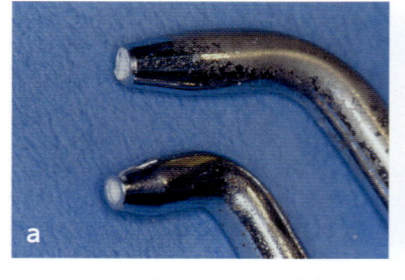

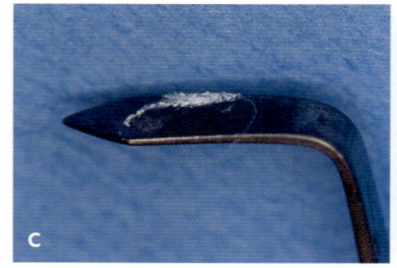

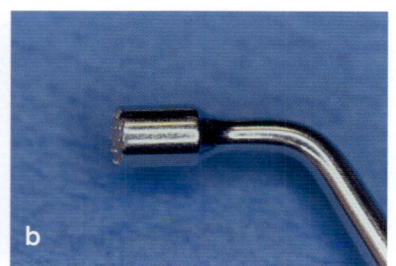

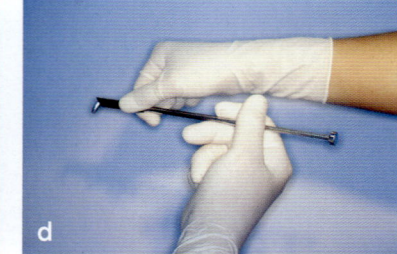

感染根管で急性症状が強い場合，局所の開放・減圧をはかるために，症例によって綿球仮封，サンダラック綿球仮封，減圧仮封を適宜使い分けている（図5-20）．

① 最も急性症状が強く，出血・排膿が著しい場合などは，根管内をアクリノールで十分に洗浄した後に綿球で窩洞内を拭き取り，丸めた綿球で軽く蓋をする．

② それより症状が軽い場合は，サンダラックをしみ込ませて絞った綿球で蓋をする．

③ さらに症状が軽い場合は，窩洞内に綿球を置いた上から軽くストッピングを圧接し，万一の内圧向上に備えて，熱した探針でストッピングの一部に小さな穴を空けておく．

④ 原因根管が明らかな場合や次回来院までに日数があく場合は，当該根管に綿栓やペーパーポイントを軽く挿入して綿球を置き，綿栓やペーパーポイントの一端を露出させた状態でストッピング仮封を行うこともある．急性症状が消失して根尖部への器具操作が可能になったら，ストッピング仮封を行う．

上記のように，様子をみながら，症状の変化に合わせて繊細に手法を変えることが大切であり，また仮封方法を変えていくことが一つの重要な臨床診断にもなっている．

「根管を開放して減圧をはかる」場合，蓋をせずにただ窩洞を開放している人が多いが，これでは食片も細菌も根管内に入り放題となり，こじらせて治らなくなる．前医での誤った開放の結果，抜歯される寸前だった症例を症例18に示す．

なお，この症例ではすでに近心根管に吸収が生じていたので，標準的エンド治療の理論では治すことが難しい．分類B-3-2の感染根管-吸収根管であるから，40μAで根管拡大・根管形成を行う「下川エンド」でなければ高い確率での治癒は期待できない．

③ 二重仮封

現在，私が最も多用しているのがストッピングと光重合型グラスアイオノマーセメントによる二重仮封である（図5-21）．この仮封方法が最も短時間で簡単に行えるうえに，十分な封鎖性を有していると考えている．また，除去に時間がかからず，せっかく消毒した窩洞内を再度汚染させる可能性が低い．代表的な例を症例19, 20で示す．

表5-3 仮封方法の使い分け

意図的に開放・減圧をはかる場合	綿球，サンダラック綿球，減圧仮封
感染根管処置の開始初期で，急性症状がなく十分な歯質があり，強い咬合力がかからない部位で，数日程度の場合	ストッピング仮封
感染根管処置で十分な歯質はあるが咬合力がかかる部位，次回来院まで日数があく場合 抜髄根管と非感染根管のすべて	ストッピング＋光重合型グラスアイオノマーセメントの二重仮封
歯肉縁下の齲蝕や残根状態などの場合	ストッピング＋光重合型グラスアイオノマーセメント＋ストッピング（歯肉圧排のため） ストッピング＋テンポラリー 接着性レジン隔壁＋ストッピング＋光重合型グラスアイオノマーセメント

第2編 | 根管の分類と治療の実際 基本編

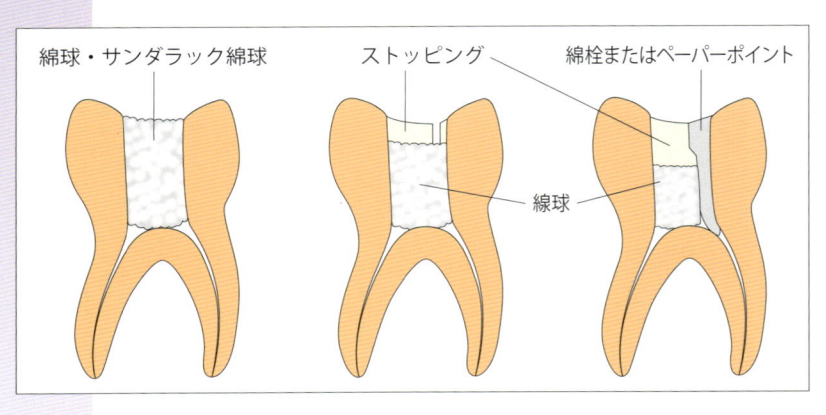

図5-20 開放・減圧の実際
急性期には開放・減圧が基本であるが，単なる「放置」ではなく，コントロールされた「開放」であることに注意してほしい．

(綿球・サンダラック綿球／ストッピング／綿栓またはペーパーポイント／線球)

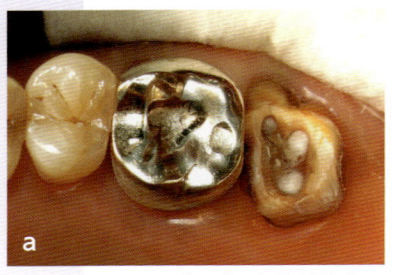

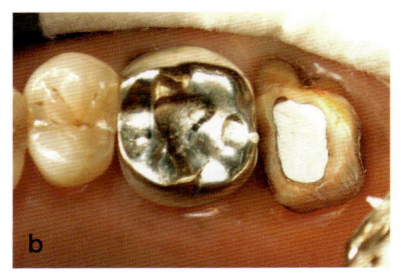

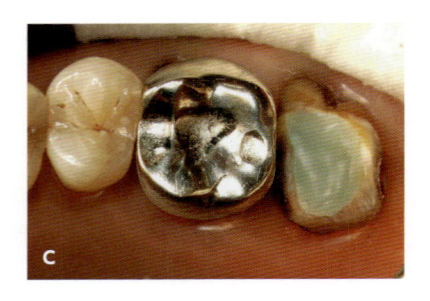

図5-21 ストッピングと光重合型グラスアイオノマーセメントによる二重仮封
a．簡易防湿下でエンド治療を終了し，綿栓による貼薬を行った状態．患歯には歯肉縁上に十分な高さと幅の歯質（隔壁）が残っている．「ミニラバーダム」というものが存在するようであるが，これもそういえるのではないか．
b．その上をストッピングで封鎖する．窩洞辺縁には2mm程度の高さを残しておく．
c．その上に光重合型グラスアイオノマーセメントを置いて光照射し，封鎖する．次の来院時はセメントをタービン無注水で削除し，円盤状にして除去すれば，ストッピングは一塊として簡単に除去できる．

COLUMN

「知っていること」と「できていること」――スタディグループの意義

　臨床医は，特に若いうちは，誰かに教わったとおりに「ちゃんと行っている」つもりでも，実際には「きちんとできていない」ことが多いものである．本当にできているかどうかを自分自身で判断するのは困難なので，自分の症例を優れた指導者にチェックしてもらうのが有効な手段である．スタディグループに所属してアクティブメンバーとして症例発表を続ける意味はここにある．

　また，一人の歯科医師が一定期間で遭遇できる症例数は限られている．スタディグループに所属していれば，ほかのメンバーが遭遇したさまざまな症例を疑似体験できるので，知識や経験に加えて多種多様な難症例に遭遇したときの解決策を模索する想像力も鍛えられる．講師を招いての座学タイプの勉強会も大切であるが，自分たちの症例発表とディスカッションを主体とした実戦タイプのスタディグループにぜひ参加してほしい．

恩師：豊永美津糸先生の言葉
1．「知っている」について
　歯科医師は皆「知っている」と言いたがるが，知っているには3種類ある．「見たことがある，聞いたことがある」と「何度か行ってみたことがある」と「日常的に行っている」の3種類である．「知っている」という言葉は，少なくとも3年間は取り組み続けて結果を確認したうえでしか使ってはいけない．
2．勉強について
　中途半端な勉強はするな．中途半端な勉強では本物の成果は得られないから，結局患者が迷惑を被ることになる．本人はできているつもりでいるけど，できていないのだから始末に負えない．

5章 「下川エンド」の基本を知る

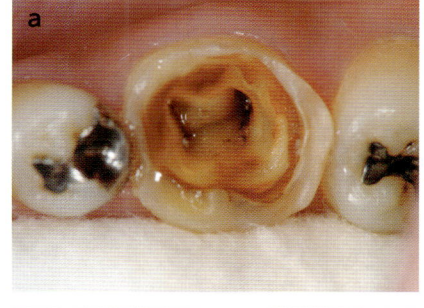

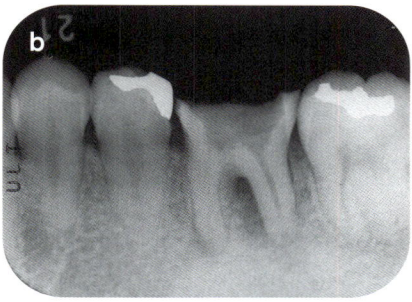

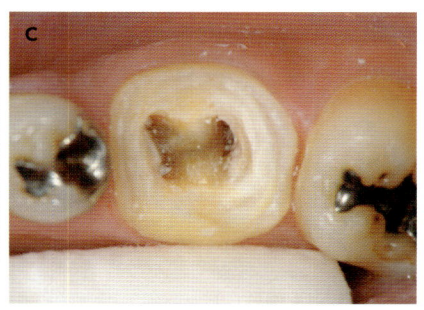

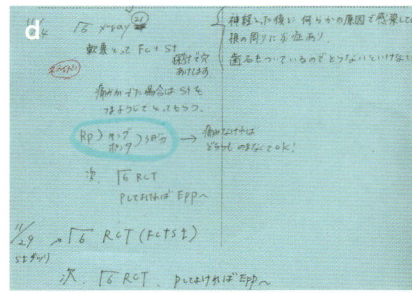

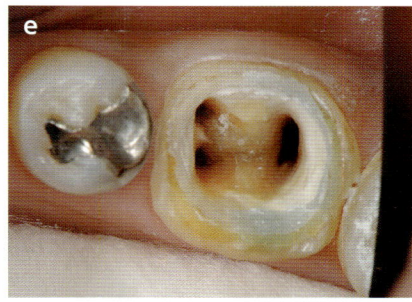

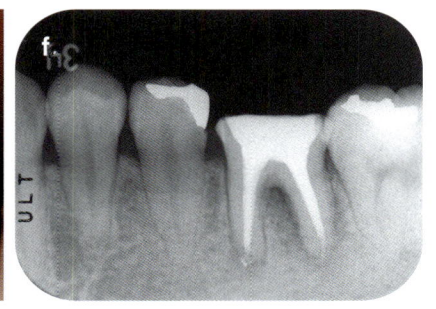

症例 18

a. 2011年11月，初診時．患者は24歳の男性で，前医による6┘の抜髄後から疼痛が止まらず，抜歯を宣告されたが，理由がわからないため来院．長期間エンド治療を受けているが，軟化象牙質が残り，根管口の明示や根管上部のフレア形成が達成されていない．症状改善のためによかれと思って根管を開放，放置していたため，さらなる感染を惹起したと考えられた．

b. 同エックス線写真．近心根根尖部近心側と，遠心根根尖部から根分岐部にかけて透過像が認められる．遠心根管の拡大・形成はある程度できているようであるが，近心根管の拡大・形成は不十分である．

c. 軟化象牙質を除去して根管口を明示し，根管2/3の部分までやさしくファイリング操作を行って，減圧が可能な状況をつくった．

d. サブカルテの記載内容．ホルムクレゾール綿栓とストッピングを使った減圧仮封で対応している．このようなこじらせた感染根管を確実に治すために，根管充填は最終貼薬の翌日に行うことを原則としている．

e. 2011年12月，根管拡大・根管形成・根管消毒が終了した根管充填前の状態．この状態でなければ根尖部の起炎因子は取り除けない．窩洞辺縁部には二重仮封に使用した光重合型グラスアイオノマーセメントを残して隔壁の一部として使っている．

f. 2011年12月，根管充填後．初診からちょうど1カ月，7回目の診療で根管充填を行うことができた．臨床症状が消えたことを確認して前医に戻した．

第2編 | 根管の分類と治療の実際 基本編

症例 19

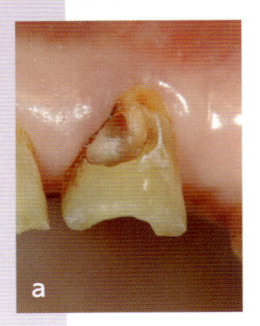

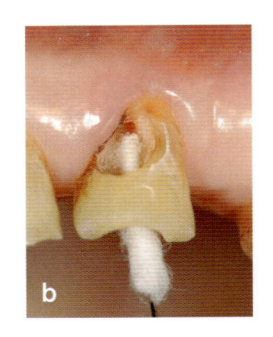

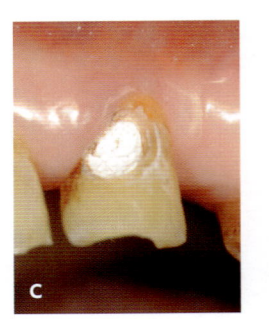

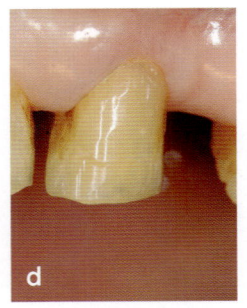

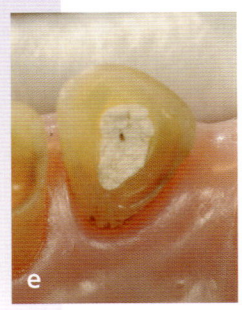

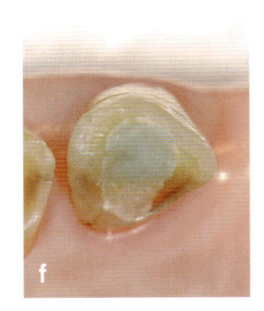

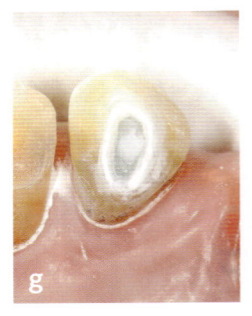

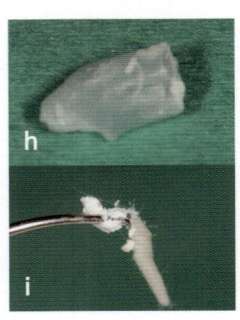

a. 2| のエンド治療時．歯頸部の軟化象牙質を除去したところ唇側が交通した．

b, c. 綿栓貼薬とストッピング仮封を行った．

d. 唇側にコンポジットレジンで隔壁をつくった．

e, f. 咬合面からストッピングと光重合型グラスアイオノマーセメントによる二重仮封を行った．

g〜i. 次の治療時に周囲を広く消毒したうえでセメント周囲をタービン無注水で削除し，セメントを一塊として除去した．現れたストッピング表面を再度消毒して探針で外せば，根管内を汚染させたり感染させたりすることなくスピーディに仮封を除去できる．

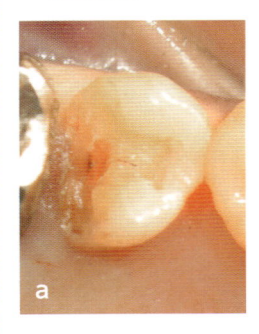

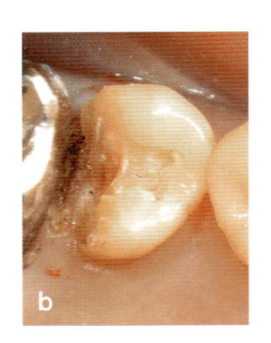

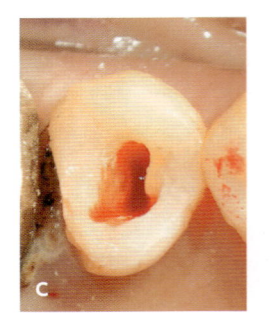

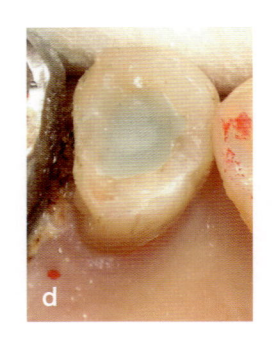

症例 20

a. 5| を急性化膿性歯髄炎で抜髄することになったが，軟化象牙質を除去すると窩洞辺縁の一部が歯肉縁下に入っていた．

b. CO_2 レーザーで歯肉切除を行った．

c. 歯髄腔を開口する前に接着性レジンで隔壁をつくった．

d. 抜髄を行い，ストッピングと光重合型グラスアイオノマーセメントによる二重仮封を行った．このような症例では，隔壁をつくらずにエンド治療を行うと，どんな仮封材を使用しても窩洞の封鎖はできない．ブルーのグラスアイオノマーセメントを使用しているのは，歯質との境界部をわかりやすくするためである．

【根管消毒薬】

　根管消毒薬について，ずいぶん以前からホルマリン製剤の使用は禁忌とされ，水酸化カルシウム剤の使用が推奨されている．ホルマリン製剤がダメな理由は発癌性があるからだということだが，濃度や曝露する頻度，時間によって差はあるものの，われわれの身近にある多くの化学物質は，使い方次第では発癌性をもつのではないだろうか．

　現在のところ，ホルムクレゾールは日本薬局法で承認され，薬事法で規定された歯科用薬剤である．本剤を**根管内で使用すると，ホルムアルデヒドガスとして象牙細管内部にまで浸透し，強い消毒作用を発揮する**．また，**根尖孔外に出た場合はタンパク凝固作用により根尖部滲出液との界面に凝固痂皮を形成し，それが保護層となって薬液が根尖歯周組織内に浸透することは少ないとされている**．これまで，添付文書どおりに使用して発癌した症例は確認されていないし，法律で認められている以上，効果があると思えば臨床家は使用する．

　ホルムクレゾールは強い細胞毒性をもっていると批判されているが，細胞毒性ならば水酸化カルシウムも負けないくらい強い．水酸化カルシウムが付着した手指で目をこすればよくわかるが，失明の危険性さえある．加えて，水酸化カルシウムは，直接細菌に接触させなければ効果が薄いし，早期に加水分解されて効果が期待できなかったり，完全に除去することが困難なため根管充填材の密封性を大きく低下させるという欠点もある．

　読者諸兄は，アーンツ・シュルツの法則を知っているだろうか（図 5-22）．明治時代にドイツで活躍した薬理学者と精神科医が患者に薬剤を注射したところ，用量が少ないうちは薬剤は細胞・組織を活性化させ，徐々に用量を増やしていくと活性効果はピークを迎えた．その後は徐々に活性効果が低下し，やがて薬剤投与前のレベルに戻ってしまった．さらに投与を続けると，今度は細胞・組織に対して抑制的に働きはじめ，やがて明確な毒性を現すようになり，最終的に細胞・組織が死んでしまったというものである．つまり，生体に対する刺激は，微量では組織・細胞を活性化させるが，ピークを過ぎるとその効果は弱まり，やがて抑制的に働き，ある時点で明確な毒性を現し，ついには死に至らしめるのである．

　そこで，先達は治療を行う際，理学療法でも化学療法でも放射線療法でも，薬効を現す量と最大の効果を挙げる量，薬効がなくなる量を把握し，最少の投与量で最大の効果を引き出すように努力を続けてきた．これが，「さじ加減」「塩梅」などとされてきたもので，医師として会得しなければいけない，プロフェッショナルとしての研ぎ澄まされた感覚なのではないだろうか．ホルムクレゾールも，まさに経験で得た感覚のなかで加減して使用している．

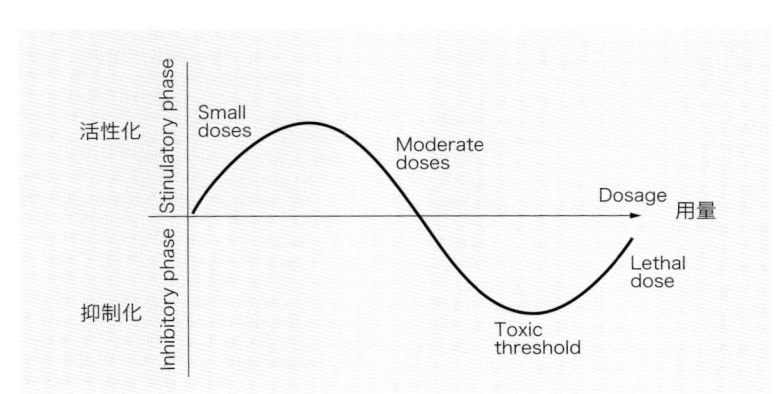

図 5-22　アーンツ・シュルツの法則
最少の投与量で最大の効果を得ることができる用量は，患者一人ひとりによって条件が異なるので，たくさんの経験をして勘どころをつかむのが一番である．

第2編 | 根管の分類と治療の実際　基本編

【根管の拭き上げ】

　このステップの最後に,「根管の拭き上げ」という重要なキーワードを提示しておきたい.この作業は,感染根管を治すうえでたいへん重要な作業であるが,標準的エンド治療の理論ではほとんど語られることがない.以前は商業誌で「滅菌ペーパーポイントと綿栓はどちらがよいか」という論議が行われていたが,現在では多くの方が滅菌ペーパーポイントの使用を推薦しているようである.しかし,いくら薬液で根管内をきれいに洗ったとしても,最後に物理的に拭き上げなければ根管はきれいにならない（図5-23）.日常生活では,ガラス窓や車などの掃除で昔から行われていることが,エンド治療になると通用しなくなるから不思議なものである.**超音波洗浄の後に H_2O_2 と NaOCl による交互洗浄を行い,根管壁を綿栓で拭き上げる方法は,短時間で効果的に清掃・消毒ができる**うえに,デメリットが少なく,効果も臨床結果として確認できている.

　綿栓での拭き上げにはいくつかの注意点がある.まず,綿栓は根管の太さ,長さ,アピカルシートの形状やサイズなどに合わせて調整しなければいけないので,必ず**根管拡大・根管形成をした本人が巻く**.細すぎると十分な圧をかけて拭き取ることができないうえに,根尖から突き出すおそれがあるので,根管よりもやや太めに巻いておく.それをアピカルシートの位置まで挿入して,しっかり回転させながらわずかに上下動を加えて拭き取る.根管拡大・根管形成が終了した根管を拭き上げた綿栓にはアピカルシートの形状がそのまま写し出されるので,きちんと拭けたかどうかの確認ができる.

　アピカルシートの形成に使用した最終サイズのファイルと,最終拭き上げをした綿栓と,メインポイントの間には強い相関性が存在する（図5-24）.この規格性を手指感覚でコントロールできなければ根尖病変を狙って治すことは不可能である.

　なお,拭き取り用の綿栓は,「ギュッ,ギュッ」と音がするまで回転させてもずれず,また引き抜くときは根管内に残ってほしくない.一方,貼薬用の綿栓は所定の位置までスムーズに挿入できて素直に根管内に残ってほしい.そこで私は図5-25に示すような工夫をしている.

　綿栓の使用を時代の進歩への逆行ととらえる人もいるが,私は,消毒レベルで治療している根管内に滅菌レベルのペーパーポイントを使用する意味は薄いし,第一,ペーパーポイントでは根管壁を拭くことは不可能だと考えている.長期経過症例がそれを実証している.

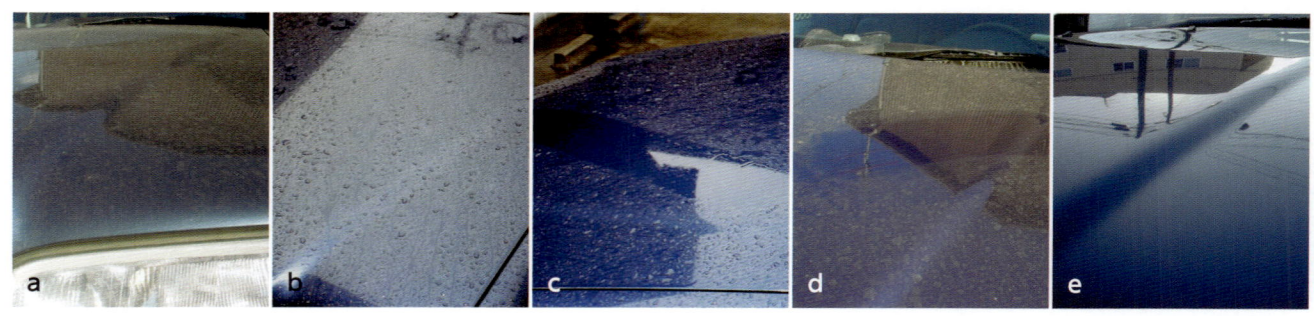

図5-23　綿栓による拭き上げの意義
a．車のボンネットの汚れた面を内側にして筒状に丸めたものを,汚染根管壁だと考える.
b．石鹸水と水とを交互に,多量に使用し,長時間かけて汚染面を徹底的に洗浄（薬液洗浄）した.
c．十分に洗浄した後に,試しに一部分だけをタオルで拭いて乾燥を待った.
d．乾燥すると,タオルで拭いた部分だけがきれいになっており,拭いていない部分の汚れは取れていない.
e．根管壁全周をきれいにするには,薬液洗浄の後に綿栓でしっかり拭き上げる必要があることが一目瞭然である.

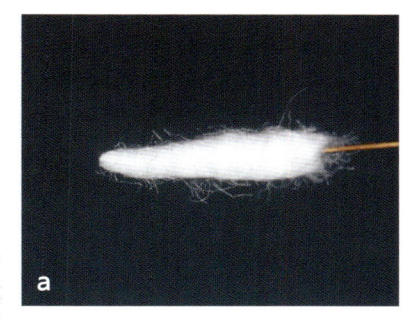

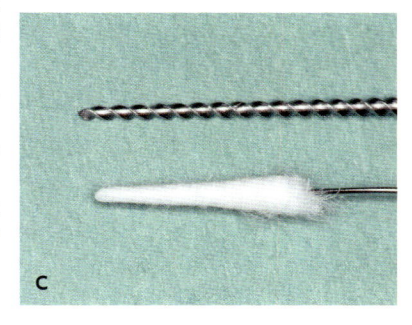

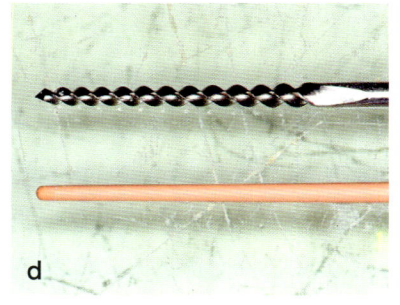

5章 「下川エンド」の基本を知る

図 5-24　綿栓拭き上げの注意点
根管によって綿栓の太さ，長さ，緊密度を調整してアピカルシートまでしっかり拭き上げる．最終的に拭き上げた後の綿栓と，根管拡大・根管形成時に最後に使用したファイル，メインポイントの間には強い相関性がある．
 a．最後に使用したファイルよりやや太めに巻かれた綿栓
 b．根管内をしっかり拭いて取り出すと，アピカルシートの形状が写し出されている．
 c．最後に使用したファイルと同じ大きさ・形態になっていれば，拭き取りができていると判断する．
 d．最後に使用したファイルとメインポイント．

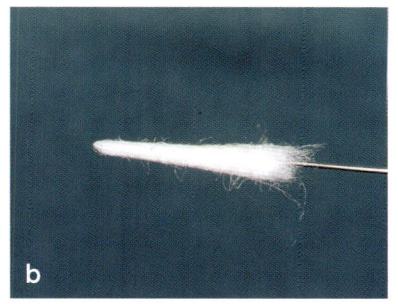

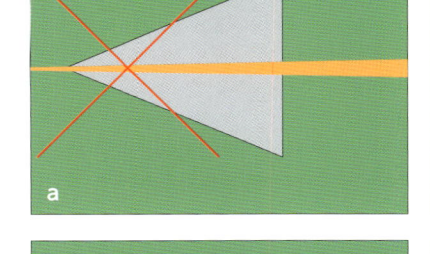

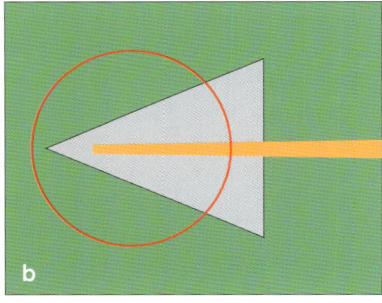

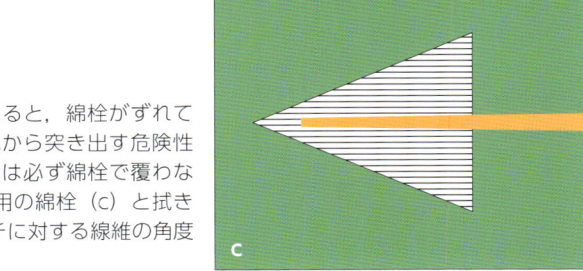

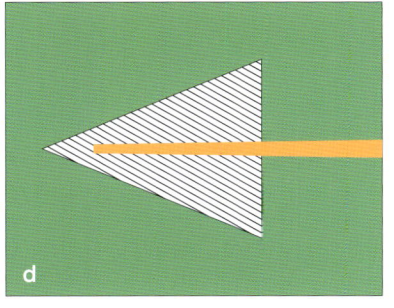

図 5-25　綿栓巻き上げの工夫
綿栓先端からブローチが出ていると，綿栓がずれてしっかり拭けないうえに根尖孔から突き出す危険性が高くなるので，ブローチ先端は必ず綿栓で覆わなければいけない（a, b）．貼薬用の綿栓（c）と拭き取り用の綿栓（d）ではブローチに対する線維の角度を変えてある．

79

第2編 | 根管の分類と治療の実際　基本編

■ 根管充填の盲点と「下川エンド」のポイント

　正常な形態の根管を充填するのはどのような方法でも比較的容易であるが，感染根管-吸収根管ではガッタパーチャポイントとシーラーを使用した側方加圧根充が，最も簡単で効果的で理にかなっている．診断から根管拡大・根管形成，根管消毒までのステップがきちんと行われていることが根管充填を成功させるために重要である．

　根管充填については，現在さまざまな手法が提唱されており，まさに百家争鳴の状況を呈している．いずれの方法でも結果がよければよいのだが，根管の臨床診断ができていなければ根管充填を失敗する確率が高くなるので注意してほしい（図5-26）．

　私は根管充填は，ガッタパーチャポイントとシーラーによる**側方加圧根充**を行っている．側方加圧根充は手技が簡単で，エラーが少なく，特に吸収根管の根尖部を緊密に封鎖するということに関しては現実的に最も有効な方法であると考えている．

　図5-27は，吸収根管を立体的に表現したものである．このように三次元的に凹凸不正に開口した根尖孔を完全に（類）円形に拡大しようとすると，根尖部の歯質がなくなってしまうため，類円形のアピカルシートを可及的に形成するほかに方法はない．つまり，**機械的な拡大が及ばない部分がどうしても残ってしまう**ことになる．メインポイント（主根管充填材）であるガッタパーチャポイントと根管壁あるいはガッタパーチャポイントどうしの隙間や，どうしても根尖部に残る空隙はシーラーで埋めるというのが現実的で無理のない方法である．その際，レンツロをうまく使用することがポイントとなる．

　私が使用しているシーラーとして，AH26（現在は，AH Plus）の特徴を表5-4示す．

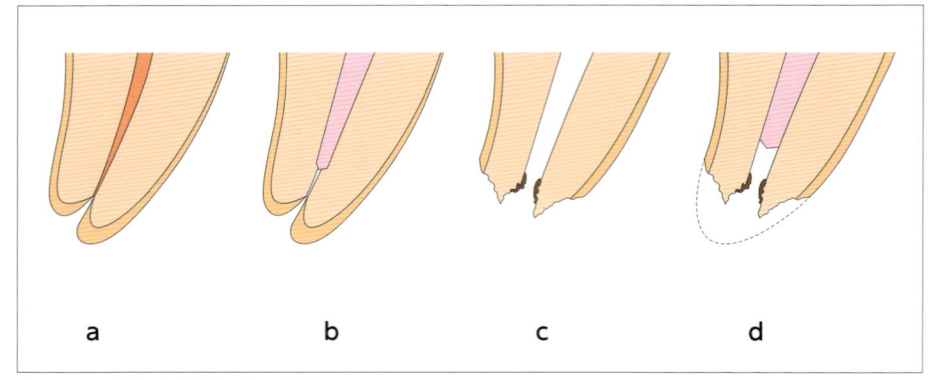

図5-26　誤った診断による失敗
a．正常な解剖学的形態を有した根管．
b．標準的エンド治療の理論ではエックス線写真上の最根尖部から0.5〜2.0mm上方を作業長としている．
c．d．吸収根管を正常な形態の根管と見誤ると，起炎因子を残り除けない可能性が高くなる．吸収根管では，本来の解剖学的形態は点線の位置である．

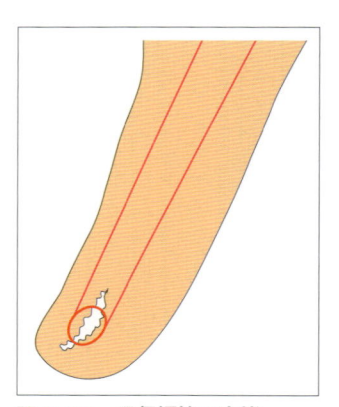

図5-27　吸収根管の実態
根尖病変を有する再治療歯などでは，根尖部が吸収して根尖孔がこのように三次元的に凹凸不正に開口していることが少なくない．完全に拡大しようとすると根尖がなくなってしまうので，赤線のような拡大にならざるを得ない．

さて，根管充塡に関しては，従来よりオーバーフィリングは厳禁であるとされてきた．その根拠は，エックス線写真によるリサーチの結果，アンダーフィリングになっている症例は根尖病変が少なく，オーバーフィリングになっている症例は根尖病変を有する確率が高かったことによるらしい．しかし，それらのリサーチには治療前，根管充塡直後，一定期間経過後という本来必須であるはずの時間経過の概念が皆無であり，エックス線写真が撮影されたある一瞬の状態ですべてを判断するという致命的な欠陥を含んでいる．

アンダーフィリングでも起炎因子を残して緊密な封鎖がされていなければ，根尖病変をつくり，経年的に根管が吸収してオーバーフィリングになったようにみえるし，オーバーフィリングでも起炎因子を取り除いて緊密な根管充塡が達成されれば，経年的に溢出した根管充塡材が吸収し，根尖部にセメント質添加が生じてアンダーフィリングのようにみえる．このような症例は長期経過を続ければいくらでも存在する（症例21）．

表5-4 AH26の特徴

1）封鎖性が高い．
2）生体親和性が高い．
3）ぬれ性が良好で根管壁となじみがよい．
4）長期安定性が高い．
5）溢出しても疼痛が出ない．
6）溢出しても短時間で吸収される．
7）必要な場合には容易に除去できる．
8）レンツロの使用が必須となる．

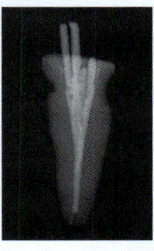

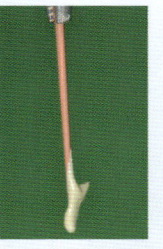

レンツロを使用せずガッタパーチャポイントの先端にシーラーをつけて根管に挿入すると，挿入途中にシーラーが根管壁ですり取られ，先端部に行くほど根管壁との間の隙間が大きくなって根尖部まで封鎖できない．

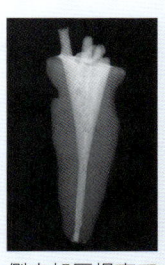

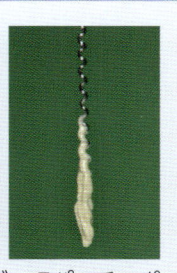

側方加圧根充でガッタパーチャポイントと根管壁，あるいはガッタパーチャポイントどうしの空隙を埋めるにはレンツロを使用するのが最も合理的で，緊密な封鎖がなされる．

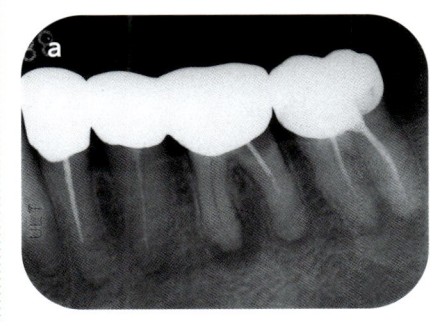

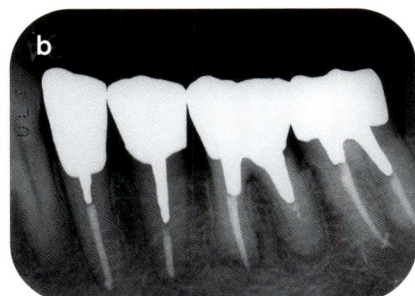

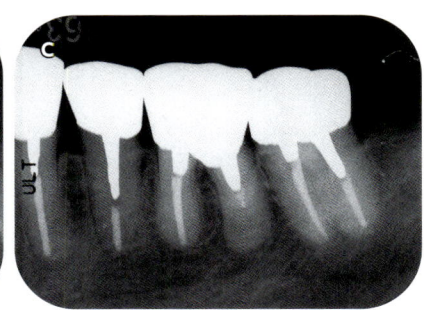

症例21

a．1996年5月，初診時．下顎左側臼歯部すべての根尖部に透過像が認められる．特に，7┘の透過像は大きい．
b．1997年10月，補綴後1年経過時．6┘の遠心根以外は，大小の差はあれ，いずれもオーバーフィリングになっている．特に，67┘の近心根管が著明である．
c．2013年5月，根管充塡後17年経過時．すべての根管は根管充塡材が吸収してセメント質が添加し，アンダーフィリング，あるいは根尖狭窄部までの充塡になっている．

第2編 | 根管の分類と治療の実際　基本編

■ 治療結果判定の盲点と「下川エンド」のポイント

　治療結果の判定は，治療前と治療後のエックス線写真を比較して透過像にある程度の縮小傾向が認められれば「成功」とみなすのではなく，健康な歯周組織のエックス線写真像と比較して判定する．

　まず，典型的な例として，1996年に私が歯根嚢胞の臨床診断のもとにエンド治療を行った症例を示す（症例22）．現在まで，ほとんどの学会や講演会そして書籍において，治療前の透過像が症例22-bの状態にまで縮小して臨床症状がないと，「経過良好」として成功症例とみなしてきた．その際に，「治療前の根尖病巣はほぼ消失し，臨床症状もなく経過良好である」とか「治療前にみられた根尖病巣には明確な縮小傾向が認められ，臨床症状もなく経過良好である」などといった常套句が使われている．しかし，そんな判定でよいはずがない．「消失」とは「消え失せる」ことであって，消失は「した」か「していない」かのどちらかしかない．「ほぼ消失」などというところに，そもそも無理がある．

　治療前に大きな透過像が存在し，治療を行った結果，透過像に著しい縮小傾向が認められたら，その改善ぶりに「治った」と思いたい気持ちはわからなくもない．しかし，一度この治療前のエックス線写真を忘れてほしい．もし，患者が|2の強い自発痛と咬合痛，根尖付近の圧痛を主訴に来院し，撮影したエックス線写真が症例22-bであったとしたら，根尖部の透過像を病変と診断しない歯科医師はいないはずである．状況が変われば「病変」と判断するものを，「経過良好」という玉虫色の言葉を使用して「治癒」として扱うことに無理がある．治療7年後の症例22-cでも，よくみれば根尖部歯根膜腔にはごくわずかな肥厚が認められる．

　治療結果の判定は，治療前後を比較するのではなく，健康な歯周組織のエックス線写真像と比較して（表3-7参照）行う（症例23）．

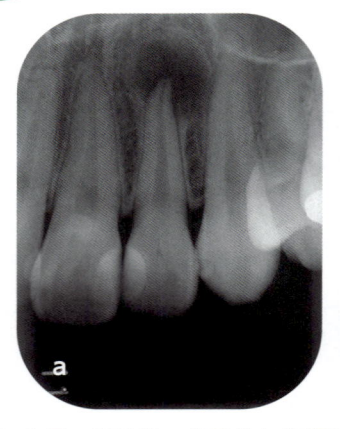

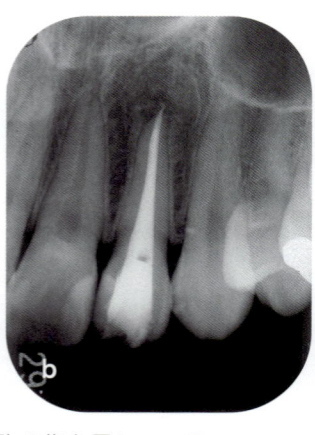

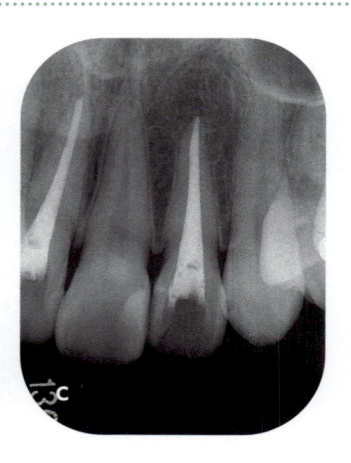

症例22

a. 1996年1月，初診時．典型的な歯根嚢胞の像を呈している．
b. 1996年9月，根管充填時．減圧と水酸化カルシウム剤（ビタペックス）による仮根管充填を行い，治療前と比較して明瞭な縮小傾向が認められた後，根管充填を行った．臨床症状はないが，「治癒」と判定するには無理がある．
c. 2003年6月，根管充填後7年経過時．ここまで改善すれば治癒とみなしたいが，根尖部歯根膜腔にはごくわずかな肥厚が認められる．経過観察が途絶えたのが残念である

症例 23

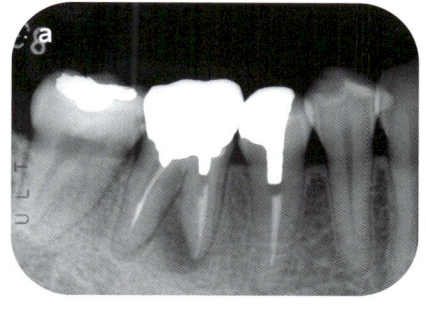

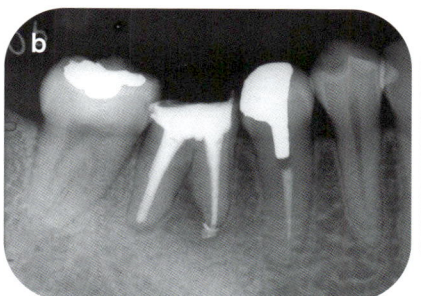

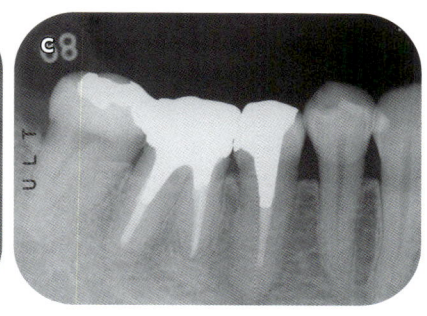

a. 1995年2月, 初診時. 6̲ 近遠心根根尖部から根分岐部にかけて透過像が存在している.
b. 1995年5月, 根管充塡時. 通法どおりエンド治療を行い, 根管充塡を行った. 近心根管は吸収が著しく, オーバーフィリングになっている.
c. 2012年2月, 根管充塡後17年経過時.「下川の基準」に照らしても, 治癒ということができる.

　さらにもう1点, 注意すべき盲点がある. それは, エンド治療で問題になる起炎因子は, 細菌を筆頭にして多くがミクロン単位の大きさであるが, 根管充塡の成否を判定するのは, エックス線写真上における根管充塡材の垂直的到達度だけでなされてきたということである. しかも, 歯は立体なのにエックス線写真は平面でしか表現できないうえ, 頰舌的所見は得られず近遠心的所見のみでの判定をせざるを得ない（図5-28）. そこで, ある程度エックス線写真から実際の根尖部の状態を読み取る訓練が必要になるが, それでも多くは経験に基づく想像で補うしかない（現在ではCBCTによりかなりの部分が補われるようになっている）.

　エックス線写真における根管充塡材の垂直的到達度というマクロ的所見だけで根管充塡の成否を論じることは無理がある. だからこそ, われわれは長期経過観察を続けて治癒状態の推移を追い続ける必要がある. 真の治癒判定は長期経過観察によってのみ可能であることを強調したい.

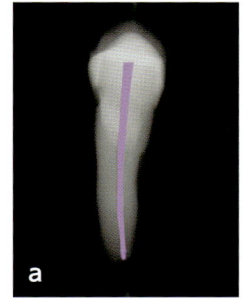

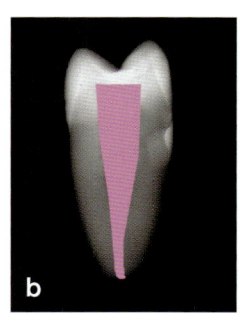

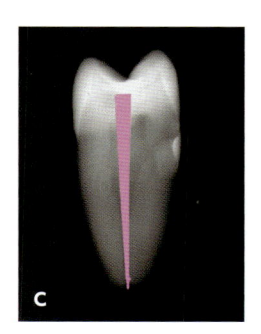

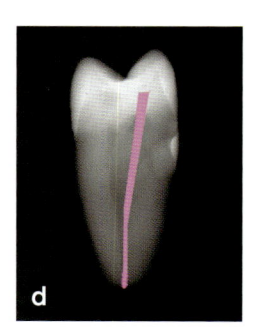

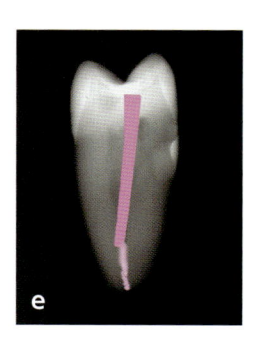

図 5-28 エックス線写真の盲点
a. 近遠心的所見では良好な根管充塡にみえる.
b〜d. 近遠心的所見で良好な根管充塡にみえても, 頰舌的に理想的な緊密封鎖が達成されているとは限らない.
e. ガッタパーチャポイントがかなりアンダーで, 根尖部にはシーラーが緩く入っている.
このすべてが, エックス線写真では同じに写る.

経過観察と対応の盲点と「下川エンド」のポイント

「経過観察はいつまで続ければよいか」という問いにはさまざまな説があるが，自分が手をつけた患歯の経過は，患者が来院するかぎり観察し続けるというのが正解である．経過観察に明確な終わりはない．

われわれはエンド治療に際して100％の成功を期待して行っているが，実際にはある一定の確率で失敗症例が存在する．したがって，失敗することを前程とした考え方をしなければならないし，失敗前程の治療システムとリカバリーシステムが必要となる．そして，リカバリーを高い確率で成功させるためには，治療歯に生じた異常を極力早期に察知しなければいけない．経過観察に終わりはなく，**患者が来院するかぎり，一生涯にわたって定期検診を継続し，異常を察知したら迅速に，的確に，そして柔軟に対応することが肝要だと考える**（症例24）．

本章の最後に，下川先生から教わり，いまも肝に銘じている言葉を伝えたい．

「臨床歴10年なら10年予後が，20年なら20年予後が，30年なら30年予後が出てこなければおかしい」

「ひと月に感染根管の根管充填が5本あるとすると，1年間で60本，10年間で600本になる．そのうち6割が成功したとすると，10年間で360本の成功症例をもっているはずである．40年やっていれば，1,500本近くの成功症例と40年経過症例が出てきてもおかしくない」

この言葉を噛みしめると，いかにエンド治療が難しいものであるか，いかに自分が治したつもりで治せていないかを痛感するのである．

COLUMN

発表には常に全力を尽くすべし

私が臨床の師と仰ぐ下川公一先生はしばしば「俺の師匠は河原さんただ一人」と話す．「河原さん」とは，下川先生の大学の先輩である河原英雄先生（大分県佐伯市開業）のことである．私にとっては師匠の師匠であるから畏れ多い存在であり，直接の細かい指導をしてもらう機会はあまりなかったが，若い頃に大切なことを教わった．

「発表をするときは可能なかぎり全力を尽くしなさい．原稿を書いて暗記するまで何百回も読みなさい．徹夜をしてでも徹底的にリハーサルをして間違わないようにしなさい．相手が誰で，どんな場所で，人数が何人だろうと絶対に手を抜いてはいけません．発表のチャンスを次もまたもらえるという保証はどこにもないのだから，少しでも全力を尽くさなかったら，二度とチャンスは来なくなります」

それ以降，私はこの教えを忠実に守ってきたつもりであったが，いまから6年前の北九州歯学研究会発表会で前夜に飲みすぎてしくじったことがある．その会場に河原先生はいなかったが，終わったあと下川先生に呼び出されて叱られ，泣くまで許してもらえなかった．

師から弟子へ，弟子から孫弟子へと脈々と流れる貴重な教えを授けてもらった私は果報者である．最近では，「発表」の部分を「日常臨床」に置き換えて，もうひと頑張りしようかと考えている．

症例 24

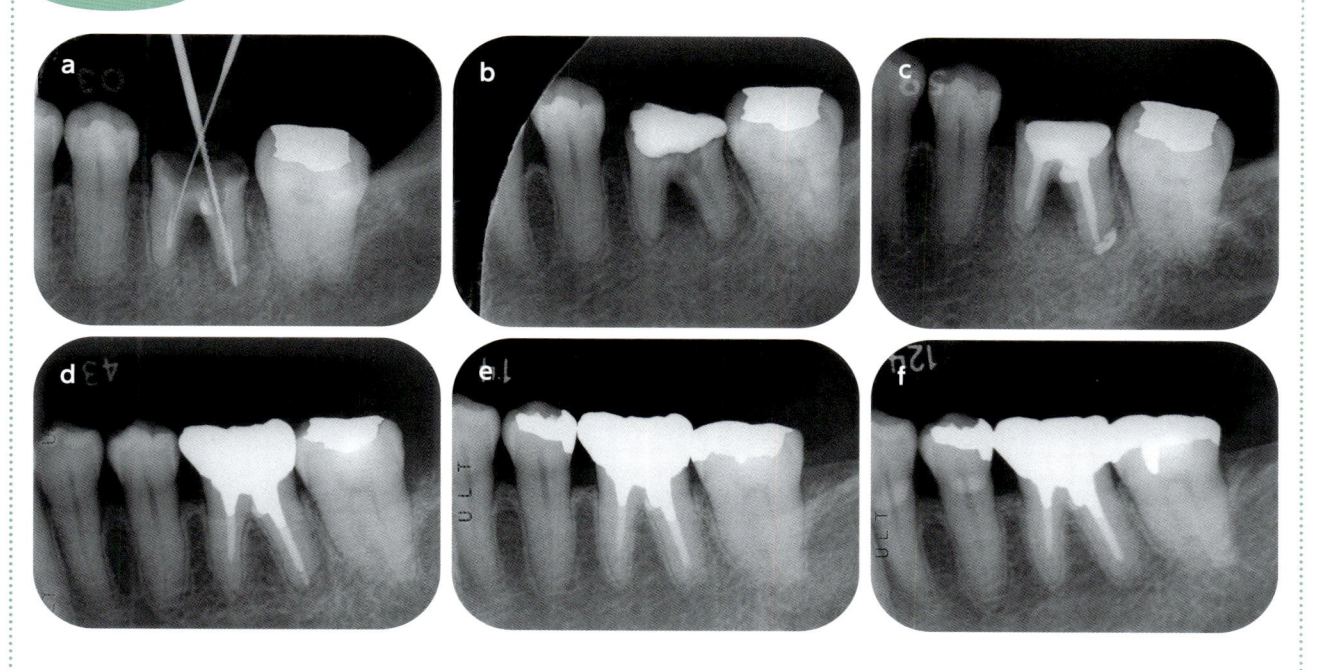

a. 1993年2月，初診時．患者は56歳の女性で，他院で6⃣の抜歯を宣告されて転院．根分岐部にまで及ぶ大きな透過像が存在する．「下川エンド」に取り組み始めた当初であり，遠心根はオーバーインスツルメンテーションしている．

b. 1993年3月，治療開始1カ月経過時．根管拡大・根管形成ができたかどうか，根管内に異物がないかを確認している．根分岐部のパーフォレーションが確認できる（コーンカット像）．

c. 1993年3月，根管充填時．遠心根管はオーバーフィリングになった．根分岐部はオブチュレーションガッタで封鎖している．近心根管の根管充填はいまからみれば不十分である．

d. 1998年3月，根管充填後5年経過時．根尖部，根分岐部ともに骨の回復が進み，オーバーした根管充填材にも吸収傾向が認められる．

e. 2001年6月，根管充填後8年3カ月経過時．遠心根根尖部にはセメント質が添加し，「骨性瘢痕治癒」が生じている．根分岐部の正常構造も回復し，「下川の基準」を満たしている．この時点では「治癒」ということができる．

f. 2003年3月，根管充填後10年経過時．患歯周囲の歯周組織は健康な状態を維持している．患者は半年に1回の定期検診で歯周治療を継続し，私がエンド治療を行った部位は1年に1回エックス線写真で確認している．また，2年に1回，10枚法で全体のチェックを行っている．

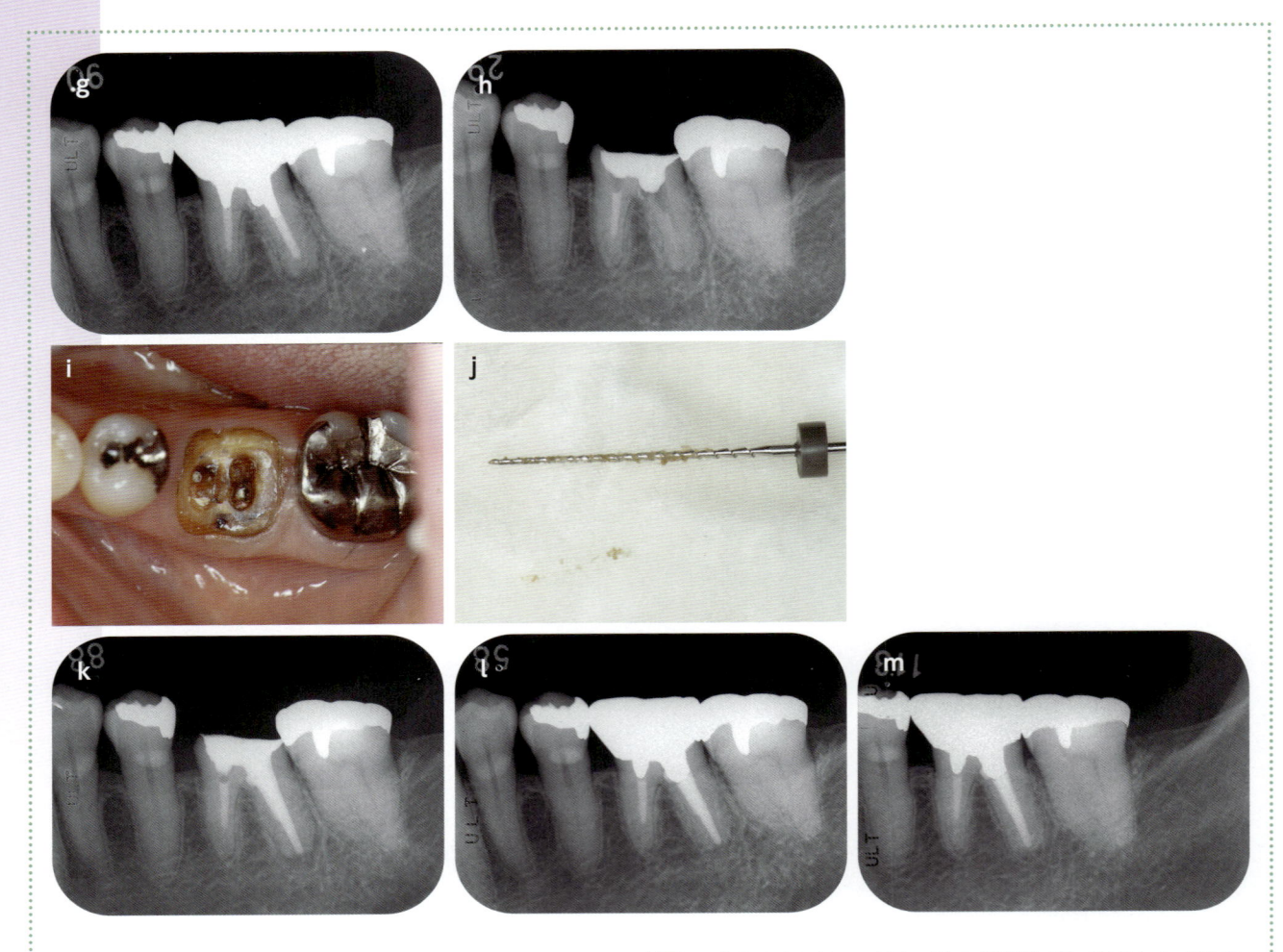

第 2 編 | 根管の分類と治療の実際　基本編

g. 2004 年 2 月，根管充塡後 10 年 11 カ月経過時．患者が 6| の咬合痛を訴えて来院．遠心根根尖部に明らかな病変の再発が認められる．一度は「治癒」といえる状態になっても，長期経過のなかでは再発することがあるからエンド治療は難しく，だからこそ経過観察の継続が必要となる（再発の原因として，3| の摩耗による側方圧の過剰が考えられた）．

h. 補綴物を除去して再治療を行った．大臼歯にはポスト式分割コアを装着しておくと，歯質削除量が抑えられるうえに，いざというときのメタルコアの除去も比較的容易にできる．

i. エンド治療中の根管内の状態．ガッタパーチャポイントを除去してみると，根管壁にはデブリーが残っている．「根管内の無菌化」を実践するのはきわめて困難であることを実感させられる．

j. ファイルで掻き出されたデブリー．一生懸命に根管拡大・根管形成，根管消毒したつもりであったが，頰舌的な拡大が不足していた．細いサイズのファイルで鋸を引くように徹底的に拡大を行った．

k. 2004 年 3 月，再根管充塡時．「下川エンド」の通法に従い，ガッタパーチャポイントとシーラー（AH26）による側方加圧根充を行った．

l. 2005 年 10 月，再根管充塡後 1 年 7 カ月経過時．遠心根根尖部の透過像には明確な縮小傾向が認められるが，「下川の基準」に照らすと，歯根膜腔と歯槽硬線の薄く均等な幅での連続性は十分に回復されておらず，まだ「治癒」とはいえない．

m. 2012 年 12 月，再根管充塡後 8 年 9 カ月経過時．初診時 56 歳であった患者は現在 78 歳となり，一人暮らしが困難なため数年前から家族と一緒に大阪で暮らしているが，年に 1 回帰省した際に必ず立ち寄ってくれる．

第3編
根管の分類と治療の実際
アドバンス編

第3編　根管の分類と治療の実際　アドバンス編

6章 感染根管-吸収根管への対応

● 感染根管-吸収根管の症例に取り組む前に

■ まずは基本的な症例での失敗を減らしたい

　第2編では，主に健全歯髄（分類 A-1-1）から感染根管-非吸収根管（分類 B-3-1）までの比較的対応が容易な根管について，治療に必要な理論と実践方法を解説した．

　エンド治療において「簡単」という言葉を使うことはできないが，臨床診断の精度を上げ，治療の失敗に直結する盲点を克服し，根管のタイプごとに適切な処置を施せば，これらの根管は比較的容易に治癒に導くことができる．それは，このタイプの根管は基本的に「根尖狭窄部」が存在しているからである．

　抜髄根管や非感染根管では，根尖狭窄部を傷害する危険性を減らすためにそのやや手前までを器具操作の範囲とし，感染根管でも根尖狭窄部が存在するものでは，その構造を壊さないようにぎりぎりまでの器具操作をする．そのために，エンドメーターを利用しながら，根尖狭窄部を触知できる手指感覚を養っておく必要があることをもう一度強調しておきたい．

■ 治癒の判定は客観的基準をもって厳しい眼で行う

　基本的な症例に対応できるようになったら，次は感染根管-吸収根管（分類 B-3-2）以降の，いわゆる「難症例」に取り組むことになる．

　これらの症例の多くは，頼りとすべき根尖狭窄部が存在しない．しかも，根尖部は吸収を来たしているので，本来の根尖部がどの位置にあったのか，現在の根尖部はどのように吸収しているのかを想像しながら器具操作をする必要がある．そして，この操作が的確・適切に行えたかどうかは，エックス線写真で経過を追って確認する以外に方法はない．間違えても，「根管充填直後」のエックス線写真上で根管充填材が根尖付近まで届いているからといって「治療成功」などと思い込んではいけない．エンド治療はエックス線写真上で白い物体を根尖部まで届かせることが目的ではないし，また，根管充填材が根尖部まで届いていたとしても必ず治るという保証はどこにもない．

　第2編で述べたように，治療結果判定や経過観察に際しては，下川公一先生の提唱する健康な歯周組織におけるエックス線写真像（下川の基準）と比較して行う必要がある．

● 感染根管-吸収根管を狙って治す

　感染根管を高い確率で狙って治すことは簡単なことではない．特に，吸収根管の治療に際しては，どの部位にどのような原因があって根尖病変が発生したのか，根管のどの部分をどうすれば治癒の条件がそろうのかなどをイメージし，治療の目的と手段をしっかり整理して臨む必要がある．

6章 感染根管-吸収根管への対応

私は1993年に「下川エンド」に取り組み始め，それまでなかなか消えなかった根尖病変が「スパスパ」と短期間で消えていく実感をもったのが1996年からであった．そして，ある程度の確信をもって吸収根管を治しはじめたのが1997年頃であった（症例25）．「石の上にも3年」というが，ある程度の結果が出るまでには一定の時間がかかるものである．

現在では，CBCTが想像力の不足を補ってくれるようになっているので，CBCTを使いこなしている所有者の治療成功率は有意差をもって向上しているのではないかと想像する．CBCTを所有する臨床家が「下川の基準」に照らしてどれほどの治癒を得ているのか，リサーチ結果を早くみてみたいものである．

感染根管-吸収根管の作業長

標準的エンド治療の理論においては，エックス線写真上の最根尖部を解剖学的根尖孔と読み，そこから0.5～1.0 mm上方に根尖狭窄部が存在するという前程で治療を進める．これは，抜髄根管でも感染根管でも同じである．さらに，根尖部の歯質を破壊したり，健康な根尖歯周組織を傷害することのないように，そこからやや歯冠側に作業長を求めるため，最根尖部より0.5～2.0 mm上方まで根管充塡することが推奨されている．

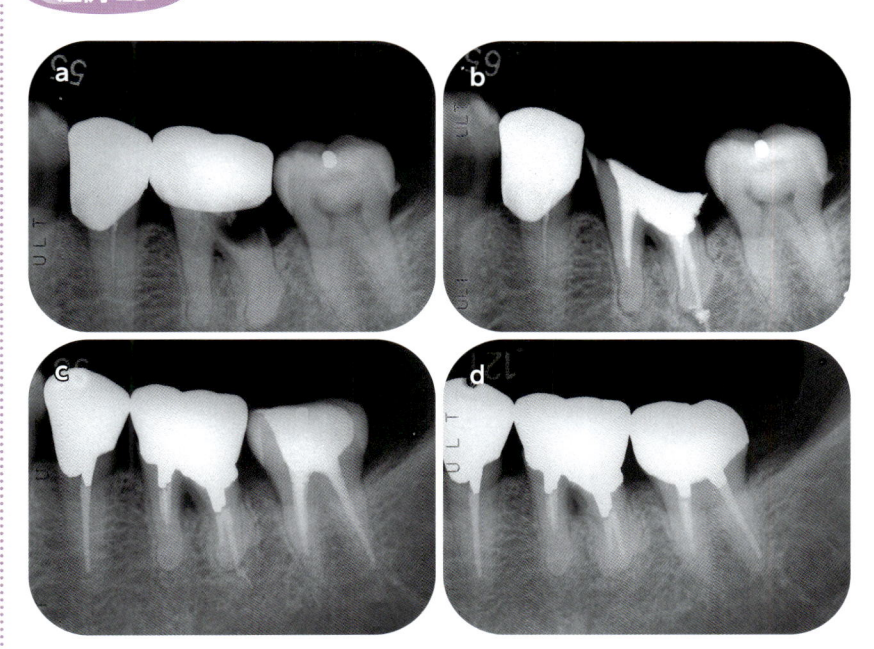

症例 25

a. 1997年7月．患者は63歳の女性で，「6の咬合痛を主訴に来院．遠心根には深い歯肉縁下の齲蝕と根尖部の透過像が認められる．前医からは抜歯を宣告されたとのことであった．
b. 1997年9月，根管充塡時．歯周治療とエンド治療を開始した．遠心根管はガッタパーチャポイント，シーラーともに大きくオーバーしているが，オーバーフィリングで問題ないという信念で臨床を行っていた．
c. 1999年7月，根管充塡後約2年経過時．「6は帯環コア形式の二重冠で対応した．遠心根の根尖部には改善傾向がうかがえる．「7は知覚過敏により便宜抜髄を施してある．
d. 2006年10月，根管充塡後9年経過時．「6遠心根管の根管充塡材は吸収し，セメント質の添加が生じてアンダーフィリングに変化している．根尖歯周組織は安定している．

第3編 | 根管の分類と治療の実際　アドバンス編

　感染根管-吸収根管であっても，その作業長の範囲内に起炎因子が存在し，うまく取り除けて緊密な封鎖ができれば，アンダーフィリングでも治癒する可能性はある（症例26）．しかし臨床では，根管内のどの部分に起炎因子が存在しているかを確認する方法はない．そこで，**感染根管-吸収根管では，根管内の起炎因子をできるかぎり取り残さないために，エックス線写真上の最根尖部まで（エンドメーターで40μA）を作業長に設定している**（図6-1）．吸収根管に限っては「疑わしきは罰する」という方針である．

　したがって，第2編で述べた「根尖狭窄部が存在する根管」に比べて手技の難易度が格段に高くなる．また，繊細な手指感覚をもって行わなければ対応できないので，習得には時間がかかる．それでも，信念と執念をもって取り組みを継続することが大切である．

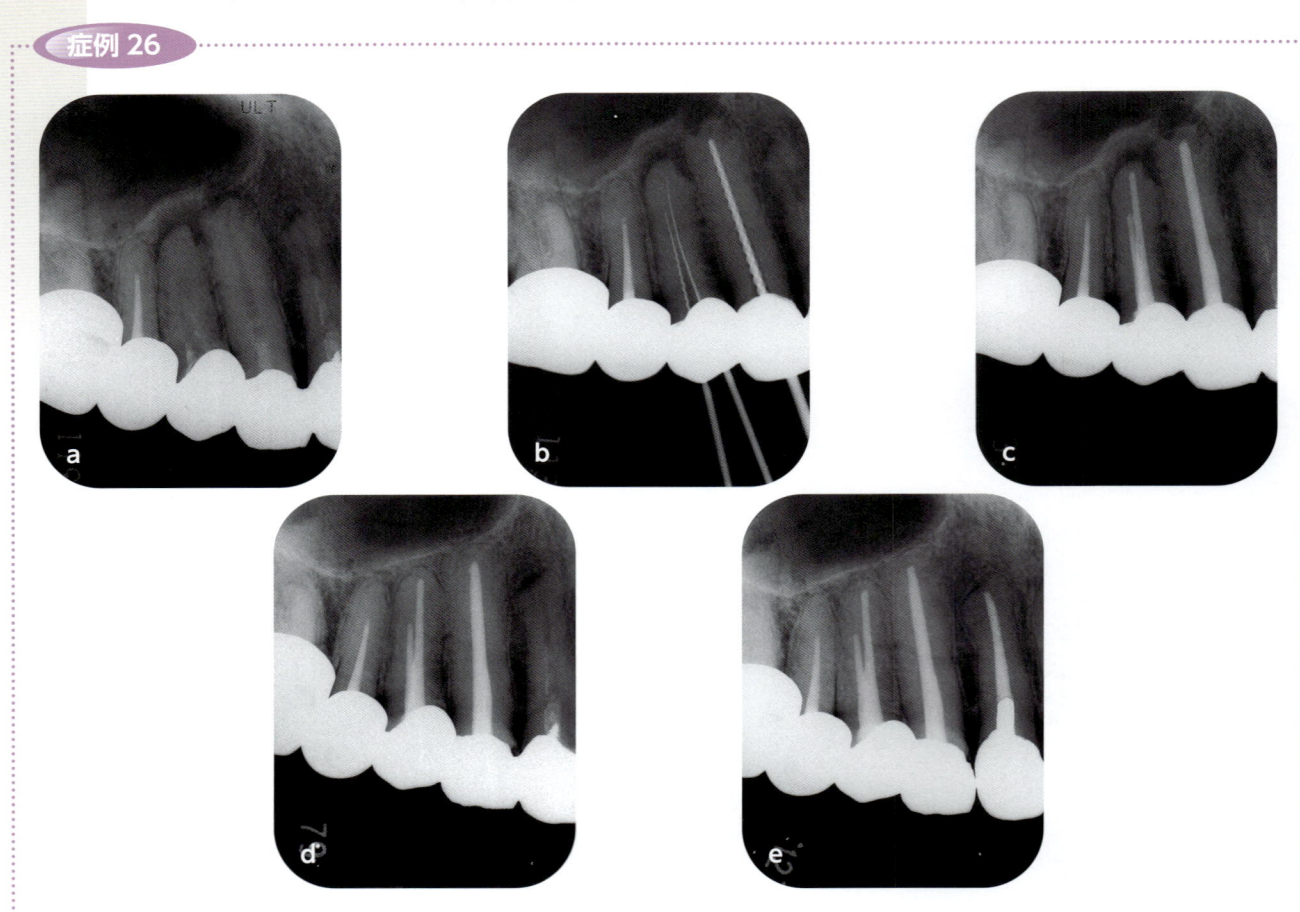

症例 26

a. 1994年9月，初診時．患者は27歳の女性で，3⎤の拍動性自発痛を主訴に来院．3⎤と4⎤の根尖部に吸収が認められ，両歯にまたがって透過像が存在する．

b. 作業長決定時（初診から21日経過時）．滲出液によるエンドメーターの誤差で，この位置が40μAと勘違いした．経験不足による致命的な失敗である．

c. 1994年10月，根管充塡時．吸収根管に対して著しいアンダーフィリングになっている．

d. 2002年12月，根管充塡後8年2ヵ月経過時．たまたま起炎因子を取り除けて緊密な封鎖が達成されたため，透過像は消失した．偶然の成功症例である．

e. 2004年2月，根管充塡後9年4ヵ月経過時．4 3⎤の根尖歯周組織は安定している．このような症例があるからといって，「感染根管-吸収根管はアンダーフィリングで治る」と考えるのは早計である．

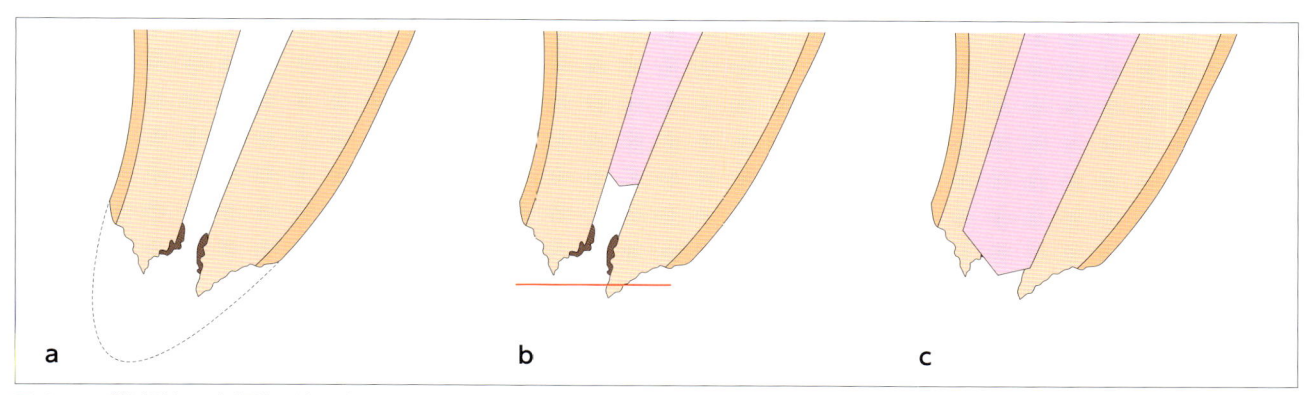

図 6-1 感染根管-吸収根管の治し方
a．吸収根管では最根尖部は解剖学的根尖孔ではない．「吸収根管」という概念をもち，吸収している根管と点線部の正常形態を分けて考える必要がある．
b．吸収根管を正常な形態の根管と誤解してアンダーフィリングにしても起炎因子を取り除ける確率は低い．
c．エンドメーターを用いて 40μA を示す位置まで手指感覚を頼りに根管拡大・根管形成，根管充填を行う．

感染根管-吸収根管のファイリング操作

感染根管-吸収根管では，作業長測定に先だってエンド三角の除去，根管上部のフレア形成，根管中央部の拡大などを行い，ファイルが根尖部までストレスなくまっすぐに挿入できて，ファイル先端のみに抵抗を感じる状態まで準備しておきたい．また，できれば滲出液や出血などがないことが望ましい．

治療時には必ず治療前のエックス線写真をよく観察し，あらかじめ，おおよその作業長を予測しておく．そして根尖部を通過することがないように予想よりも太めのKファイルを選択し，左右に回転させて揉みこむ動きと，わずかな右回転への動きを織り交ぜながら，エンドメーターが 40μA を示す部分まで到達させ，そこを作業長とする．40μA の部分で抵抗感（歯質に食い込む感じ）が触知できたら，その位置からファイルを引き上げながらごくわずかに右回転させてアピカルシートを形成していく．ポイントは「**ファイルを引き上げながら**」**回転させる**ことである．もしも，40μA を示した位置でファイルをそのまま右回転させると，ファイルが根尖部から突き出て根尖部の残存歯質を傷害してしまう可能性があるので注意が必要である．

感染根管-吸収根管を高い確率で狙って治せるようになるためには，治療結果の判定を客観的な厳しい基準で行い，経過観察を継続することが大切である．診断に基づき，理論に沿って治療を完了し，経過観察を続け，「健康な歯周組織のエックス線写真像」が得られてはじめて，「狙って治した」経験ができたことになる．そういう症例を何十，何百と積み重ね，失敗した症例も含めて自分が下した診断と治療行為を振り返りながら検証を重ねることでしか，吸収根管を高い確率で治せるようにはならない．

「下川エンド」の門下生のほとんどがこの手技をマスターしていることを考えると，本気で取り組めば誰にでもできるようになることを強調しておきたい．

典型的な感染根管-吸収根管の治療を症例 27 で示す．

症例 27

初診：1999.4．25歳，女性
主訴：2 1⏌部が痛む．押すと痛い．
問診：以前より 2＋2 補綴物の審美障害が気になっていたが，数ヵ月前から 2 1⏌根尖部にしびれるような違和感を覚え，1週間前から自発痛と圧痛が強くなった．同部の治療時期は不明．
口腔内診査：2＋2 補綴物は劣化が著しく，10年以上経過していると思われた．2 1⏌根尖部に発赤，腫脹などの所見はみられないが，圧痛を認めた．
デンタルエックス線診査：2 1⏌ともに根尖部の根管拡大・根管形成が不十分で，根管壁と根管充塡材の間に空隙が認められる不緊密なアンダーフィリングであった．1⏌根尖部の吸収が著明であった．
診断：2 1⏌は感染根管-根尖病変-吸収根管，⏌1は非感染根管，⏌2は感染根管-根尖病変-非吸収根管と診断し，それぞれに適切な処置を施すことにした．
治療経過：
① 診断，説明の後に患歯の咬合調整と投薬を行ったが，患者が多忙なため本格的な治療は時間ができてから行うことになり，2000年1月から治療を開始した．患者の希望により上顎4前歯を治療することになったが，まずは症状のあった 2 1⏌から着手した．
② 初診時のエックス線写真では 1⏌のみに吸収が認められたが，治療を開始すると 2⏌根尖部も大きく吸収していた．そこで，「下川エンド」に従って根管拡大・根管形成を進め，40 μAのところでアピカルシートを形成した．
③ 治療開始から1ヵ月後，2⏌は滲出液もなくアピカルシートも適切に形成できたため先に根管充塡を行った．
④ 1⏌は疼痛などの臨床症状はなかったものの，滲出液が止まらなかったため治療回数がかかり，治療開始から3ヵ月後にようやく根管充塡を行うことができた．根尖部の吸収が大きく，根尖孔も広く開口してアピカルシートを形成することができなかったため，根管のテーパーを利用して封鎖した．
⑤ 1⏌の根管充塡から5ヵ月後，2 1⏌の根尖病変に治癒傾向が認められることを確認し，テンポラリーを維持するための仮コアを装着して，⏌1 2 の治療を開始した．
⑥ ⏌1 2 の根管充塡後，2 1⏌にメタルコアを装着した．
⑦ 1⏌の根管充塡から11ヵ月後，根尖歯周組織の改善傾向が認められたため，最終補綴処置を開始した．補綴物はしばらく仮着をし，1年間の経過観察後に装着した．
⑧ 患者は治療後，遠方に転居したため，1⏌の根管充塡から7年8ヵ月後の定期検診を最後に来院が途絶えていたが，2013年10月に別部位の主訴で来院した．

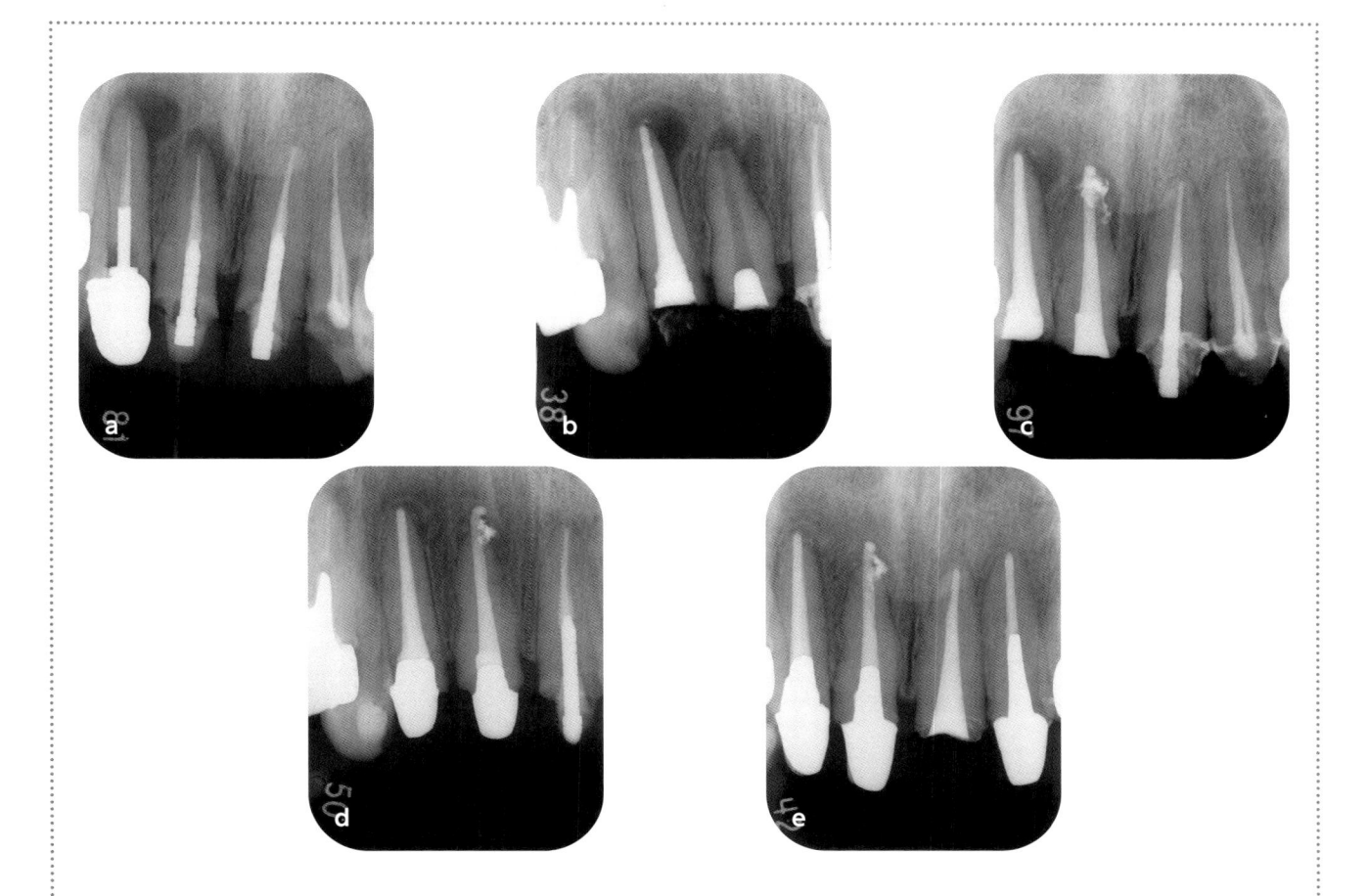

a. 1999年4月，初診時．$\underline{2\,1|}$には不緊密なアンダーフィリングが施され，根尖部に大きな透過像が認められた．$\underline{1|}$根尖部の吸収が著明であった．咬合調整，投薬の後，テンポラリーを装着した状態で患者の都合によりしばらく治療を中断した．

b. 2000年2月，$\underline{2|}$根管充塡時．アピカルシートを形成して緊密な封鎖が達成できた．$\underline{1|}$根尖部の吸収状態がよくわかる．

c. 2000年4月，$\underline{1|}$根管充塡時．アピカルシートを形成できず，ガッタパーチャポイント，シーラーともに根尖孔外に著しく溢出している．オーバーフィリングはよくないとされているが，根管充塡材をオーバーさせないことよりも根尖部を緊密に封鎖することを優先させ，確信をもって行った根管充塡である．

d,e. 2000年9月，$\underline{1|}$根管充塡後5カ月経過時．透過像の縮小傾向を確認して，テンポラリーを維持するための仮コアを装着した．その後，$\underline{|1\,2}$もエンド治療を行い，順次メタルコアを装着した．

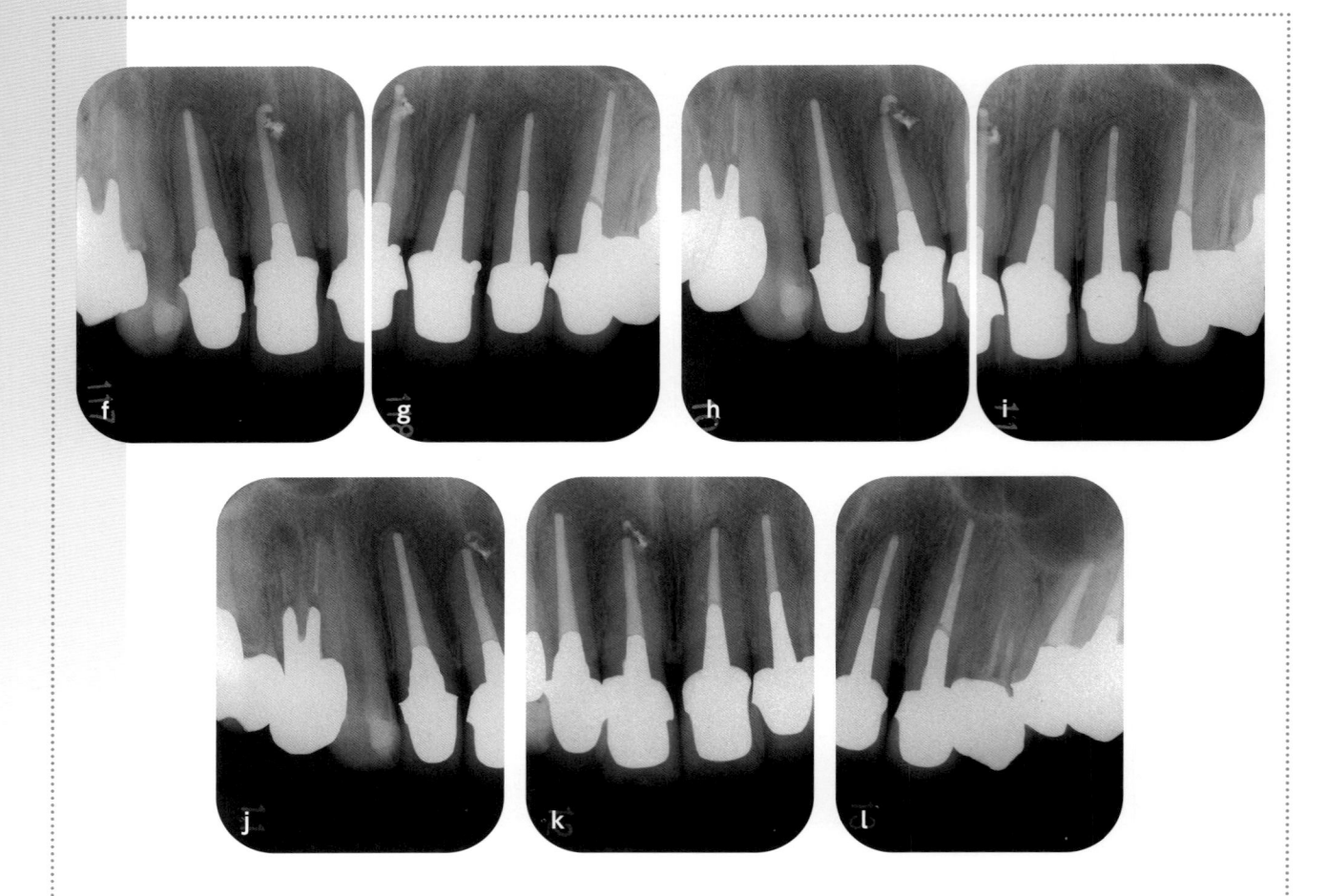

f,g. 2001年3月，1| 根管充填後 11 カ月経過時．透過像の縮小傾向を確認して補綴物を仮着した．このとき，1| の根尖病変は完治していないことを伝えた．

h,i. 2002年6月，補綴物装着時．1| の透過像は治療前に比べれば著しく縮小し，臨床症状もなくなっているが，完治した訳ではないため経過観察が必要なこと，歯冠側から行うエンド治療としては限界まで行っているため，もし将来，根尖病変が再発した際には同じ治療法での対応が難しく，歯根端切除術で対応するしかないことを説明し，同意を得た．

j〜l. 2013年6月，1| 根管充填後 13 年 6 カ月経過時．オーバーしていた根管充填材は完全に吸収し，わずかにシーラーは残るものの 1| 周囲の歯根膜腔と歯槽硬線の薄く均等な幅での連続性が回復している．標準的な |1 2 のメタルコアと比べ，2 1| のメタルコアが短いのは，患者には「次は歯根端切除術で対応するしかない」といっておきながら，再度歯冠側からのエンド治療を行う可能性を捨てていないためである．このくらいの執念と周到な準備をしたうえで感染根管-吸収根管の治療に取り組んでほしい．

COLUMN

メタルコアは原則を守ればベターチョイス

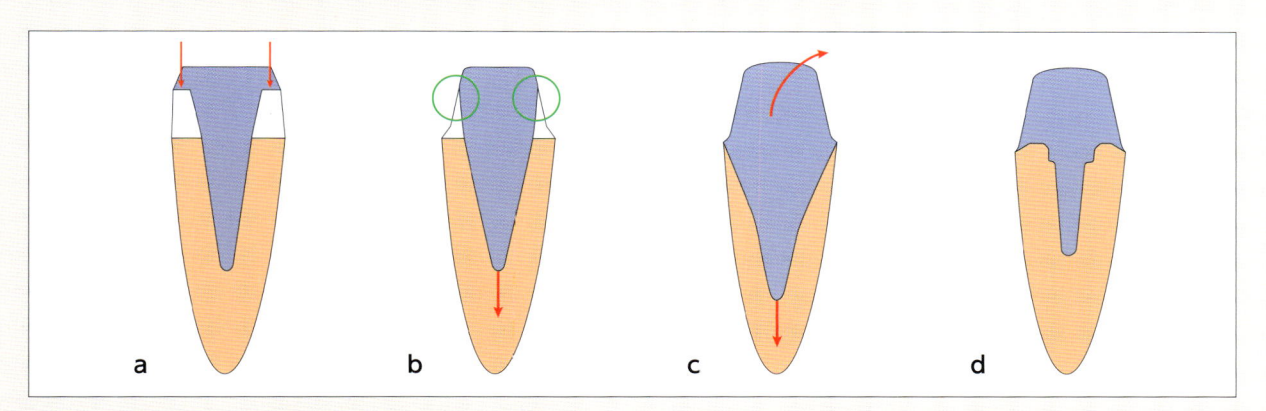

a　　　　b　　　　c　　　　d

　aの状態でコアを装着して支台歯形成を行うと，支台歯形成終了後はbの状態になり，垂直方向のストッパーがなくなって，くさび効果により歯根破折が生じる．また，○部の脆弱な歯質により二次齲蝕や脱離が生じる可能性が高い．cの状態では早期の脱離や歯根破折，二次齲蝕の発生が懸念されるので，挺出や外科処置によりdの状態にする必要がある．過去に「メタルコアだから破折した」として提示された症例の多くがこの原則を無視したものであった．この形態ではファイバーコアでもレジンコアでも同じ結果になるので，原則を無視して材料のせいばかりにしてはいけない．

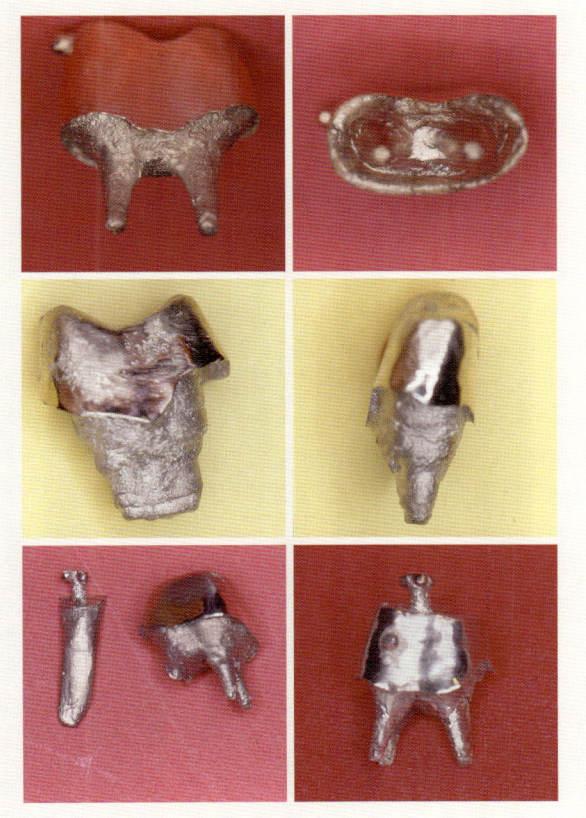

メタルコアはしっかりと残存歯質を囲むデザインにして回転防止策を施すことが重要．複数根管の大臼歯は分割ポスト式が基本と考える（写真は症例32で実際に装着したメタルコアである）．

第3編 根管の分類と治療の実際 アドバンス編

7章 さまざまな難症例への対応

● エンド難症例と診断したら

■ まずは諦めずに通常のエンド治療を行う

　昨今，特に都市部では，難症例とみるや早々に治療を放棄したり，言葉巧みに抜歯や自費診療に誘導して，エンド治療で治すことを放棄する術者が少なくないと聞く．また，専門医のなかには，そのような症例に対して通常のエンド治療を行うことなく歯根端切除術に血道を上げている人が多いようである．患者にとってはエンド治療の最後の砦ともいえる専門医が，本来のエンド治療を放棄して歯根端切除術に邁進している現状に，エンド治療の分野が抱える根源的問題が表出しているのではないだろうか．

　私が開業するのは九州の小さな田舎町であるが，十数年前から「この歯はもうダメ」「抜いてインプラントをするしかない」と宣告され，納得できずに転院して来る患者が増えている．そして実際に診察してみると，何の変哲もない普通の感染根管であったり，わずかな工夫をすることで保険診療の枠内で十分対応可能な症例であったりすることが多い（症例28〜31）．普通に治療すれば十分に保存が可能な歯を，時間がかかって採算が取れないという理由で治療を放棄したり，収益を上げるために抜歯してインプラント処置を行う歯科医師が増えている現状がインプラントバッシングを引き起こしたことを，歯科界全体の問題として考えていく必要があるだろう．

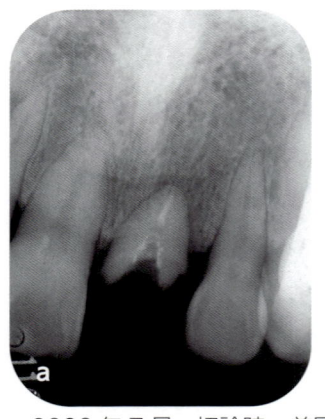

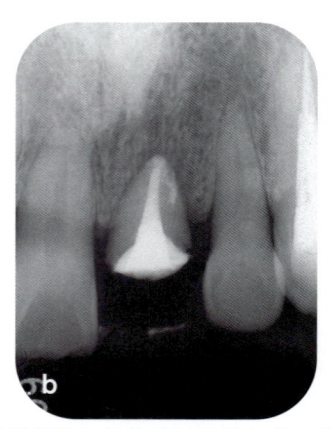

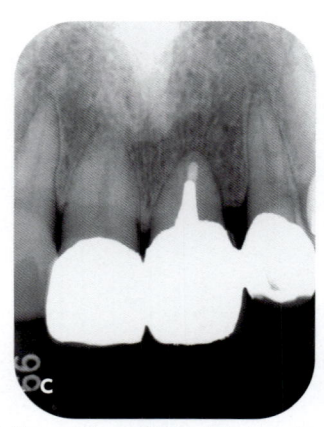

症例 28

a. 2000年7月，初診時．前医では「|1 は数年後には抜歯になるから，どうせならいま抜いてインプラントにしたほうがよい」との説明を受けていた．
b. 2000年7月，根管充填後．ガッタパーチャポイントはちょうど根尖部で止まり，シーラーが大きく溢出している．
c. 2009年3月，根管充填後8年8カ月経過時．両隣在歯の舌側面をわずかに形成し，接着性レジンセメントを利用した連続冠としている．保険診療である．

7章 さまざまな難症例への対応

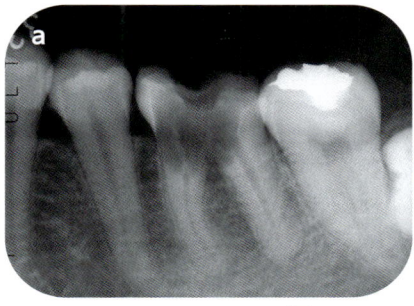

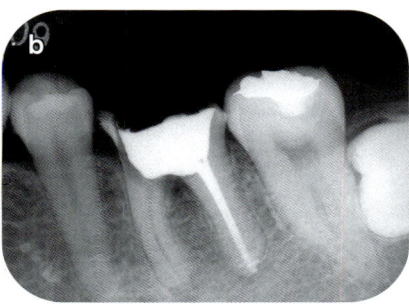

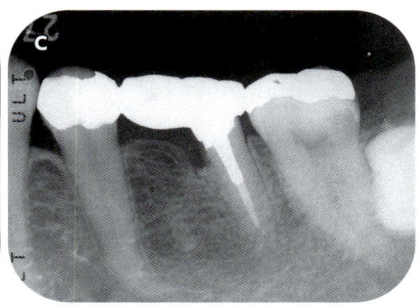

症例 29

a. 2000年4月，初診時．6 は近遠心根ともに骨縁下に達する齲蝕が存在していた．
b. 2000年6月，遠心根管の根管充填時．この後，遠心根の外科的挺出と同時に，近心根の戦略的抜根を行った．
c. 2013年12月，補綴後13年経過時．5 7 に齲蝕があったため，最少の形成により接着性レジンセメントを利用したブリッジを装着している．保険診療である．

症例 30

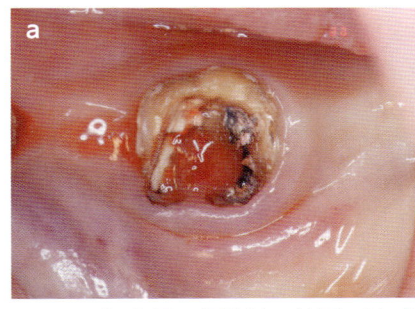

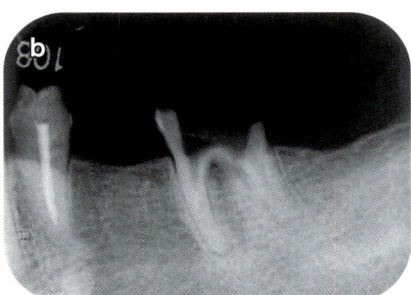

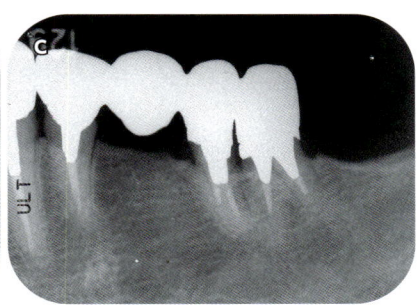

a. 1999年3月，初診時．前医では「6 を抜歯して2〜3本のインプラントが必要」との説明を受けていた．
b. 同エックス線写真．歯周組織のコントロールさえできれば歯根は残せそうである．歯周外科の後にエンド治療を行ったところ，根管はすべて閉鎖根管であった．
c. 2014年8月，補綴後15年経過時．補綴物は力に対応するために二重冠方式のブリッジとした．

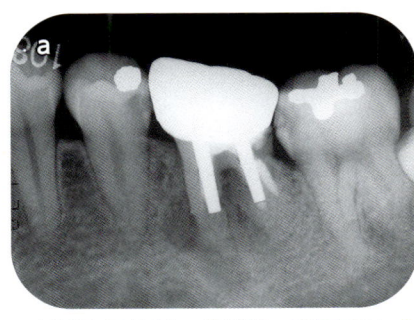

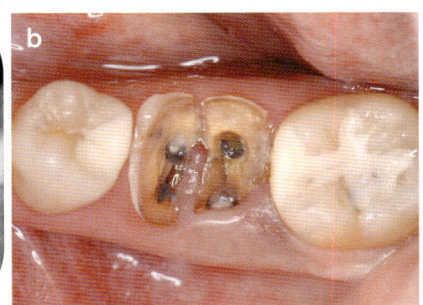

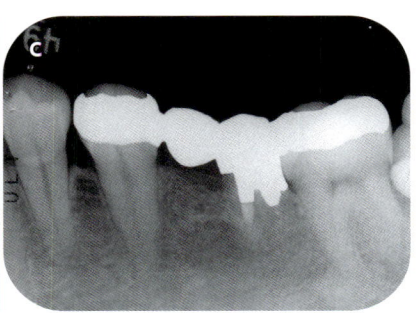

症例 31

a. 1998年5月，初診時．前医では「6 は抜歯するしかない」との説明を受けていた．
b. 補綴物を除去すると深い歯肉縁下の齲蝕が認められた．歯周外科をしないと対応できない症例である．エンド治療を行ったところ，近心根は軟化象牙質だらけで大きなパーフォレーションがあったため，戦略的抜根を行った．
c. 2014年7月，補綴後15年経過時．5 7 に齲蝕があったため，接着性レジンセメントを利用したブリッジを装着している．接着の技法を使っているが，保険診療で対応してある．

第3編 ｜ 根管の分類と治療の実際　アドバンス編

■ 難症例への対応の基本方針

　私の難症例への対応方針を図7-1に示す．私は，もし最初の診断で難症例であると判断したとしても，まずは一度，通常のエンド治療を行うべきであると考えている．そして，一定期間の経過観察の後に再評価を行い，必要ならば再度，エンド治療を施す．その後，一定期間の経過観察と再々評価を行い，必要があり患者が許容した場合は3回目のエンド治療を行うところまでが歯科医師の責任ではないかと考える．それでも治らない場合にはじめて，歯根端切除術，意図的再植術，戦略的抜根や戦略的抜歯などのオプションが許されるのではないだろうか．

　最近では，一度エンド治療を行って経過が思わしくない場合，さらに経過を観察したり再治療をしたりすることなく，いきなり種々の代替療法を行う例が少なくないようである．しかも，それらの代替療法は自費診療で行われていることも多いと聞く．しかし，自分あるいは家族が体調を崩したときには，まずは保険証を持って病院に行くはずである．自分がしてもらっていることは自分の患者にもしてはどうだろうか．

　エンド治療は基本的に保険診療で行うことになっているから，保険医であれば保険診療で行うのが筋であると考える．エンド治療を一度も行うことなく，早期に「もう抜歯をしてインプラントにするしかありません」と説明するときは，その歯がもし自分の歯であったとしても同じことをするのか，よく考えてみてほしい．

　患者は，われわれ歯科医師が常に研鑽を積み，最新の知識と技術を身につけ，自分（患者）の利益を最優先に考えて治療してくれるものと信じている．一部ではあっても歯科医師側の経済的（経営的）な理由で，患者にとって最善の治療よりも医院経営にプラスとなる治療が優先されている現状を患者が知ったら，患者はどう思うだろうか．われわれはプロフェッショナルとしてのプライド，責任感，倫理感をもって治療にあたらなければならないと思う．

■ 難症例患者への基本的アプローチ

　難症例患者に接する際の私の基本的な対応姿勢を表7-1に示す．

　難症例となり，他院の治療に不満をもって転院してくる患者の多くは，治療内容そのものよりも歯科医師の対応に不満をもっていることが多いように感じる．口腔内を一見しただけで抜歯を宣告されたり，もう打つ手はないと突き放されたり，自分の訴えを十分に聞かずに治療方針を決められたりすると，自分のことを真剣に考えていないと感じ，その不満に我慢できずに転院するのである．

　そこで，まずは患者の訴えを十分に聞くことから始める．会話をするときはマスクを外し，相手の顔をみながら頷いたり，相槌をうったり，相手の言葉をオウム返しに繰り返したり，時には感嘆したり，とにかく親身になって真剣に聞いていることを感じてもらうように努力することが大切である．

　そのうえで，主訴には迅速に的確に対処する．初診時には必要な情報・資料を収集したうえで，疼痛，機能障害，審美障害などの主訴に迅速に適切に対応することが求められる．

　患者は，複数の医院で治療が不可能との説明を受けているので，自院でも早々に諦める姿勢をみせてはならない．100%治療不能と判断できるとき以外は，最初から諦めずに全力をつくす姿勢が大切である．

7章 さまざまな難症例への対応

私が1999年に経験した難症例を症例32で示す.

本症例で訴えたいことは，①難症例と思っても諦めない，②必ず歯周治療を併行し，歯槽骨の吸収を防ぐ手段を講じておく，③治療を終了して定期検診に移る際には「長くはもたないかもしれないが，できるかぎり保存するためにメインテナンスが必須．抜歯になったときに固定性補綴を望むならばインプラントの使用が有効」という説明をしておくことである．

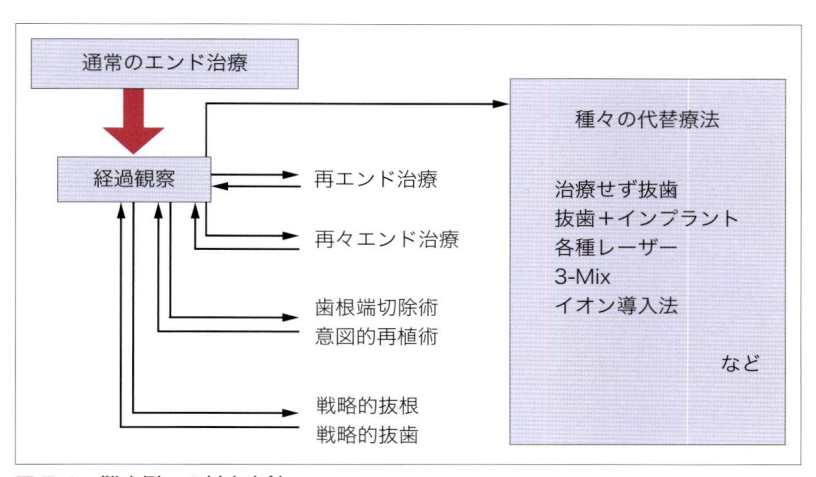

図7-1 難症例への対応方針

表7-1 難症例患者への対応方針

1) 難症例と思っても，最初から諦めてかからない．
2) 患者の訴えをよく聞く．真剣に聞いている姿勢を相手に感じとってもらう．
3) まずは迅速かつ適切に応急処置を施し，主訴に対応する．
4) 資料を収集し，根拠を提示しながら，"ダメもと"での治療になることを説明する．
5) 歯周基本治療を併行し，保存できるか判定するために必要な時間をつくる．
6) 治療期間を通じて諸説明を繰り返し行い，理解できているかどうかを確認する．
7) 万一，抜歯になっても，歯槽骨が減るのは防ぎたいという考えを理解してもらう．
8) 確実に保存できる見通しがついてはじめて，「残せるかもしれない」ことを伝える．
9) 治療後，「長くはもたない歯である」ことを再度，十分説明して理解してもらう．
10) できるかぎり保存するためにはメインテナンスが必須であることを理解してもらう．
11) そのうえで，抜歯になったときにはインプラントが使用できることを説明しておく．

症例 32

初診： 1999.4．56歳，女性
主訴： 下顎右側臼歯部が痛くて噛めない．
問診（前医までの経緯）：
①かかりつけの歯科医師に痛みを訴えても，歯科衛生士による洗浄のみでほかの治療を受けられなかった．
②友人にすすめられて転院したが，そこでは 6 5| の抜歯といわれ，それが嫌で当院に来院した．
口腔内診査： 体調が不良であったこともあり，5| の急性化膿性根尖性歯周炎と 6| 遠心根の辺縁性歯周炎の急性発作を起こしていた．
デンタルエックス線診査： 6 5| の根尖部には透過像が認められた．5| は骨縁にまで達する歯肉縁下の齲蝕であり，6| 遠心根は保存不能であった．
診断： 5| および 6| 近心根管は感染根管であり，5| は吸収根管と診断した．
治療経過：
①患者に症状と方針を説明し（下表参照），同意が得られたので，6| の補綴物を除去して洗浄・投薬を行い，歯周治療を開始した．
②治療開始から3カ月後に歯周環境が改善し，自然挺出が起こってストッピング仮封が可能となった．
③エンド治療が可能となったので治療を開始した．
④根管充填後，しばらく経過を観察し，臨床症状がないことを確認してメタルコアを装着した．
⑤テンポラリーで10カ月間経過を観察した後，補綴処置に移った．補綴物は3カ月間仮着してブラッシング，咬合などの確認，調整を行った後に装着した．

患者に説明した事項

> 1) 前医が抜歯を宣告したのが当然の難症例である．
> 2) 通常なら抜歯をしてブリッジか部分床義歯になる．
> 3) しかし，私自身の歯だと仮定すれば，すぐに諦めるのではなく，一度は保存の努力をしてほしいと思う．
> 4) 残せる可能性は高くはないが，やるだけやってみる価値は十分にある．
> 5) 長くはもたないかもしれないができるかぎり保存したい．
> 6) もし抜歯になっても，治療をすることで歯周環境が改善し，歯槽骨の吸収を最小限に抑えられる．
> 7) 歯槽骨を温存できれば，抜歯になったときにインプラントも適用でき，治療の選択肢が広がる．

本症例は一見して難症例であるが，患者は藁にもすがる思いで来院しているので，なんの処置もせずに早期抜歯することは避けなければならない．上記の事項を繰り返し，わかりやすく説明しながら，主訴への対応と歯周治療を開始した．

7章 さまざまな難症例への対応

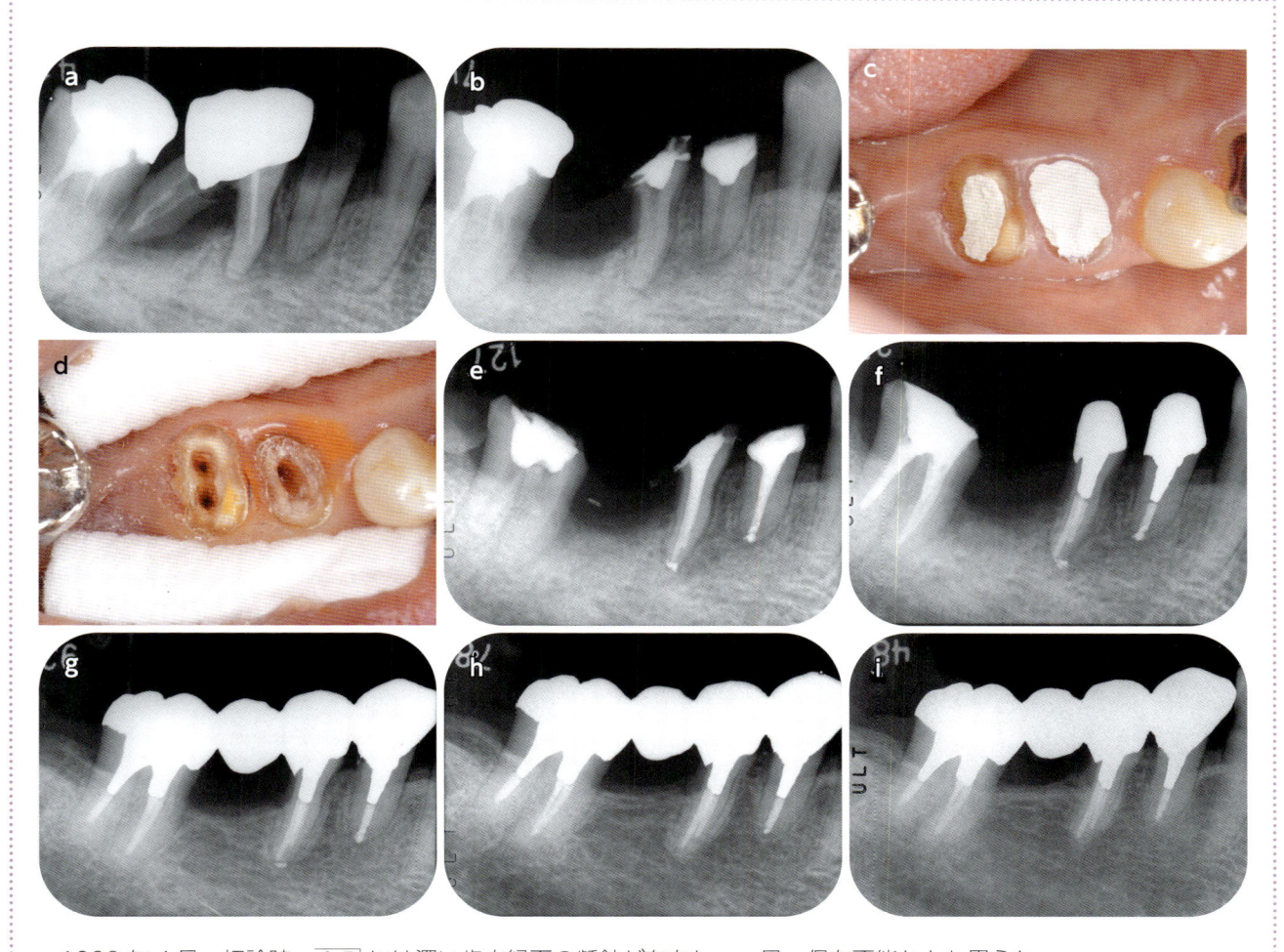

a. 1999年4月，初診時．6 5|には深い歯肉縁下の齲蝕が存在し，一見，保存不能かとも思えた．

b. 1999年8月，歯周治療開始後3カ月経過時．自然挺出が生じ，歯肉縁下にあった齲蝕が歯肉縁上に出てきた．

c. 1999年8月，エンド治療開始時．歯肉辺縁を電気メスで整形してストッピング仮封を行っている．

d. 歯肉溝滲出液も十分にコントロールされ清潔域が確保できた．これで，エンド治療が可能となった．

e. 1999年10月，根管充塡時．オーバーフィリングとなっている．

f. 1999年11月，メタルコア装着時．本症例のような残根歯には，いまだにメタルコアがベターチョイスである場合が多い．

g. 2000年8月，補綴物装着時．根管充塡後に10カ月間テンポラリーで状態を確認した後，補綴物を3カ月間仮着し，装着した．6|近心根根尖歯周組織には改善傾向が認められる．

h. 2004年5月，根管充塡後4年7カ月経過時．溢出した根管充塡材は吸収するとともにセメント質の添加が生じ，はじめからアンダーフィリングであったかのようにみえる．日常的に経過を観察していないと，このトリックに騙され，「アンダーフィリングだから経過がよい」と思ってしまう．

i. 2010年7月，根管充塡後10年9カ月経過時．辺縁歯周組織，根尖歯周組織ともに健康な状態を維持している．抜歯となりそうだった歯を10年間保存できた意義は大きい．

第3編 根管の分類と治療の実際 アドバンス編

非囊胞性疾患への対応

　ここで，感染根管-根尖病巣-非囊胞性疾患（分類 B-4-1）への対応法を解説したい．典型的な根尖病巣としては歯根囊胞があるが，囊胞を形成していなくても起炎因子が明らかに根尖孔外に存在するものは根尖病巣と診断する．すなわち，根尖孔外に存在する起炎因子そのものを病巣と考えて対応することになる．

　根尖病巣-非囊胞性疾患は根尖孔外に起炎因子が存在するので，理論上は歯冠側からの通常のエンド治療では治せないことになる．

　しかし，臨床において，患歯が根尖病変-吸収根管であるか根尖病巣-非囊胞性疾患であるかを鑑別することはきわめて困難なので，前述のとおり，**まずは通法に従って歯冠側からのエンド治療を行い，経過観察をする**ことが必要である．

　現在，私は経験上，8カ月を目安に経過観察を行い，臨床症状の変化やエックス線写真における病変の変化などを勘案しながら，テンポラリーあるいは補綴処置に移行するか，経過観察を続けるか，再度エンド治療を行うか，意図的再植術などの外科処置に踏み切るかを決定するようにしている．

　根尖病巣-非囊胞性疾患はこれまで，治癒しにくいうえに原因が特定できないため，「難治性根尖性歯周炎」などとよばれ，実効的な対処方法は示されてこなかった．したがって，治療前には超難症例であることを患者に十分説明し，治療上の問題点と治療の特殊性を理解してもらい，患者自身が患歯を保存することにどこまでこだわりがあるのか，術者の技術や実績はどうなのかを洗いざらい明確にしたうえで治療方針を決定したほうが安心である．根尖病巣の治療に取り組むには相当の覚悟がなければ，かえって患者を苦しめる結果になりかねない．

　治療方法としては，まずは通常のエンド治療を行い，経過観察後に再治療，再々治療を行い，**それでも治らない場合は診断を目的としたフラップ手術や意図的脱臼を行い，直視で状況を確認した後に必要に応じて歯根端切除術や逆根管充塡を行って再植する**という方法で対応するよりほかにないのが実情である．

　根尖病巣-非囊胞性疾患に意図的再植術で対応した症例を 症例33 で提示する．

　この症例では最終的に患歯は抜歯となったが，抜歯と宣告された患歯を意図的再植術により13年間保存できたことは，患者にとって無意味ではなかったと考えている．

症例 33

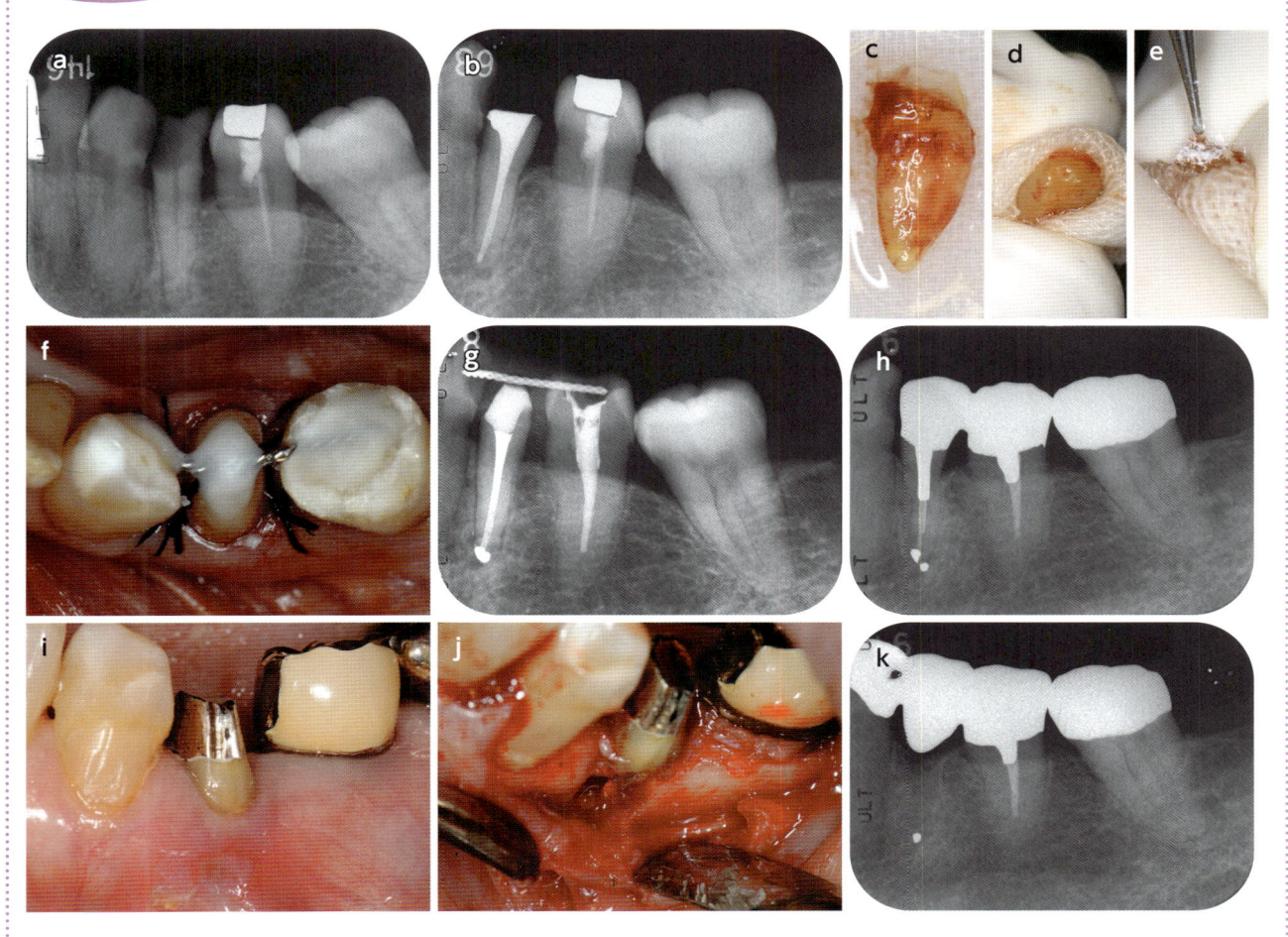

a. 1997年5月，初診時．患者は66歳の女性で，他院で￣4￣のエンド治療を受けたが咬合痛，根尖部圧痛が引かず，前医から抜歯を宣告されて転院．￣4￣は根尖部に吸収が認められ歯根膜腔，歯槽硬線の肥厚が生じている．軟化象牙質の残存や根管口の明示がなされないままでの開放が気になった．

b. 1997年10月，根管充填後3カ月経過時．感染根管-吸収根管と診断して治療を開始したが，根管充填後も咬合痛が改善せず，根尖部の透過像にも変化がないので，診断のための意図的再植術を行うことにした．

c〜e. 患歯を歯槽窩外に取り出してみると根尖部には明らかに吸収が認められ，根尖孔が大きく開口し，歯根膜が付着していない領域が明確に確認できた．残存歯根膜および歯根面を生理食塩水で濡らしたガーゼで保護しながら，倍速コントラにつけたRCBバーで汚染根面を廓清し，根尖孔からわずかに上部まではラウンドバーで軟化象牙質を削りながらアンダーカットを付与してアマルガムで封鎖した．

f. 歯槽窩に戻し，両隣在歯とスーパーボンドで固定した．

g. 1997年10月，固定直後．根尖部がアマルガムによりしっかり封鎖されているのがわかる．2週間で縫合も固定も除去したが臨床症状はすぐに消失した．

h,i. 2010年1月，意図的再植術後約12年経過時．臨床症状もなく経過していたが，￣5 根尖部の炎症症状を惹起した．

j. 2011年1月．歯周治療を行っても症状が変化しないため歯肉弁を剥離して確認すると，歯根は歯頸部を残して吸収していたため抜歯した．骨性癒着によるものと思われた．

k. 2013年12月，抜歯後1年11カ月経過時．最終的にはブリッジになったが，約13年間保存できた意義は大きいと考える．

第3編 | 根管の分類と治療の実際　アドバンス編

🟣 歯根囊胞への対応

次に，感染根管-根尖病巣-歯根囊胞（分類B-4-2）の対応法を解説したい．

歯根囊胞は以前であれば，抜歯をして全摘出するか，歯根端切除術をして全摘出するしかなかった．いまでも最終的には歯根端切除術を行わなければならない場合もあるが，その前にまずは通常のエンド治療を行い，急性症状を鎮めて病巣の縮小をはかったほうがよいと考える．

根尖病巣と根尖病変との最大の相違点は，エックス線写真上の透過像が「病変」ではなく「病巣」であるということである．さらに囊胞内層は重層扁平上皮に裏層され，内部にはコレステリン結晶に富む液状内容物が貯留している．しかも貯留液は，宿主の免疫応答によりさらに内圧を高めて拡大する傾向がある．したがって，貯留液への対策と上皮壁を破壊することが治療におけるポイントとなる．

歯根囊胞への基本的対応を図7-2，実際の症例を症例34に示す（第2編5章で紹介した症例22も典型的な歯根囊胞である）．

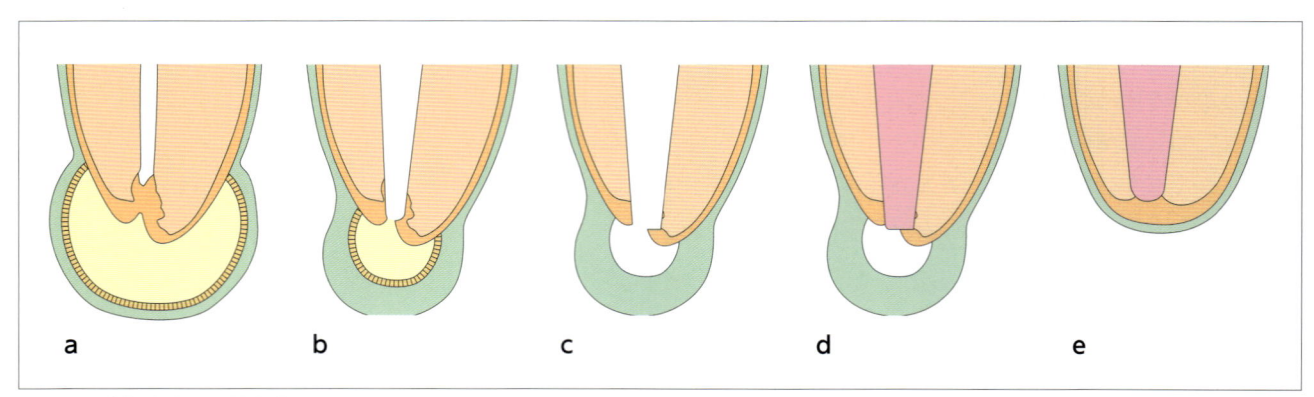

図7-2　歯根囊胞への対応法
a, b. まず根尖を穿通させ，根管をドレーンとして排膿減圧をはかる．
c. 根管拡大・根管形成を行った後，化膿性の排膿が漿液性の滲出液に変化して量も減ったら，40μAの位置にアピカルシートを形成する．滲出液が止まるか，ごくわずかであることと，疼痛や腫脹などの臨床症状がないことを確認したら，囊胞内壁上皮を破壊する目的で根管内に水酸化カルシウム剤を填入する．私は月に1回の入れ替えをしながらしばらく経過観察し，3カ月目，6カ月目にエックス線写真を撮影して透過像の縮小傾向，根尖歯周組織の改善傾向を確認している．
d, e. 透過像の縮小と根尖歯周組織の改善が確認できたら，緊密に根管充塡する．経過観察の継続が必須である．

7章 さまざまな難症例への対応

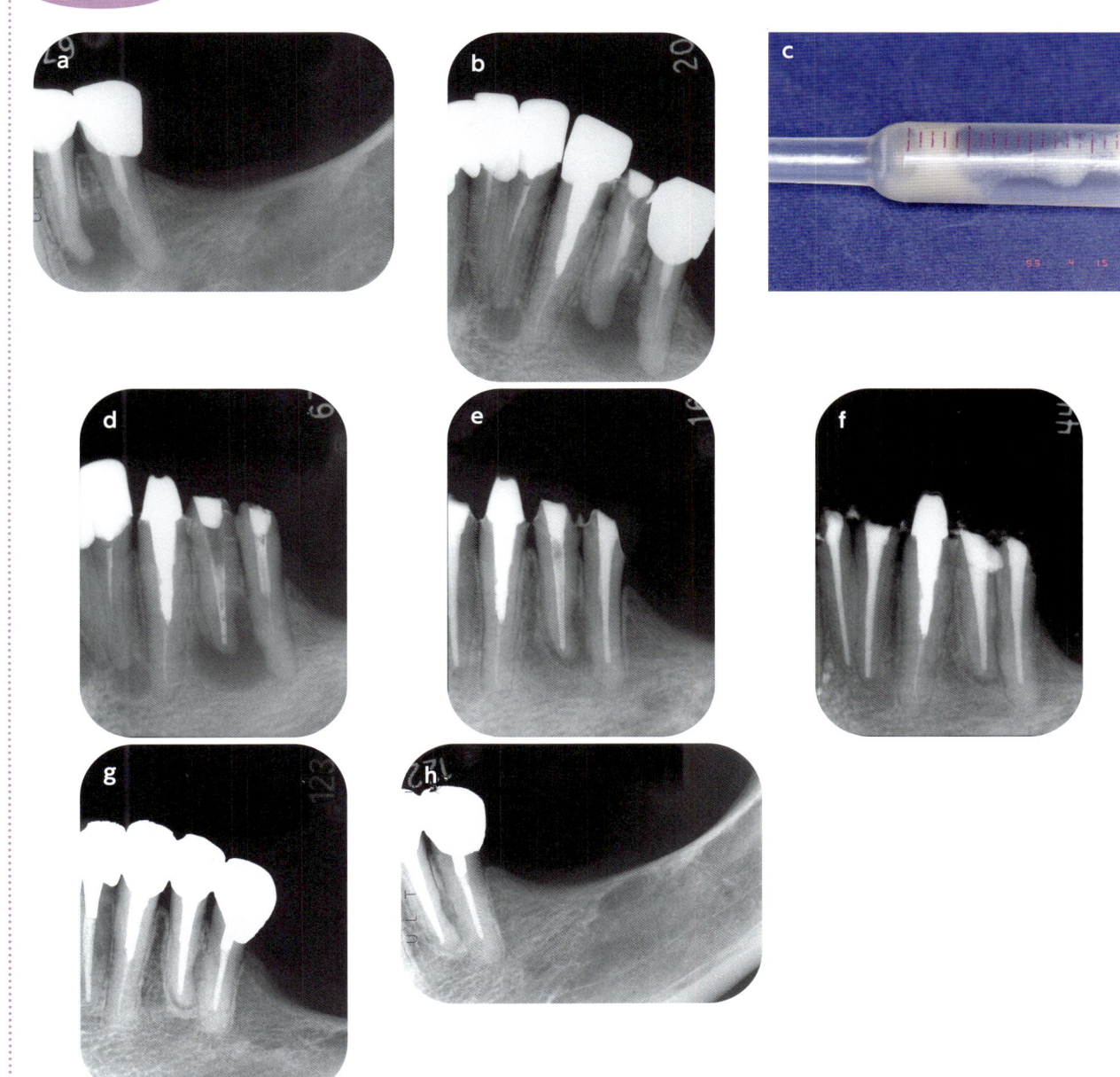

症例 34

a. 1999年3月，初診時．患者は50歳の女性で，4̄ の疼痛を主訴に来院．疼痛が激しく，補綴物の除去もできなかったため，初診日は咬合調整と投薬のみを行った．

b. 1999年4月．疼痛が軽快してようやくエンド治療を開始することができた．

c. 治療開始時は化膿性の排膿が多量にみられたので，来院ごとにミニュームシリンジで吸引した．

d. 1999年6月，治療開始後1カ月半経過時．滲出液，臨床症状がなくなり，根管拡大・根管形成が完了したので水酸化カルシウム剤（ビタペックス）の填入を開始した．

e. 2000年2月，治療開始後7カ月経過時．透過像の縮小傾向が認められた．

f. 2000年4月，治療開始後8カ月経過時．根管充填を行ったが，根尖部は閉鎖傾向が強かったので到達するところまで充填した．

g,h. 2006年7月，根管充填後6年3カ月経過時．透過像の縮小は著しいが，根尖部の歯根膜腔には肥厚が認められる．

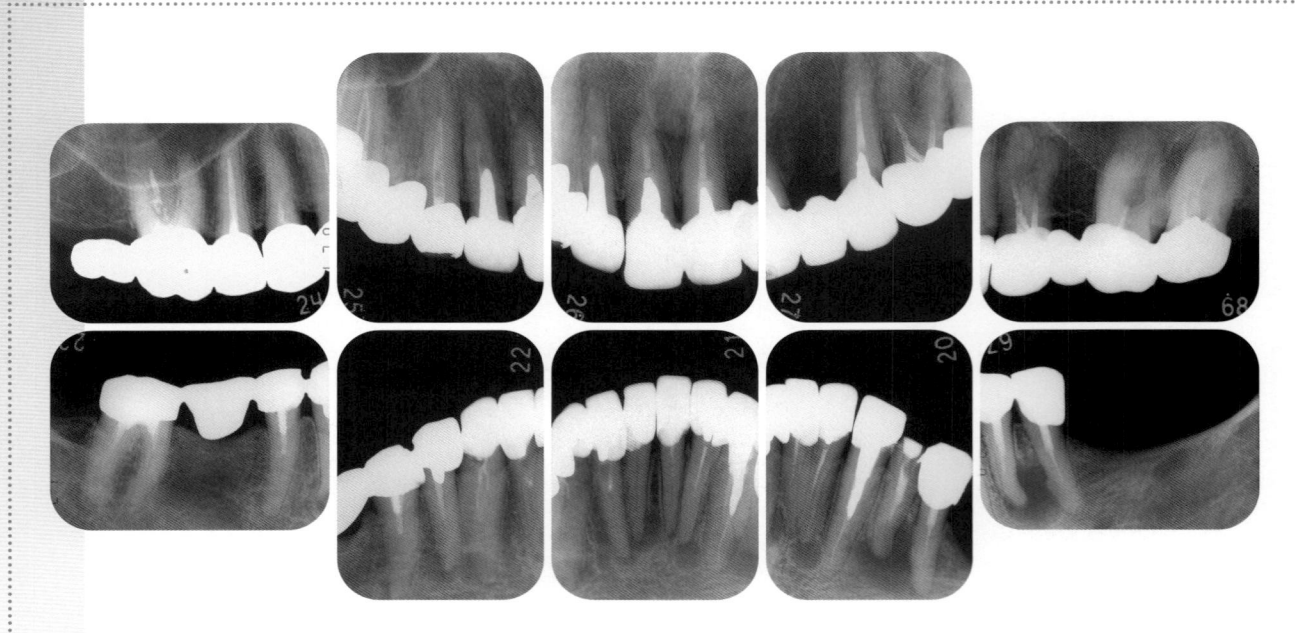

第３編 根管の分類と治療の実際　アドバンス編

i. 1999年3月，初診時．ほとんどの失活歯には不十分なエンド治療が施されている．同じような不十分な治療にみえるが，透過像は下顎に多く上顎に少ないことが興味深い．

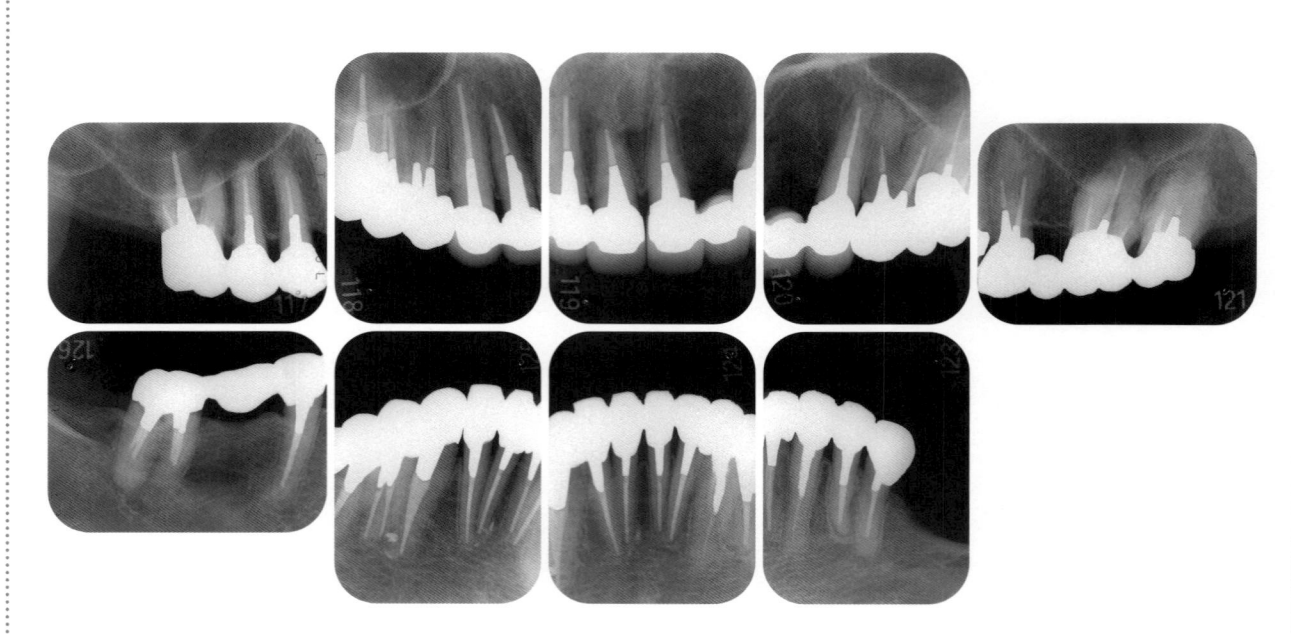

j. 2006年7月，根管充填後6年3カ月経過時．全顎的に根尖歯周組織は安定している．根管の分類に従ってそれぞれの根管に適切な治療を行ってある．来院が途絶えたのが残念である．

彎曲根管への対応

　彎曲根管は，第2編で述べた要領で十分な開拡窩洞を設定し，エンド三角の除去を適切に行い，根管上部1/3をスムーズなフレア状に仕上げておくことが前程となる．

　根尖2/3部分の彎曲に関しては，#08〜15のHファイルでの徹底的なファイリング操作により彎曲を取るように形成するのがコツと考えている．削片が詰まらないように，通常よりも頻繁に超音波洗浄を行い，エンドメーターを確認しながら時間をかけて慎重に行う．もし，それまでと少しでも手指に感じる反応が異なった場合は，無理に器具操作をせず，手指感覚とエンドメーターの反応が一致するところまでサイズを戻して確認する必要がある．ここで焦ってステップやリッジをつくってしまうと，その後の治療が非常に困難になるので，時間をかけて慎重に進めることが大切である．

　彎曲根管に対応した症例を症例35, 36に示す．難症例については，やれるだけのことをやって経過観察というのも一つの見識ではないかと考える．

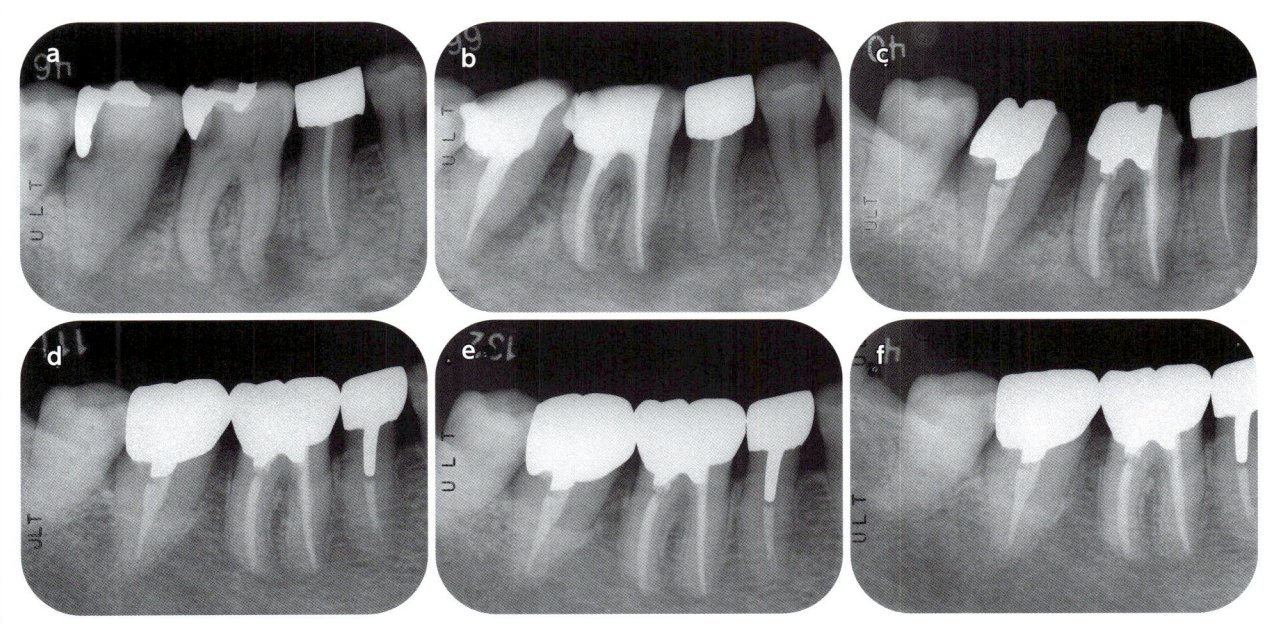

症例 35

- a. 2000年4月，初診時．患者は58歳の女性で，7 6|の咬合痛，自発痛，冷温水痛を主訴に来院．6|は近遠心根管ともに大きく彎曲している．
- b. 2000年6月，根管充填時．近心根管は彎曲を取りながら何とか形成できたが，遠心根管は本来の根管を外れて遠心側壁にパーフォレーション寸前である．
- c. 2000年7月，根管充填後1カ月経過時．いつでも再治療が可能なようにポストの短いコアを装着し，テンポラリーで経過観察した．
- d. 2002年12月，根管充填後2年5カ月経過時．透過像は消失し，健康な根尖歯周組織が得られた．補綴物を装着して辺縁歯周組織の観察を継続した．
- e. 2005年7月，根管充填後5年経過時．辺縁歯周組織に骨欠損は残っているものの，安定傾向が得られている．
- f. 2014年7月，根管充填後14年経過時．6|の歯根は吸収と添加が生じ，形態を変えながらも安定している．7 6|の補綴物は12年が経過したので，補綴物を除去し，テンポラリーを装着して歯周治療を行うことを相談中である．

症例 36

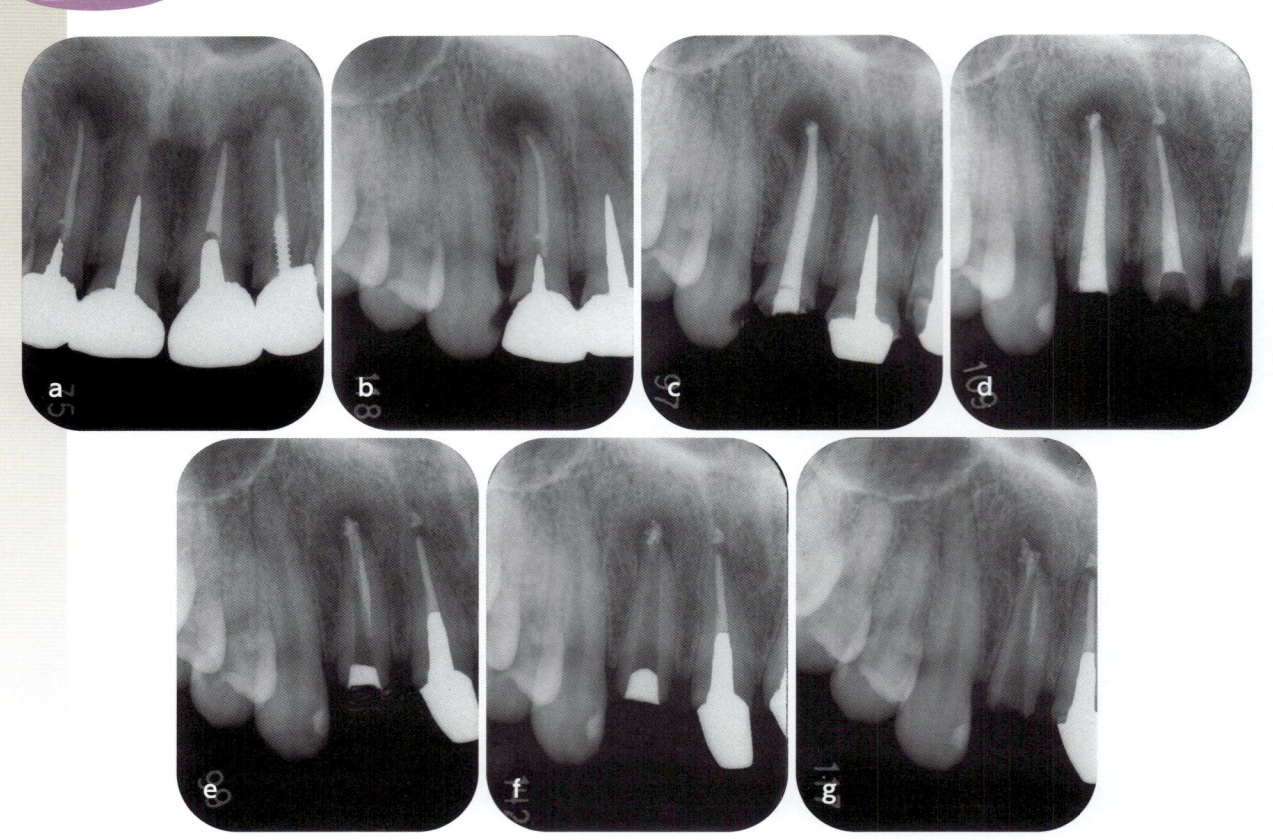

a,b. 1999 年 5 月，初診時．患者は 22 歳の女性で，前歯部の審美的改善を主訴に来院．4 前歯すべてに透過像が存在するが 2| の透過像が著明で，別角度のエックス線写真で観察すると根尖部の吸収や強い彎曲が確認できる．根管拡大・根管形成も不十分であり，根管壁と根管充填材の間には隙間がみられ，起炎因子の存在が疑われた．歯周治療を行いながら早期に主訴の治療に着手することにした．

c. 1999 年 7 月，根管充填時．当時の勤務医が行ったが，根管充填材は本来の根尖部の彎曲に追従しきれず，近心壁へのパーフォレーションと遠心部の起炎因子の取り残しが強く疑われた（根尖部でのパーフォレーションについては，P.112 図 7-4 参照）．すぐに再治療をしてもらった．

d. 2000 年 2 月，2 回目の根管充填後 6 カ月経過時．透過像の十分な縮小傾向が得られなかったため，再度エンド治療を行うことにした．ここからは私が担当した．

e. 2000 年 6 月，3 回目のエンド治療時．根管充填材の遠心部に存在する起炎因子を取り除くために，近心側壁を可及的に大きく削除し，近心から遠心方向へファイルが挿入できる状況をつくって彎曲を取りながら，さらなる根管拡大・根管形成を行った．拡大時のファイルは ＃140 であった．1| に比べ，2| の根管壁が大きく削られているのがわかる．

f. 根管充填前に，根管内の起炎因子を取り除けているか，根管の彎曲への対応が適切にできているかを確認した．

g. 角度を変えて再度確認．改めてエンド治療の難しさを実感させられた．

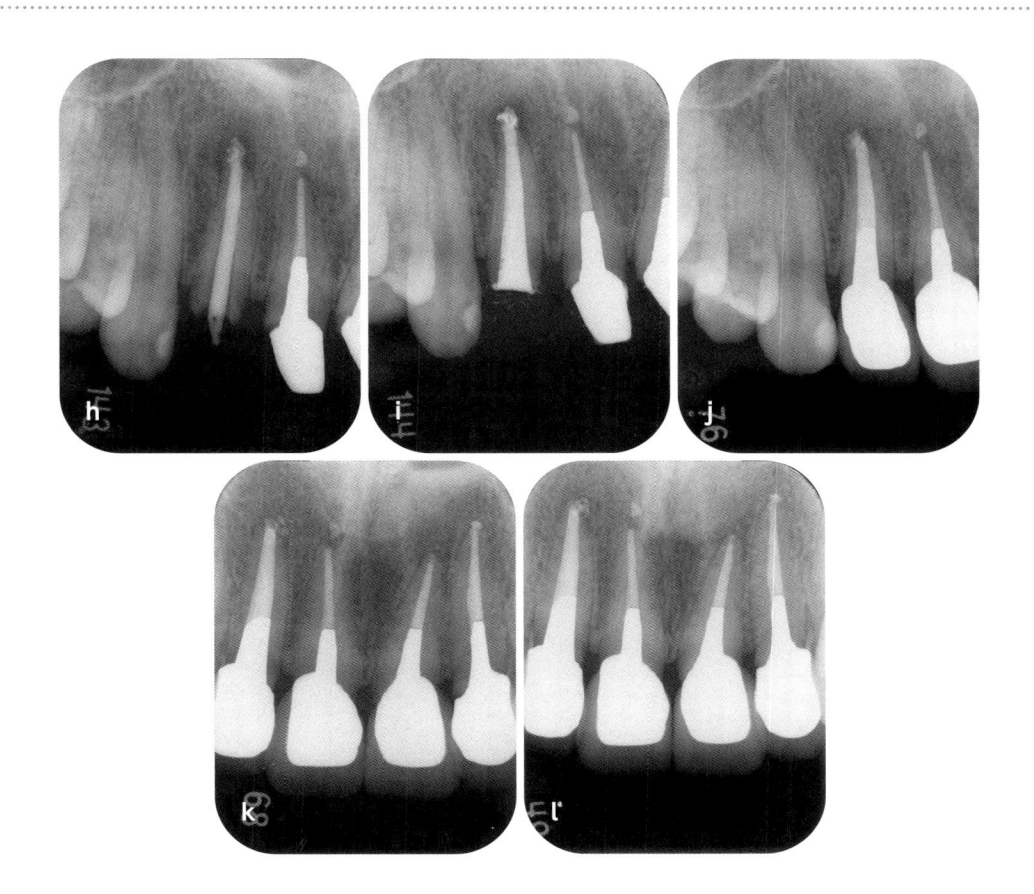

h. メインポイント試適時．#140でアピカルシートを形成できなかったため，熱したスパチュラでアクセサリーポイントをより合わせてオリジナルポイントをつくった．

i. 2000年7月，3回目の根管充塡時．1̄|に比べ，2̄|はエンド治療のために大きく歯質を犠牲にしていることがわかる．この後，本当は十分な経過観察期間をおいて補綴処置に入りたかったが，患者の都合によりメタルコアを装着し，補綴物を仮着した．

j. 2001年7月，3回目の根管充塡後1年経過時．2̄|の透過像には著しい縮小傾向が認められる．ただし，治癒ではない．

k. 2002年10月，3回目の根管充塡後2年3カ月経過時．4前歯の根尖歯周組織は改善し安定傾向が認められる．しかし依然として治癒はしていない．この後，患者は転居し，来院が途絶えた．

l. 2010年9月，3回目の根管充塡後10年経過時．別部位の主訴で来院．エックス線写真では歯根膜腔のわずかな肥厚像を呈しながらも安定していた．通常のエンド治療をしっかり行い，十分な期間の経過観察後にどうしても改善が認められない場合にはじめて，歯根端切除術などが許されると考えている．

第3編 | 根管の分類と治療の実際　アドバンス編

破折リーマー・ファイルへの対応

　根管内で破折したリーマー・ファイルについては，基本的に根管壁との隙間に細いサイズのファイルを挿入し，ファイリング操作しながら隙間を拡げて除去する方法をとっている．

　根管は根尖に近づくほど断面が円形に近くなり，かつ狭くなる．そこで，モルフォニンなどのキレート剤を使用しながら破折したリーマー・ファイルの横にバイパスを通す意識で根管形成を進める．その過程で破折片を除去できればよいが，できない場合も多い．除去するために歯質をどこまで犠牲にするかは難しいが，私は現在，除去できなければあまり無理をせず，いったん根管充填を行って経過観察をするほうが利口と考えている（**症例37**）．

　もし，歯冠側からのファイリング操作による除去がうまくいかない場合は，歯根の上方部を切削してアクセスをよくするか，ほかの方法に切り替えるかは判断に悩むところである（**症例38**）．

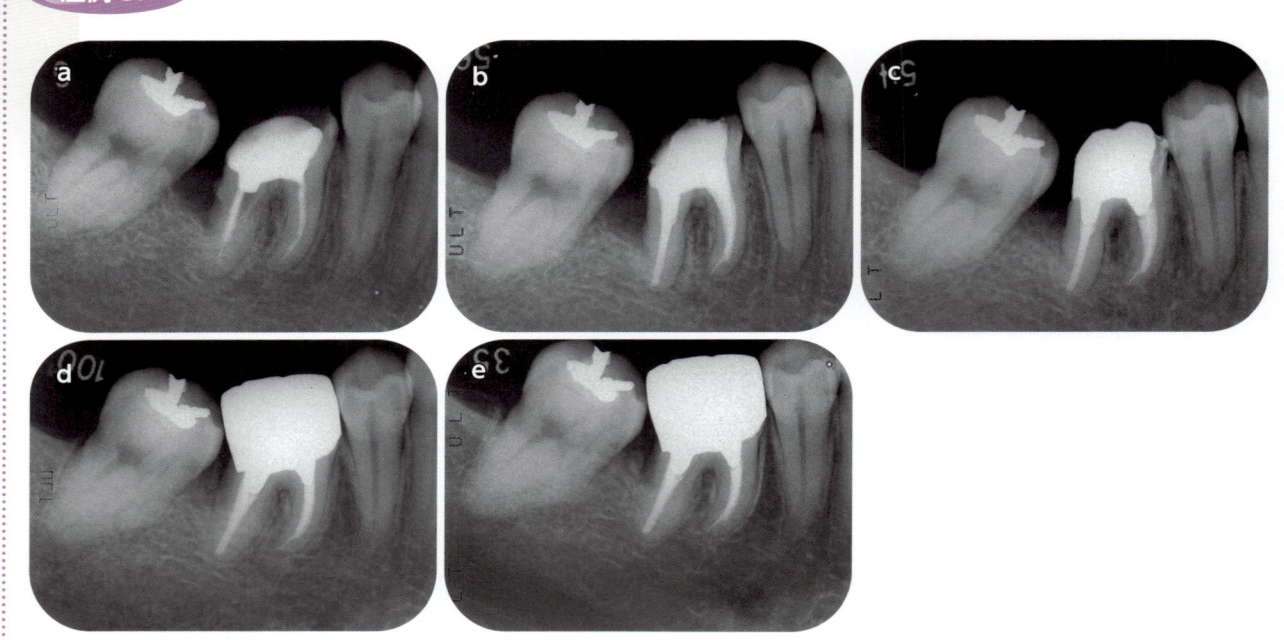

症例37

a. 2001年5月，初診時．6┘の咬合痛を主訴に来院．他院で治療を終了したが痛くて噛めないとのことであった．6┘の近心根管，遠心根管の根尖部に破折ファイルが確認できる．患者は歯科医院勤務者であった．

b. 破折ファイル横からバイパスを通す意識で除去を試みた．遠心根管は除去できたが近心根管は除去できなかったため，状況を説明して根管充填を行った．

c. 2001年10月，根管充填後3カ月経過時．テンポラリーで咬合を負荷して疼痛がないことを確認した後，メタルコアを装着してさらに経過を観察した．

d. 2002年7月，根管充填後1年経過時．遠心根の根尖歯周組織は安定しているが，近心根尖部には歯根膜腔の肥厚が残っている．臨床症状はない．

e. 2008年10月，根管充填後7年3カ月経過時．近心根尖部の歯根膜腔の肥厚は残っているものの，臨床症状はない．さらなる経過観察が必要であったが転居により来院は途絶えた．

7章 さまざまな難症例への対応

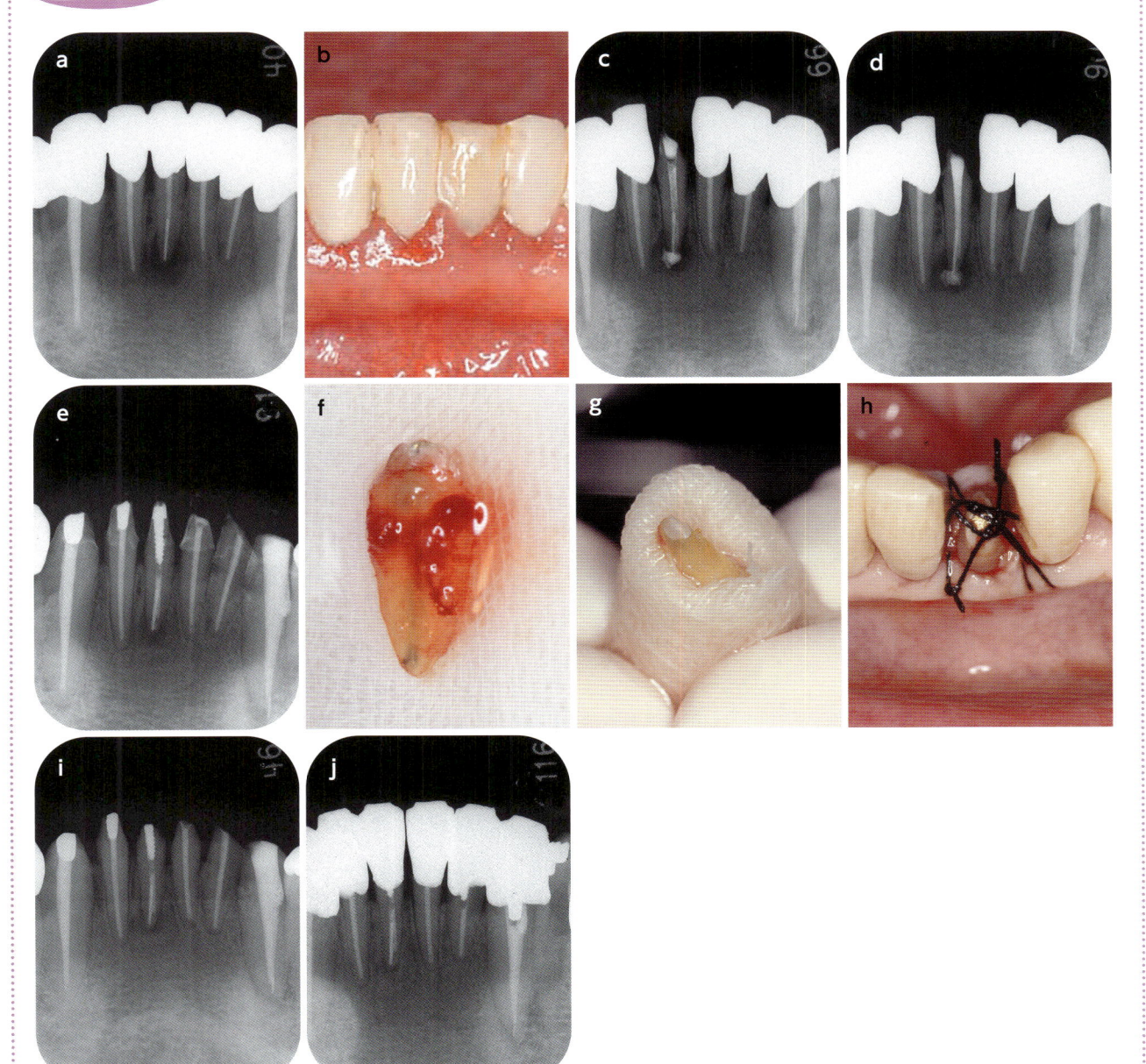

症例 38

a. 2000年9月，初診時．1｣根尖部には明瞭な透過像が存在し，根尖側1/3の部分には破折ファイルが認められる．
b. 同口腔内写真．このようなケースでは，エンド治療と併行して歯肉の炎症のコントロールが不可欠である．
c. 2001年11月．細いファイルでバイパスを通し，消毒を兼ねて水酸化カルシウム剤（ビタペックス）を填入した．
d. 2001年12月．臨床症状がないことを確認して根管充填を行い，テンポラリーで8カ月間経過を観察した．
e. 2002年8月．透過像の縮小傾向が思わしくなかったので意図的再植術での対応を検討した．
f. 2002年9月．歯槽窩から慎重に取り出した1｣．根尖部の起炎因子と破折ファイルが歯質を透過して確認できる．
g,h. 生理食塩水で濡らしたガーゼで歯根膜を保護して根尖孔をラウンドバーで拡大・清掃し，スーパーボンドで封鎖して歯槽窩に戻した．
i. 2002年9月，意図的再植術直後．
j. 2006年9月，意図的再植術後4年経過時．根尖部の歯根膜腔にわずかな肥厚が残っている．

第3編 | 根管の分類と治療の実際　アドバンス編

🟣 歯根端切除術での対応

　すべての根尖病変を歯冠側からの通常のエンド治療で治したいというのはわれわれ臨床家の目標であり，希望であろう．しかし，日常臨床では，通常のエンド治療では治すことのできない症例に遭遇することも少なくない．通常のエンド治療を3回試みても奏功しない場合は，あきらめて抜歯をする前に，歯根端切除術を試みるべきであると考える．

　一般に，根尖病変が海綿骨内に限局しているうちはエックス線写真上に透過像は表れないことがわかっている．根尖病変が拡大してわずかに皮質骨を吸収したとしても，かなり精度の高いエックス線写真を撮影しなければ病変の読影は難しい．さらに根尖病変が拡大して皮質骨が大きく吸収した段階になって初めて，エックス線写真上で透過像の確認が可能となる．しかし，たとえ皮質骨が吸収していたとしても，歯根膜が健康ならばエンド治療により根尖病変が治癒し，開窓した皮質骨も治癒する可能性が高い．したがって，CT検査により唇側皮質骨の開窓が強く疑われたとしても，いきなり歯根端切除術を選択するのは早計といえる．まずはエンド治療をしっかり行い，経過観察を行うべきである（図7-3）．

　歯根端切除術の一番の適応症は，すでに歯根膜が傷害され，根尖病変内に歯肉結合組織が侵入している症例であるが，そのほかにも根尖部でのパーフォレーションや根尖部の異物迷入などが挙げられる（図7-4）．

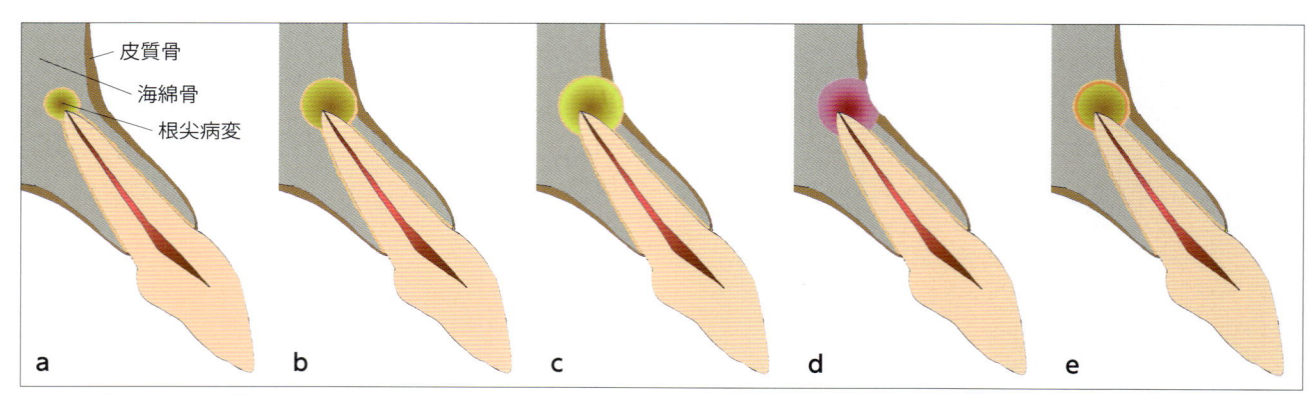

図 7-3　根尖病変の病態
a．根尖病変は完全に海綿骨内に限局して存在する．この時点では，エックス線写真で診断することは事実上不可能である．
b．根尖病変が皮質骨の一部を吸収している．この状態ではかなり精度の高いエックス線写真でなければ写らない．
c．唇側皮質骨が吸収し開窓した．通常はこの状態まで進行してはじめてエックス線写真上で鮮明に確認できる．
d．歯根膜が存在した部分に歯肉結合組織が侵入し骨欠損部を満している．これが本当の難症例であり，通常のエンド治療では治せないので歯根端切除術の適応症となる．
e．歯根嚢胞．これ自体が「病巣」であるから，小さくても難症例である．

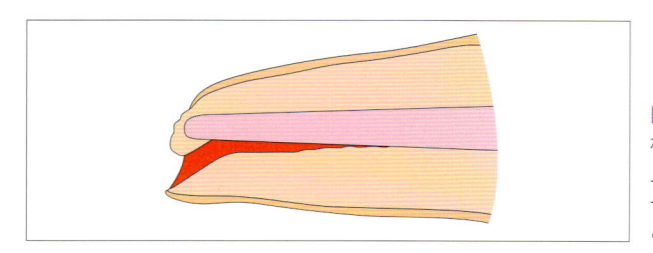

図 7-4　根尖部でのパーフォレーション
根尖部で彎曲している根管は少なくない．リーマー，ファイルの番手を上げて急いで操作をすると本来の根管からそれてしまう可能性がある．一度この状態になると本来の根管にファイルを通すことはきわめて困難となり，歯根端切除術の適応となってしまう．

ところで，歯根端切除術を行う際，歯根端部をカットするだけでよいのか，必ず逆根管充填をしなければならないのかは意見の分かれるところではないだろうか．根管充填が失敗する主要因は緊密な封鎖が達成されていないことにある．病変ができているのであるから根尖部での封鎖が達成されていないことは間違いないだろうが，そのような根管充填では根管内のほかの部位にも空隙があると考えられる．根管充填の状態は金太郎飴に例えられ，根尖部に空隙があれば相似形でその上部にも空隙が続いていることが多い（図 7-5）．

基本的には逆根管充填を行ったほうがよいが，患歯の状況によっては手技的に逆根管充填がきわめて困難な場合も少なくない．そこで，最悪の場合は**根尖部をカットするだけで逆根管充填ができない事態も想定して，事前にエンド治療をやり直して緊密な根管充填を達成しておくことが重要となる**．不定形に吸収した根尖部を緊密に封鎖するという意味でも，ガッタパーチャポイントとシーラーを併用した側方加圧根充が最も簡単で，かつ理にかなっている．

私は現在，難症例でも通常のエンド治療の後に経過観察を行い，可能であれば再エンド治療，再々エンド治療で対応している．また17〜8年前からは意図的再植術を行っているので，歯根端切除術を行う頻度は少なくなっている．おそらく年間に2〜3症例であると思うが，それで十分に対応できているのが実情である．昨今，早期に，そしてあまりにも安直に歯根端切除術を行う風潮があるが，本当は行わなくても対応できる症例がかなりの割合で存在しているはずである．

症例 39，40 は歯根端切除術での対応が必要なケースである．

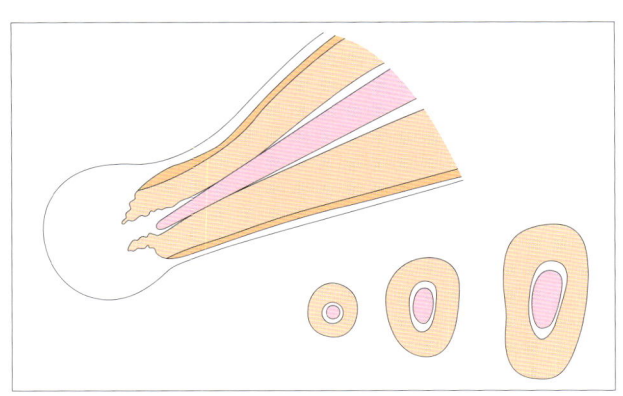

図 7-5 **根管充填は「金太郎飴」**
根管充填の失敗は，根管壁と根管充填材との間が密着しておらず空隙が存在することにある．このような状態で先端だけカットしても，将来なんらかの原因で根尖部が吸収した場合には新たな起炎物質が出てくるので治ることはない．そこで，歯根端切除術を行う際にはあらかじめエンド治療をやり直して根尖部まで（カットする予定の位置まで）十分な根管拡大・根管形成を行い，緊密な根管充填をしておく必要がある．

第3編 根管の分類と治療の実際　アドバンス編

症例 39

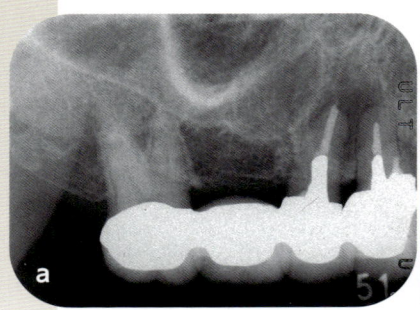

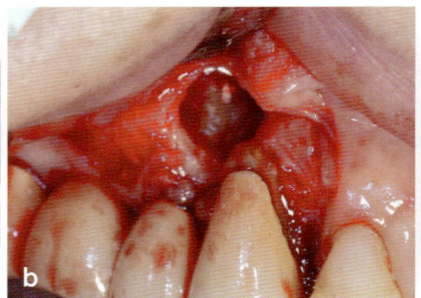

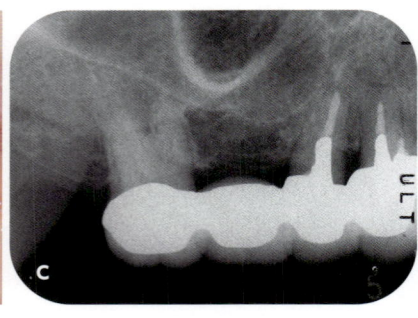

a. 2008年3月．十数年前にエンド治療を行い，補綴処置を行った患者で，5⏋部歯肉の腫脹と咬合痛を主訴に来院．
b. 2008年3月．補綴物除去によるエンド治療を拒否したため，歯根端切除術を行った．掻爬後にできた空隙には骨移植材料を填入して血液と混ぜた後，CO_2レーザーをHLLT照射して骨再生の促進をはかった．
c. 2013年10月．歯根端切除術後5年7カ月経過時．臨床症状はなく，根尖部周囲の骨にも改善傾向がうかがえる．

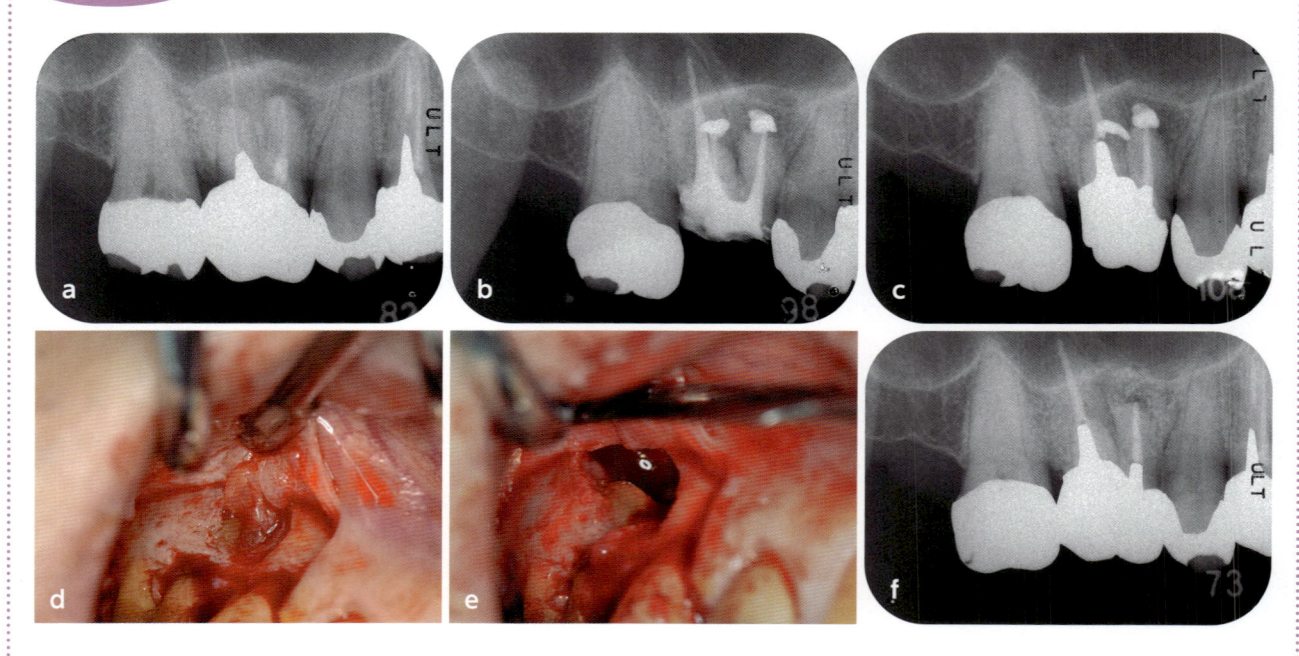

症例 40

a. 2010年1月．初診時．6⏋の咬合痛を主訴に来院．6⏋は既治療歯であり，近心頬側根尖部に透過像が認められた．
b. 2010年1月．根管充填時．頬側根管は大きくシーラーが溢出している．
c. 2012年1月．根管充填後2年経過時．同部の違和感が取れないため，歯肉弁を剥離して確認することにした．
d. 歯肉弁を剥離すると，近心頬側根の皮質骨は吸収，開窓していた．骨内に歯肉結合組織が侵入しているのがわかる．
e. 軟組織を除去し，根尖部を切除，廓清した状態．空隙に骨移植材料を填入して血液と混ぜ，CO_2レーザーをHLLT照射した．
f. 2013年12月．歯根端切除術後1年11カ月経過時．補綴物を装着して機能させているが，臨床症状は全くない．

COLUMN

エンド治療の「難治症」

　私が大学を卒業した1985年には，「難治症」という用語はまだほとんど使われていなかった．私がはじめてこの用語を認識したのは，1995年に発刊されたエンド治療関連の書籍で「難治感染根管」という言葉を発見したときである．商業誌などで頻繁に使用されるようになったのは2000年前後からで，「難症例」「難治性根尖性歯周炎」などとも呼ばれてきた．その定義はおおよそ「標準的エンド治療を行ったのに治療後にエックス線写真上の透過像が消えない，あるいは臨床症状が改善されない症例」といったところである．

　ここで私が気になるのは，治療をして治らない症例というだけで安易に「難治症」という用語で十把ひとからげにくくってしまってよいのだろうか，ということである．たとえば，感染根管-非吸収根管はベテランの臨床家にとってはさほど難しくないかもしれないが，初心者にとっては十分に難治症といえるだろう．難治症かどうかは術者によっても違ってくるのである．

　また，エンド治療の講演をするような立場の人でも，感染根管-吸収根管や歯根嚢胞，彎曲根管で根尖部の主根管を外れてパーフォレーションを起こした感染根管などは難症例といえるのではないだろうか．これら病態の異なる疾患すべてを「難治症」とまとめてしまってよいのだろうか．

　図に私のエンド難治症の分類を示す．「標準的エンド治療をすれば治るはずのものが治らない」というが，「標準的エンド治療をしたつもりだが実際には達成できていない」という類型も考えておかなければならない．これは「偽の難治症」である．

　次に，標準的エンド治療では根尖孔をオーバーするいかなる器具操作，根管充塡も禁止されているから，B-3-2の感染根管-吸収根管などは，もし標準的エンド治療が達成できたとしても治せない症例が一定数存在することになる．これもある意味で「偽の難治症」とみなすことができる．

　私は現在，「下川エンド」で徹底的に治療しても治せない症例を「真の難治症」と定義づけている．

　「難治症」という用語がわが国のエンド治療に及ぼした負の影響は決して小さくはないと推察する．学会でいち早く難治症への実効的，体系的な対応策を確立し，周知徹底してほしい．いま，こうしている間にもたくさんの短絡的かつ拙速な歯根端切除術が行われているのである．

偽の難治症
1. 標準的エンド治療が達成されていないもの
2. 標準的エンド治療は達成されているもの

真の難治症
3. 「下川エンド」が達成されても治らない症例

第3編　根管の分類と治療の実際　アドバンス編

8章 エンド難症例への意識改革

● 難症例は客観的な判定基準と長期経過観察によって決まる

　ここまで難症例への対応法を述べてきたが，難症例の基準は術者によってまちまちなのが実情である．

　たとえば，第2編で述べたような基本的な症例でも，術者によっては難症例となってしまう可能性があるし，本当は治すのが難しい症例でも，術者が甘い判断基準で早期に「治癒」と判定してしまえば難症例であることに気がつかないことも考えられる．

　これまでエンド治療の分野では，大切なポイントが本当に達成できているかどうかということを検証することなく，「ガイドラインに従って治療を行えば治癒する」というスタンスが貫かれており，「根管充填後に一定の経過観察期間を置いて根尖病変の改善傾向を確認した後に，補綴処置に移行したほうがよい」とか，「できるかぎり長期の経過観察を継続しなければ結論は出せない」などという臨床家の経験に基づいた提言が大きく取り上げられることはなかった．

　また，治療前の大きな根尖病変が治療後に縮小して臨床症状さえなければ，術者の主観により「治癒」と判定してきたため，その症例の経過を徹底的に追跡して最後まで確認しようという意識をもつ人が少ない．大切なことなので何度も繰り返すが，「根尖病変に縮小傾向があり臨床症状がない」ということと，「根尖病変が治癒した」ということは違うのである．治療を終えて間もないある一瞬のエックス線写真だけで「治癒（成功）」と判定するのはあまりにも無謀ではないだろうか．客観的手法で「治癒」「非治癒」「未治癒」を鑑別するシビアな姿勢が必要であると考える．

　その姿勢がなければ，日常臨床で遭遇する多くの難症例を見逃し，その結果，エンド治療の難しさに気づくこともない．しかも強力なバイアスにより成功体験だけが強く印象に残るので，「エンド治療はさほど難しくない」という根拠のない自信だけが芽生えることにつながる．

　最近では，歯根端切除術に関する情報は，使用する機器，材料，テクニックなどに関するものが大部分を占めており，診断基準について論議されることは少ない．また，ほとんどの症例提示が治療直後までであり，長期経過症例の提示がほとんどないことも問題である．今後は長期経過のなかでの客観的基準による成功率が示されることを期待している．

　最後に，日常臨床でよく遭遇する難症例を提示する（症例41，42）．

　これらの症例は難症例であるが，シビアな判定基準をもっていなかったり長期経過観察のシステムをもっていなければ，難症例であることに気づきにくい症例である．

症例 41

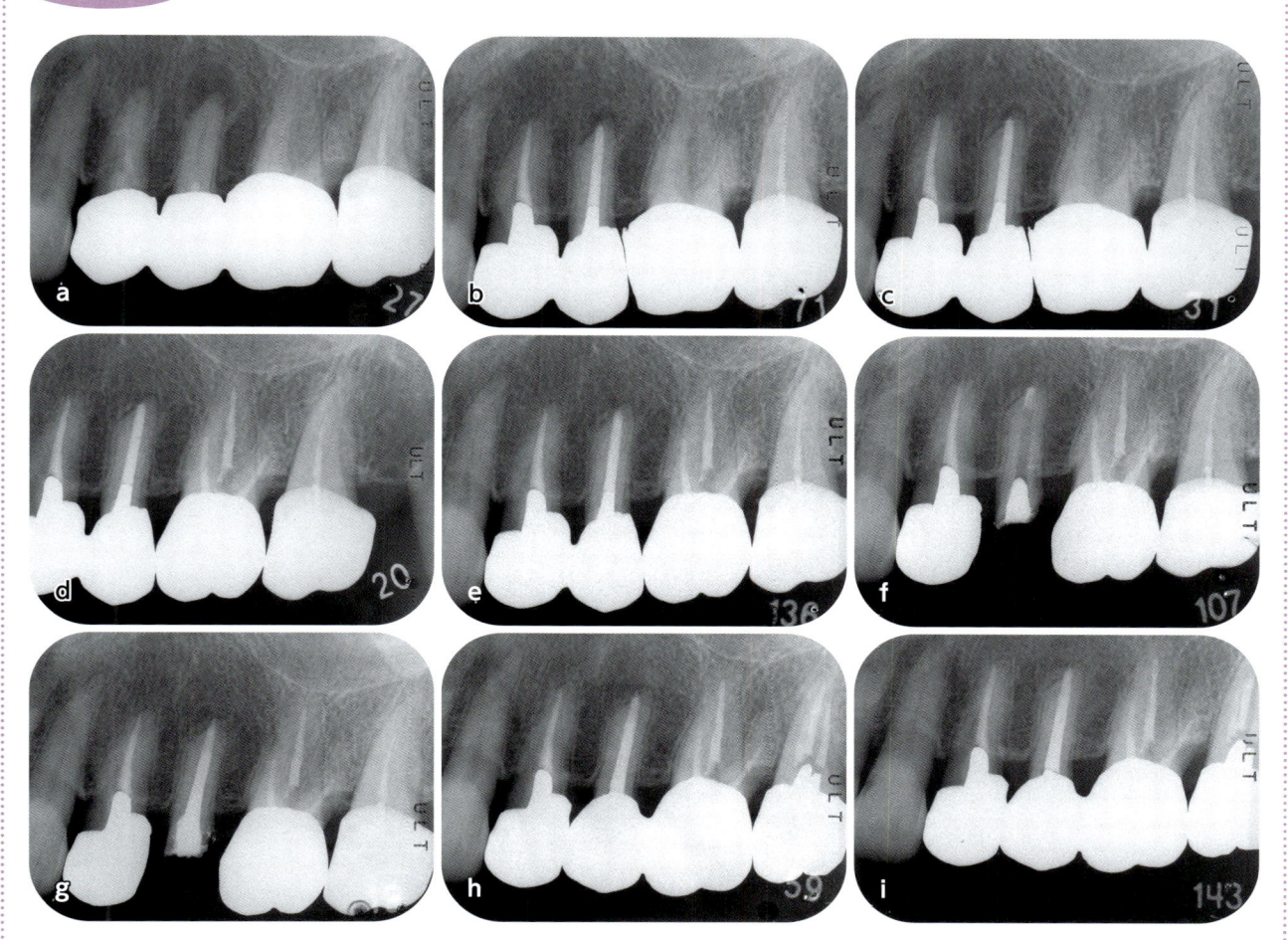

a. 2003 年 11 月．患者は以前から来院していた 73 歳の女性で，5| の感染根管-吸収根管と診断した．

b. 2004 年 4 月，根管充塡後 3 カ月経過時．透過像の明確な縮小傾向が認められ，根尖部の吸収が明瞭に確認できる．もちろん臨床症状はない．しかし，この時点で「経過良好」として「治癒」と判定することはできない．

c. 2005 年 4 月，根管充塡後 1 年 3 カ月経過時．透過像にはさらに縮小傾向が認められる．まだ歯根膜腔の肥厚は存在しているが，吸収した根尖部へのセメント質の添加は始まっているようである．

d. 2006 年 3 月，根管充塡後 2 年 2 カ月経過時．5| 根尖部の歯根膜腔の肥厚はさらに縮小し，「微肥厚」といえる状態に近づいている．しかし，依然として健康な歯周組織であるとは判定できない．

e. 2010 年 2 月，根管充塡後 6 年 1 カ月経過時．根尖部にわずかな異常像が認められる．患者の年齢を考えればこのまま経過観察を続けてもよかったが，治癒の遅さが気になったので，患者と相談して再度エンド治療を行うことにした．

f. 2010 年 7 月．根管拡大・根管形成が終了したと判断したが，根尖部には根管充塡材の取り残しが多量にあった．セメント質の添加が生じていたので，38 μA での根管拡大・根管形成でアピカルシートを形成することができた．

g. 2010 年 7 月，再根管充塡直後．シーラーはわずかに溢出したが，ガッタパーチャポイントはしっかりアピカルシートで止めることができた．患者の年齢を考えると，これを最後のエンド治療にしたいと強く思った．

h. 2010 年 11 月，再根管充塡後 3 カ月経過時．かなりシビアな判定基準をもって臨まないかぎり早々に「治癒」と判定してしまい，難症例とは気づかない可能性が高い．

i. 2014 年 1 月，再根管充塡後 3 年 6 カ月経過時．初診時から 10 年 2 カ月が経過し，患者は 82 歳になった．根尖歯周組織にはさらなる改善傾向が認められる．このまま完治してほしいと願うばかりである．

第3編 | 根管の分類と治療の実際 アドバンス編

症例 42

a. 1998年6月，初診時．患者は58歳の女性で，5̲の脈動性自発痛を主訴に来院．5̲には不十分なエンド治療の痕跡があり，根尖部から6̲近心根にかけて広範な透過像が認められた．

b. 1998年7月．感染根管-吸収根管と診断して治療を開始した．根管開放当初は化膿性の排膿がみられ，その後は漿液性滲出液に変化し，滲出液が止まるまで1カ月かかった．

c. 1998年8月，根管充填時．ガッタパーチャポイント，シーラーともに大きくオーバーしている．いまなら，もう少し拡大サイズを大きくしてでもアピカルシートを形成するところである．

d. 1999年10月．5̲にテンポラリー装着後，6̲の近心頬・舌側根管を感染根管-非吸収根管，遠心根管を非感染根管，7̲は近遠心根管とも非感染根管と診断してエンド治療を行った．

e. 2003年9月，5̲根管充填後5年2カ月，7̲6̲根管充填後5年経過時．6̲5̲間にシーラーが残ることが気になるが，この時点で一切の臨床症状はなく，良好に経過しているように思えた．

f. 2005年8月，7̲6̲根管充填後7年経過時．7̲6̲部の歯肉の腫脹および強い圧痛を主訴に来院した．6̲の近遠心根尖部，7̲の近心根尖部に透過像が認められる．他の人が治療したら根尖病変はできなかったのだろうか．

g. 同サブカルテ．

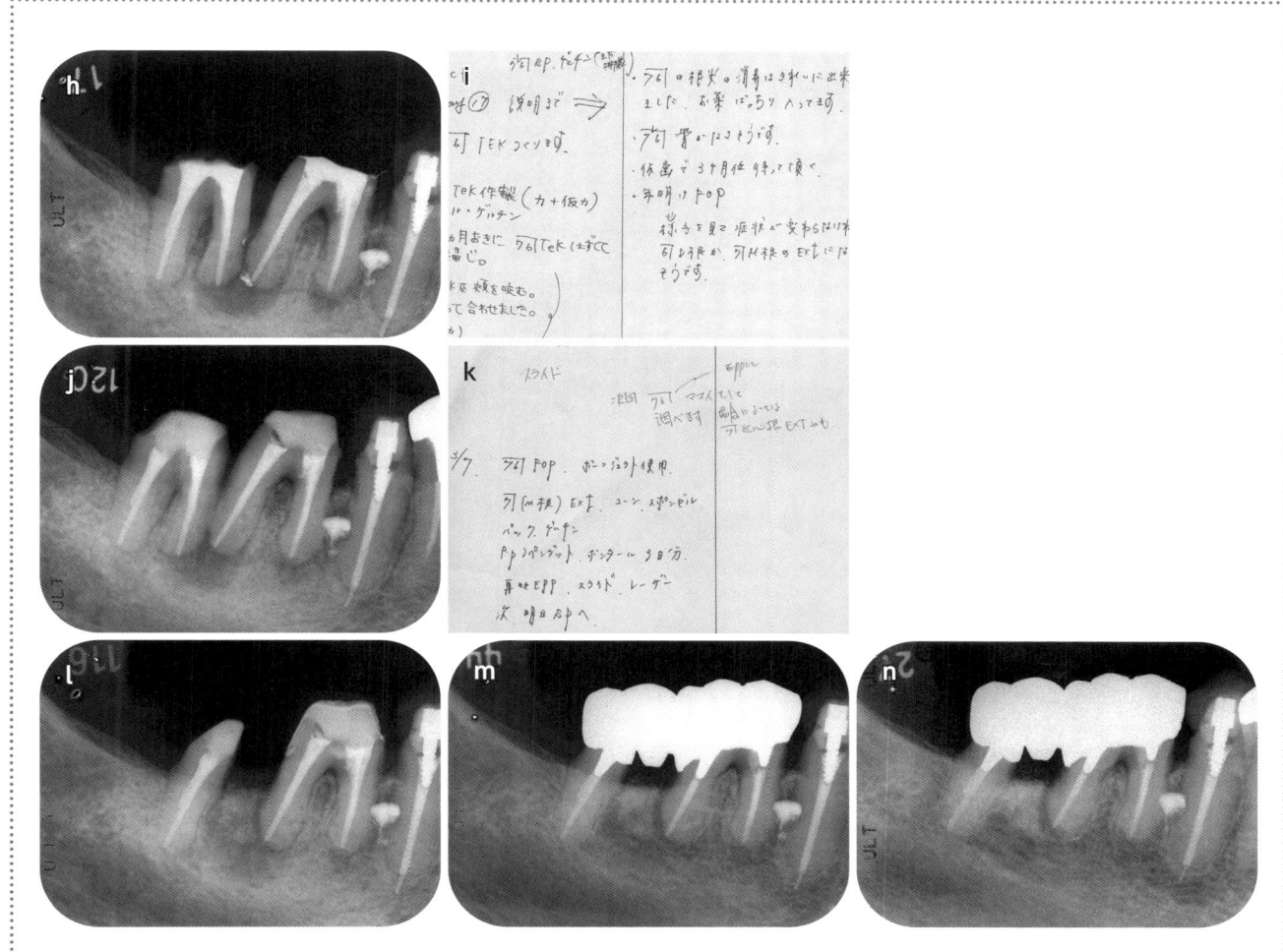

h. 2005年11月．7̄6̄の補綴物を除去して再度エンド治療を開始したところ，6̄遠心根と7̄近心根の間は根尖部まで骨欠損が進行しており，7̄の根分岐部にも骨欠損が存在し，7̄近心根周囲の支持骨が少ないことが予想できた．

i. 同サブカルテ．根管充塡は成功していること，7̄6̄間に骨がないこと，テンポラリーでしばらく経過観察することなどに加え，将来の戦略的抜根の可能性を説明したことまで記載されている．

j. 2006年2月，再根管充塡後3カ月経過時．仮コアと低めのテンポラリーで自然挺出をはかりながら経過観察中である．臨床症状はなく急性炎症もなかったので，7̄6̄間の骨欠損を確認し，歯根面を可及的に清掃する目的でフラップ手術を行うことにした．

k. 2006年3月，7̄6̄部フラップ手術時のサブカルテ．7̄6̄部には根尖に達する深い骨欠損が存在し，特に，7̄近心根周囲は根尖まで骨の支持がなかったので，戦略的抜根を選択せざるを得なかった．

l. 2006年6月．フラップ手術後3カ月経過時．手術時に歯根面，歯槽骨面を十分に搔爬・清掃し，骨欠損部に骨移植材料を塡入して血餅と混ぜた上から，CO_2レーザーを照射して骨再生をはかった．

m. 2007年6月，フラップ手術後1年3カ月経過時．再生療法が奏功して骨欠損は改善し，臨床症状もなく経過しているが，6̄近遠心根根尖部周囲には軟組織の存在が疑われる透過像が残っている．

n. 2012年6月，フラップ手術後6年3カ月経過時．6̄遠心根の透過像は残っているが，歯槽骨稜の構造は回復傾向が認められる．いまのところ無症状であるが，定期検診のなかで次の治療介入については説明済みである．5̄は溢出した根管充塡材を除いては良好な治癒傾向を示している．

第4編
これからのエンド治療に向けて

第4編 これからのエンド治療に向けて

9章 エンド治療への3つの提言

● エンド治療に対してモラルをもちたい

　第1編から第3編までで,「下川エンド」の特長と高い実戦性,そしてエンド治療の難しさ,奥深さなどの一端を紹介できたのではないかと思う．また,エンド治療に対する私の考え方や取り組みの実際などもできるかぎり率直に述べたので,共感を覚えた方も苦々しく思った方もいるのではないだろうか．だが,それでこそ本書を執筆した甲斐があるというものである．

　さて,前述のように,最近では「難症例」と判断したら言葉巧みに治療を回避したり,早期に抜歯に誘導したりする風潮が強いようである．昨今の過当競争のなかでは,不採算部門をできるだけ縮小し,採算部門を延ばす努力は必要であるが,医療人としての最低ラインのモラルまで捨て去るのは許されることではない．

　問題提起として,私が最近経験した2症例を提示する（症例43, 44）．

　症例43では,普通にインレー修復を行っていればなんの問題もなく簡単に治療は終わっていたはずであるが,思慮不足かつ未熟な手技の連鎖により患者の大切な生活歯を抜髄に至らしめたことは大きな問題であろう．また,自分たちの失敗を逆手にとってインプラント処置に誘導し,健全な歯を抜いてまでインプラントの本数を増やそうとする姿勢は許されるものではない．

　症例44では,前医がエンド治療を軽く考えて適当な取り組みでよしとしていることが想像できる．

　われわれにとって大切なことは,このような患者が来院したときに前医を批判したり治療を回避したりすることではなく,一縷の望みをもって来院した患者の最後の頼みの綱として,プロフェッショナルとしての自信とプライドと責任感をもって治療を請け負うことである．

　歯科医師が犯した失敗は歯科医師が責任を取らなければ患者は納得しないだろうし,歯科医療の信用も失墜してしまう．だからこそ,いつ,どのような難症例に対峙しても逃げ腰にならなくて済むように,日頃から「感染根管-吸収根管」を狙って治す意識で取り組み,徹底的に経過観察を続ける習慣をもっておくことが必要であると考える．

　エンド治療のモラルハザードが問題になっているいまこそ,「エンド治療はこうすれば治る」という理想論から,「エンド治療は現実には口で言うほど簡単ではないから,自分の成功率を知って失敗があることを前提としたシステムのなかで治療をすべきである」という現実論への意識転換が必要であることを強く訴えたい．

症例 43

初診：2008.9．26 歳，女性（県外在住）
主訴：他院で 7| を治療中であるがズキズキ痛んでいつまでも治らない．また，|7 は抜歯してインプラントにするという説明を受けたが，納得できないのでセカンドオピニオンを求めたい．

問診（他院での経緯）：

① 7| のインレー脱離で他院を受診したが，その時点では患歯に疼痛はなかった．エックス線写真撮影の後に担当の歯科医師が局所麻酔を行って治療した．治療後には「歯を削り直して型を取った．次回，新しい詰め物を入れる」との説明を受けた．

② 帰宅して麻酔が切れると，同歯がズキズキと痛みはじめたので電話をして翌日通院したところ，前日とは別の歯科医師が説明なく局所麻酔を行って治療した．治療後には「この歯の神経は思った以上に悪かったので，神経を部分的に除去した．これで痛みは止まる」との説明を受けた．

③ 帰宅して麻酔が切れると，それまで以上の激しい痛みが続いたため，再度電話をして翌日通院したところ，1 回目，2 回目とは別の歯科医師が今度も説明なく局所麻酔を行い，40〜50 分ほどかけて治療を行った．治療後には「この歯の神経はとても悪くなっていたので，根の先まで神経を全部きれいに取った．これでもう痛むことはない」との説明を受けた．

④ 帰宅して麻酔が切れると，さらに堪えがたい痛みが出たので，すぐに電話をして翌日通院した．洗浄などの応急処置と投薬を受け，様子をみることになったが，痛みが治まらないので転院してきた．

⑤ |7 も 7| とほぼ同様の経過をたどり，最後には「この歯はもうだめだから抜いてインプラントにしたほうがよい」との説明を受けた．|7 の抜歯とインプラント処置には納得したが，さらに「|7 にインプラントを入れるためには |6 が邪魔になるので，|6 も抜いてインプラントを 2 本入れるのが最善」と説明された．

口腔内診査：7| の仮封材を除去すると歯質が大きく削られており，近心側壁，遠心側壁ともに大きなパーフォレーションが存在した．

デンタルエックス線診査：7| の髄室は大きく削られていたが，根管口や根管は適切に拡大された様子がなかった．また，|7 の歯質は骨縁下に至るまで削られており，保存不能と思えた．

診断：7| は近心側壁，遠心側壁のパーフォレーションに気づかず，あるいは気づいていたが隔壁などをつくることをせず，強い薬剤（歯髄失活剤か）を貼付したことによる骨髄炎だったのではないかと推測した．

治療経過：

① 7| の根管内，特に穿孔部の軟組織を十分に洗浄し，抗生物質と粘膜疾患治癒促進軟膏を貼付したうえで，仮封して抗菌剤と解熱鎮痛剤を処方した．

② 痛みは間もなく治まったので，1 カ月後の来院時にパーフォレーション部をスーパーボンドで塞ぎ，根管内を可及的に清掃・消毒した．|7 はさらにパーフォレーション部が広かったので，疼痛と急性炎症を鎮める目的でスーパーボンドでパーフォレーション部を塞ぎ，根管消毒を施した．

③ 1 カ月後の来院時に，7| 舌側の腐骨片を除去して根管内を洗浄した．

④ その後，しばらく来院できなくなるとのことで，持続性のある根管貼薬として水酸化カルシウム剤（ビタペックス）とガッタパーチャポイントで根管内を可及的に満たし，封鎖した．

⑤ 結婚にともなう転居により来院が途絶えたが，1 年後に再来院し，患者の希望により |7 を抜歯した．

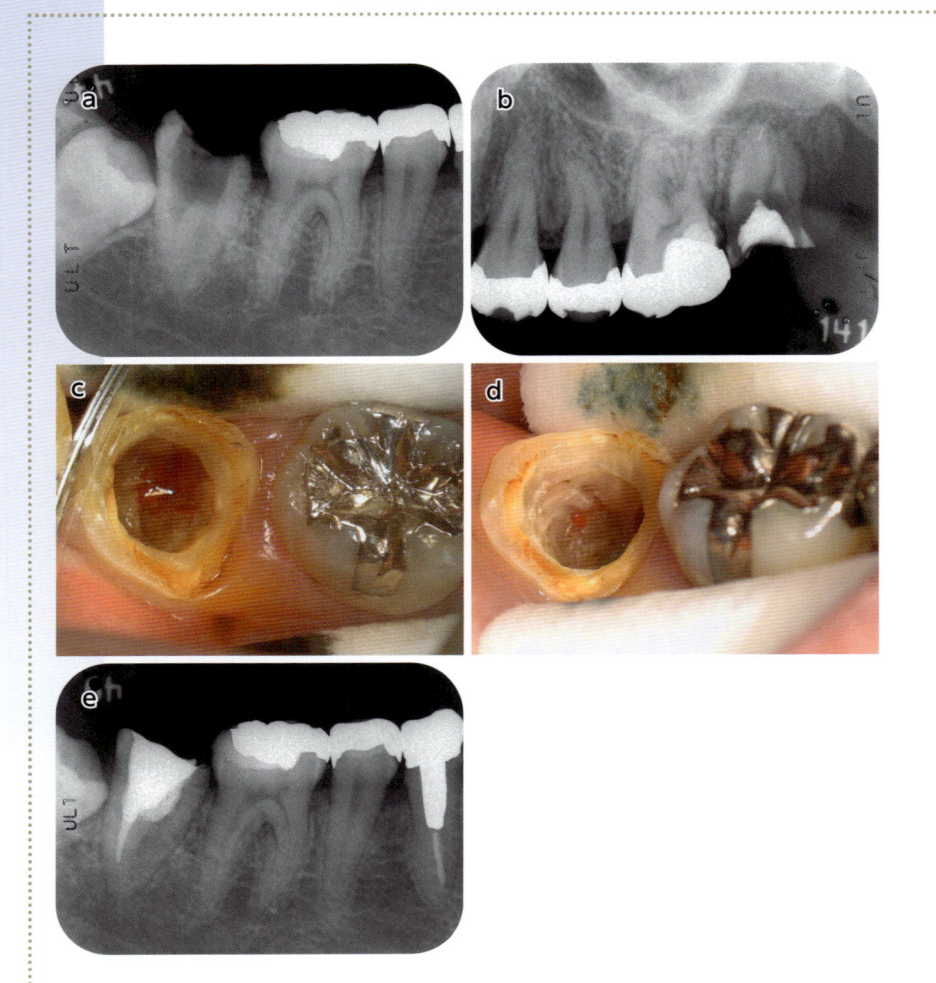

第4編 | これからのエンド治療への提言

a,b. 2008年9月，初診時．7̲ はインレー形成から抜髄に移行したとは思えないほど，象牙質が大きく削り取られている．その割に根管拡大・根管形成は不十分である．|7̲ はさらに大きく削られており，歯冠部象牙質は「ペラペラ」の状態であった．インプラントを植立するために |6̲ を抜歯しようとしたことは理解に苦しむ．

c. 7̲ 近心側壁のパーフォレーション．仮封材を除去すると象牙質が異常に大きく削られており，近心側壁から舌側壁にかけて大きなパーフォレーションが存在し，多量の血膿が認められた．

d. 7̲ 遠心側壁のパーフォレーション．遠心側壁も近心側壁同様に歯質が薄くなるまで削り取られ，軟組織が透けてみえる．部分的に軟組織が根管内に侵入していた．

e. 2008年12月，7̲ 根管貼薬時．しばらく来院できなくなるということで，できるだけ永続性をもたせるために水酸化カルシウム剤（ビタペックス）とガッタパーチャポイントを使用して根管貼薬を行った．

> 症例 44

初診：2008.11．61歳，女性
主訴：他院で全顎的治療を受けたが，1週間前から下顎左側臼歯部が腫れて痛く，同部歯肉から歯のかけらが出てきて触っていたら取れた．上顎前歯部は外れそうな気がする．噛みにくい．口の中全部が悪い感じがする．
問診（他院での経緯）：
①他院での治療終了直後から不調を訴えたものの，「しばらく様子をみていれば落ち着くから問題ない」という説明しかなかった．
②何度通院しても歯科衛生士による洗浄しかしてもらえないことに不満をもち，転院してきた．
③どの歯かは覚えておらず，本数も不明であるが，補綴の準備として複数歯の神経をとる処置を受けた．
口腔内診査：全顎的に歯周炎があり，補綴物の辺縁部が不適合でプラークコントロールが困難な状況であった．主訴部位をはじめ多くの歯肉は急性症状を起こし，指圧による排膿を認める部位もあった．
デンタルエックス線診査：ほとんどの歯に不適切なエンド治療が施されており，その根尖部には透過像が認められた．
診断：全顎的なエンド治療の不備と不十分な補綴設計，適合不良と診断した．
治療経過：
①患者に現状を正確に説明したところ，全顎的に治療をやり直してほしいとの強い希望があり，当院で治療することになった．
②主訴部位の急性炎症に対応した後に，下顎遊離端部に治療用義歯を装着し，順次，補綴物をテンポラリーに交換しながら歯周治療を進めていった．
③全顎をテンポラリーに交換し，スケーリング・ルートプレーニングが終了した2009年3月から感染根管処置を開始し，10カ月かけて13本のエンド治療を行った．また，その間に必要な部位の再ルートプレーニングおよび下顎のフラップ手術を行った（ 6|6 7 は根管の狭窄傾向が認められ，特に根尖部の根管が明瞭に写っていないことから，以前に歯髄失活剤を使用した治療を受け，それが奏効していると判断して意図的に治療を行わなかった．|1 も同様に，非感染根管-閉鎖根管と診断して治療を行わなかった）．
④初診から1年6カ月経過後の2010年5月にすべての治療を終了した．

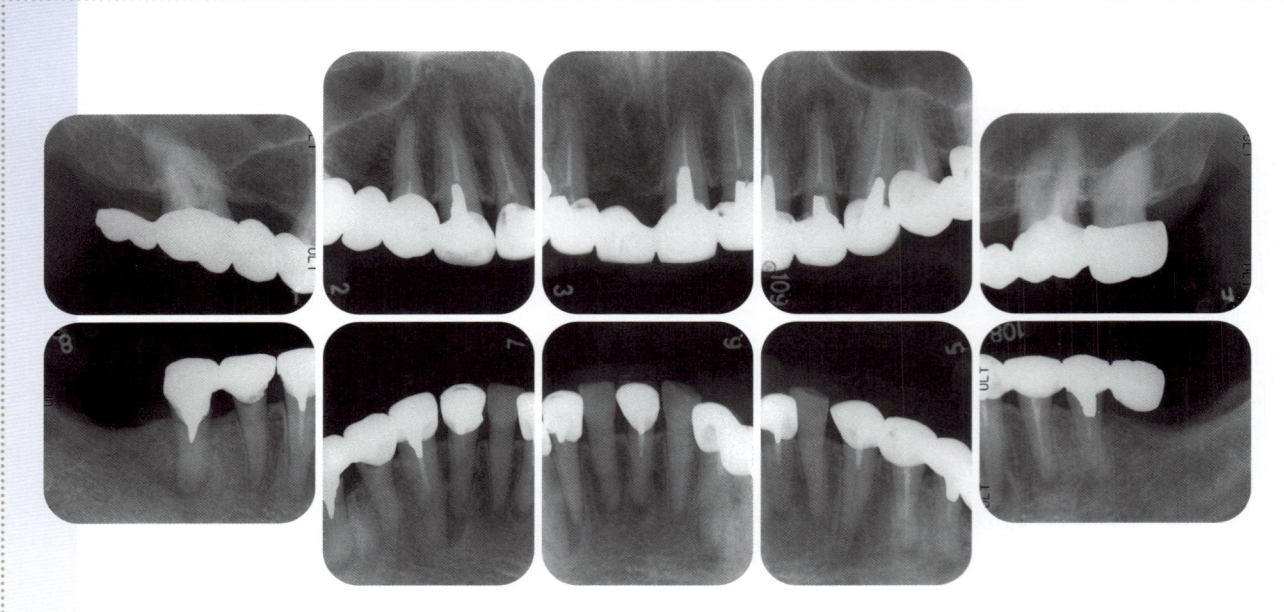

a. 2008年11月，初診時．18歯の失活歯のうち10歯の根尖部に透過像が認められた．4歯には骨性瘢痕治癒が生じていた．

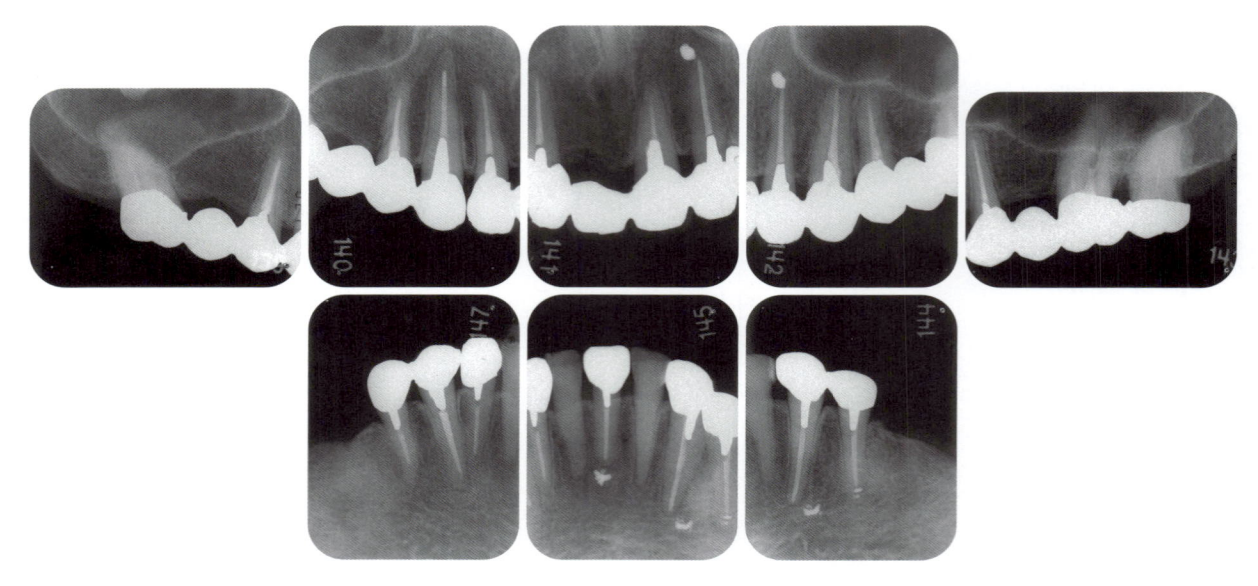

b. 2014年5月，最初の部位の根管充填後5年2カ月，最後の部位の根管充填後4年4カ月経過時．シーラーの吸収が遅れている部位があるものの，2|，3|をはじめ，すべての透過像に縮小傾向が認められ，治癒に向かっているものと考えている．また，意図的に治療を行わなかった6|1 6 7 は正常な歯周組織像を呈している．エンド治療を行うたびに歯質は削られ歯は脆化するため，エンド治療を繰り返せる回数には限度がある．そこで，天然歯を保存するためにはなるべく再治療の回数を減らす努力をすることも必要であると考え，意図的に治療を行わずに経過を観察するということに取り組んでいる．

症例提示は全顎で行いたい

　これまで，標準的エンド治療の理論では，いわゆる「エンド治療の大原則」を遵守することが強く求められ，診査・診断から根管充填までのすべてのステップにおいて科学的根拠が必要であることが強調されてきた．しかし，ある意味で最も重要なステップといえる治療結果の判定だけは，前述のように術者の主観による不十分な見通しで行われてきた．

　このことは10年前の『歯界展望』連載でも強く訴えた部分であるが，その一部を再掲する（原文ママ）．

　経過観察の盲点は，これまでしっかりした基準が示されないまま，臨床症状やX線像の術前術後の変化などを目安に術者が主観的に行っていたことにある．ここに，X線写真による「下川の基準」を加えることで，その客観性を向上させることができるのではないかと考えている．また，異なった根管治療法やマテリアルを採用している臨床家同士でも，この基準を共通の座標軸とすることで，相互の情報交換や論議がスムーズに行えるようになる利点もあるだろう．筆者は，科学に裏付けられた根管治療への第一歩として，この基準が広く普及することを期待している．

　この問題が長い間放置され，不十分な判定が許され続けてきたことと，長期経過観察の必要性が顧みられなかったことの2つが，エンド治療の進歩を妨げ，エンド治療にいまだ抜本的な改革が起こっていない主原因になっているのではないかと考えている．

　さて，私は10年前の連載で，エックス線写真（10枚法）を用いた全顎症例を数例提示したが，エンド治療の症例発表は従来より当該部位のエックス線写真のみを提示するのが普通であった．最近になってようやく，商業誌でエンド治療の全顎的な症例提示を目にするようになったが，全体からみればまだごくわずかである．当該部位のエックス線写真のみの提示では，治った症例だけを寄せ集めて提示しているのではないかという疑念が生じかねないので，今後は症例を全顎的に提示することを提案したい．われわれがエンド治療を行って100％成功するということはあり得ないので，全顎で提示をすれば成功した部位も失敗した部位も出てきて当然である．それらをすべて正直に提示してはじめて，術者の等身大の実力がわかり，術者が発する言葉に信憑性が宿ると考える．また，長期経過観察の結果も全顎で提示されれば，術者の医療理念や患者との人間関係などの深い部分までうかがい知ることができ，参考になるはずである．特に，全顎的に根尖病変を有する症例を治療した結果が全顎で提示されることは，われわれ開業医にとって何よりも信頼できるエビデンスとなり得る．今後，全顎での症例提示が増え，その数が数千，数万と積み重なれば，これまでは知られることのなかったエンド治療の新しい側面がみえてくるのではないかと期待している．

　症例45は，開業から1年1カ月後に遭遇したもので，主訴に対応した後に結果的に全顎的な治療をすることになった症例である．知識，技術，経験のすべてが不足したなかで，その時々にできる精一杯の治療を行った結果，拙い治療にもかかわらず今日まで天然歯を保存できた．患者が治療に協力的であったこと，セルフブラッシングがよかったこと，真面目に定期検診に応じてくれたため早期に異変に対応できたことが大きかったと考えている．

第4編 これからのエンド治療への提言

> **症例 45**

初診：1992.2．44歳，女性
主訴：前日から 6| がズキズキ痛む．主治医からは抜歯するといわれたが抜歯したくない．
問診：
①左側臼歯部だけでなく，右側臼歯部も痛くて噛めない．
②抜歯をせずに痛みを止めてほしい．
口腔内診査：8|8 が挺出しており，全顎的に二次齲蝕が認められた．また，咬合平面は不良であった．
デンタルエックス線診査：6 5|4 5 6 7，7 6|6 7 には不良な根管充填と根尖部の透過像が認められ，右側上顎洞には |6 の透過像の影響が及んでいると考えられた．また，7 4| は両側延長ブリッジで，6 5| の負担過重の解消が必要と考えられた．
診断：6 5|4 5 6 7，7 6|6 7 の不良な根管充填と根尖病変，根分岐部病変，全顎的な二次齲蝕と診断した．
治療経過：
①まず主訴の |6 の咬合調整と投薬を行い，疼痛に対応した．
②その後，|6 のエンド治療と全顎の歯周治療を進めた．|6 には深い骨欠損と根分岐部病変が存在したため，根管充填と同日に口蓋根をヘミセクションした．
③約1カ月後，メタルコア，テンポラリーを装着した状態で，もう一つの主訴であった |7 のエンド治療に着手した．
④|7 に補綴物装着後，7| のエンド治療を行い，|6 7 に補綴物（連結冠）を装着した．
⑤6| のエンド治療を行い，|6 7 にそれぞれ補綴物を装着した（①～⑤までで6カ月を要した）．
⑥約1年後の1993年6月に 6 5| のエンド治療を開始し，根管充填後にメタルコアとテンポラリーを装着した．
⑦4| はブリッジにするかインプラントにするか悩んだが，3| を削る決断ができなかったため，インプラントの併用によるブリッジを患者に提案し，1994年5月に 4| にインプラントを植立して 6 5 4| に補綴物（連結冠）を装着した．

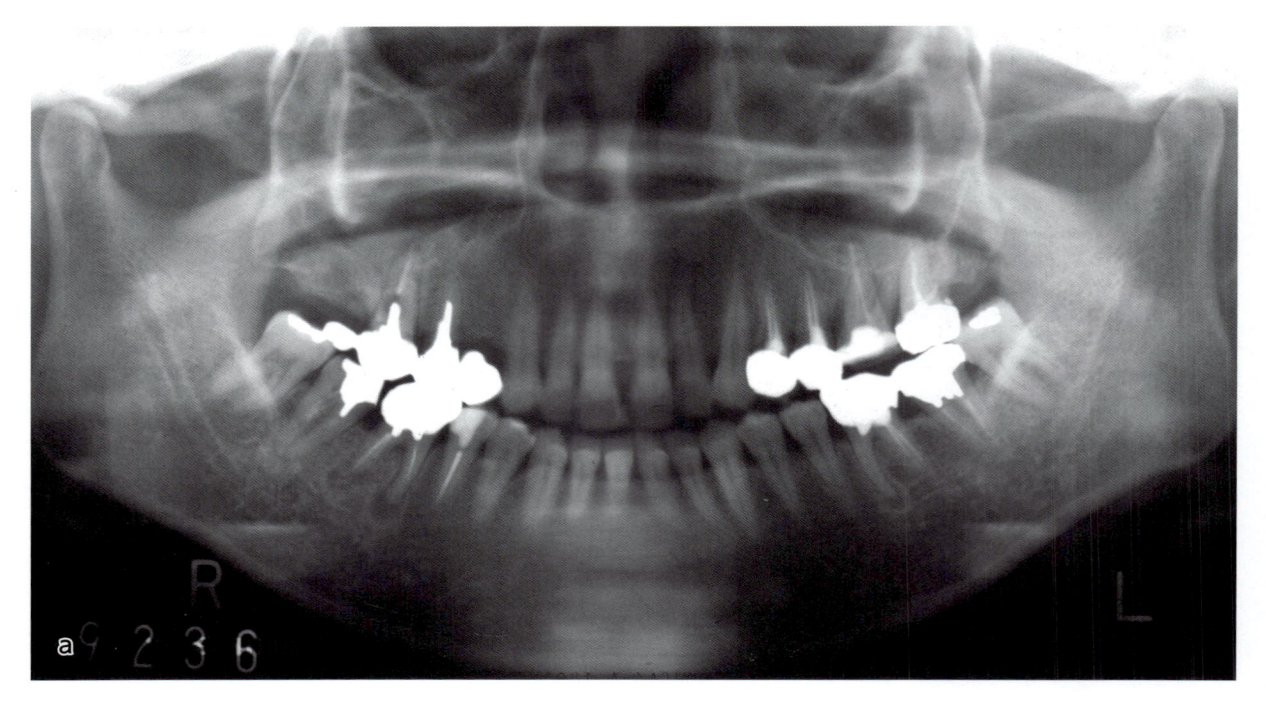

a．1992年3月，初診時．根尖部の透過像，歯周病，補綴物の不適合，歯列彎曲の不正などのたくさんの問題が存在した．

【上顎左側臼歯部の治療経過】

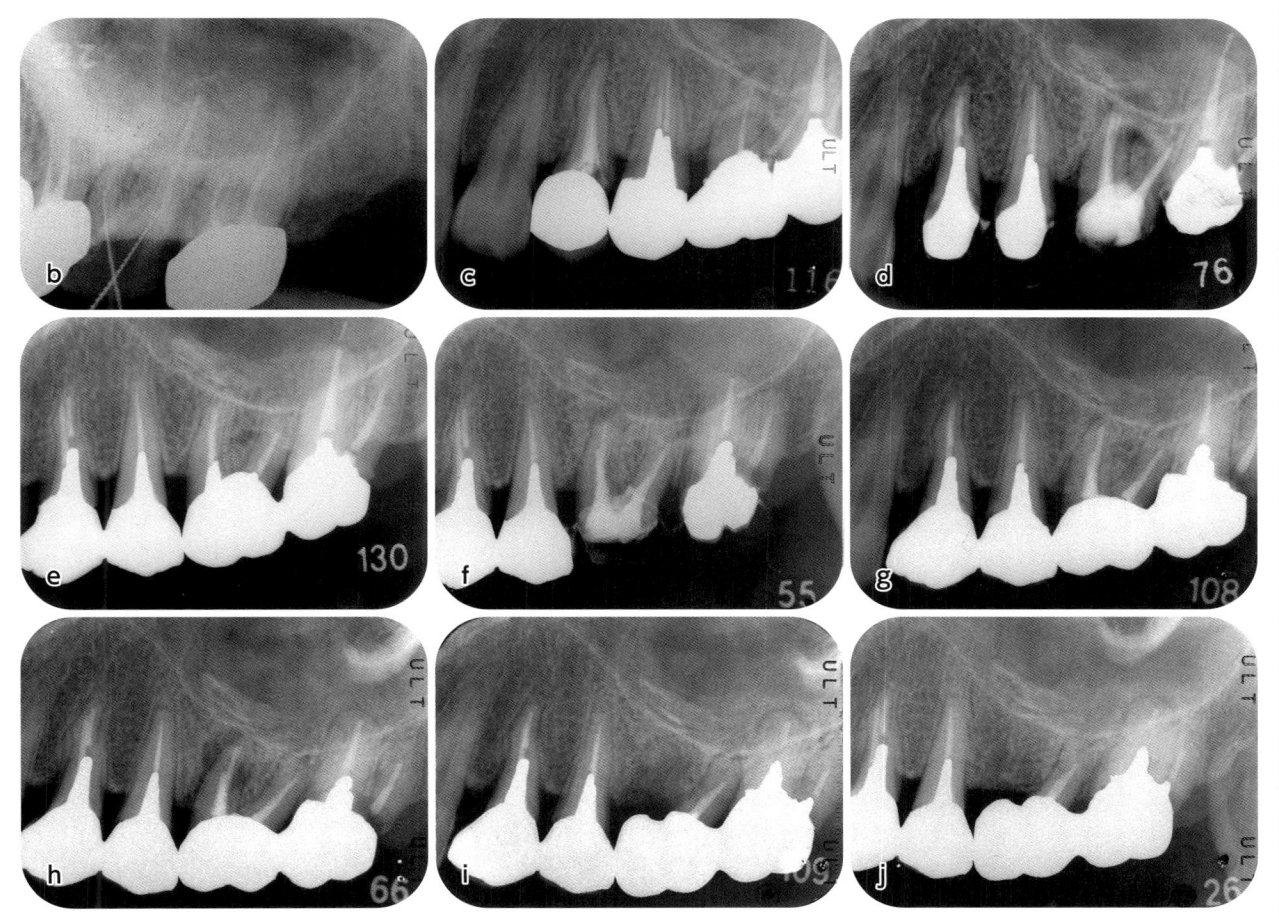

b. 1992年2月．「下川エンド」と出合う前なので|6 にファイルを挿入して根管長を測定している．当時はこのような何もみえないエックス線写真で治療を行って疑問を感じなかった．

c. 1994年11月．この時点で|6 は症状がなく経過していた．|4 の齲蝕と透過像が気になったが，臨床症状がなかったためこの時点では治療していない．

d. 1997年4月，|6 の再治療時．|6 の根分岐部病変が急性発作を起こしたため，補綴物を除去して再度エンド治療と歯周治療を行った．患者の同意を得て|4 5 の治療も行った．

e. 2000年5月，再治療後3年経過時．エックス線写真上では骨欠損も回復傾向にあるようにみえた．

f. 2008年7月，再治療後11年3カ月経過時．|6 が急性発作を起こしたので，歯周治療と3回目のエンド治療を行った．|7 は深い齲蝕があるが，フッ化ジアンミン銀（サホライド）を塗布してスーパーボンドでメタルコアを装着し，できるかぎり保存するようにした．

g. 2009年3月，3回目の治療後8カ月経過時．臨床症状はないものの，|6 近心根の透過像が消えない．

h. 2009年12月，3回目の治療後1年5カ月経過時．|6 近心頬側根が急性発作を起こし，抜根となった．|7 遠心根も齲蝕により破折していたので，「最後の治療」となることを説明し，帯環コアを装着して保存するようにした．

i. 2011年9月，3回目の治療後3年2カ月経過時．抜根した部分の歯槽骨には回復傾向が認められる．|5 遠心にはレストを設けてある．しばらくこの状態で経過をみることにした．

j. 2013年2月，3回目の治療後4年7カ月経過時．歯周組織にはさらに安定傾向が出てきた．臨床症状は全くない．

【上顎右側臼歯部の治療経過】

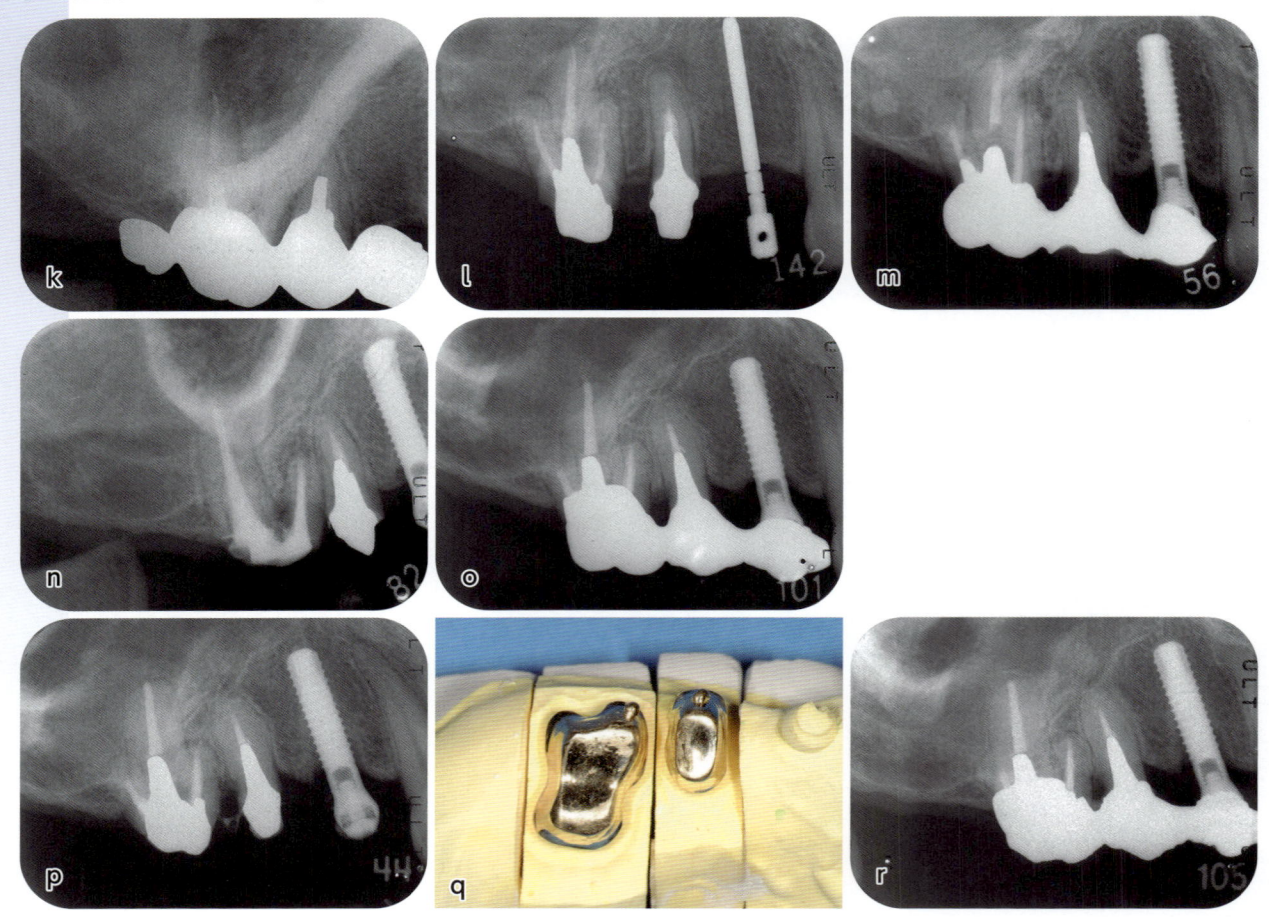

k. 1992年3月．6 5|には両側延長ブリッジが装着されていた．5|の根管充塡材はみえない．6|口蓋根管は感染根管と診断した．

l. 1994年5月，インプラントガイドピン確認時．エンド治療，歯周治療を終了した後に 4|にインプラントを植立した．6|近心頰側根管は治療が不十分である．

m. 1997年10月，補綴後2年9カ月経過時．自覚症状はないものの 6|近心頰側根の透過像は著明化していた．症状が出たら再治療する旨を説明し，了解を得た．

n. 1998年8月，6|の再治療時．

o. 2004年6月，再治療後5年10カ月経過時．6|近心頰側根の透過像は縮小傾向が認められるものの，治癒はしていない．臨床症状はない．

p. 2010年4月，再補綴時．補綴物および歯周組織の経年劣化に対応するため再補綴を行った．6|近心頰側根の透過像は消失していない．

q. 2010年5月，内冠の状態．6 5|の歯根をできるかぎり齲蝕から守るため二重冠方式を選択した．ラボからは滑沢に研磨されてきたが，内冠表面は装着前に自分で粗糙に仕上げた．

r. 2010年9月，再補綴後5カ月経過時．辺縁歯周組織，根尖歯周組織ともに安定傾向にあるが，6|近心頰側根にはまだ透過像が残っており，治癒とはいえない．今後も経過観察を継続し，異変に備える必要がある．

【下顎右側臼歯部の治療経過】

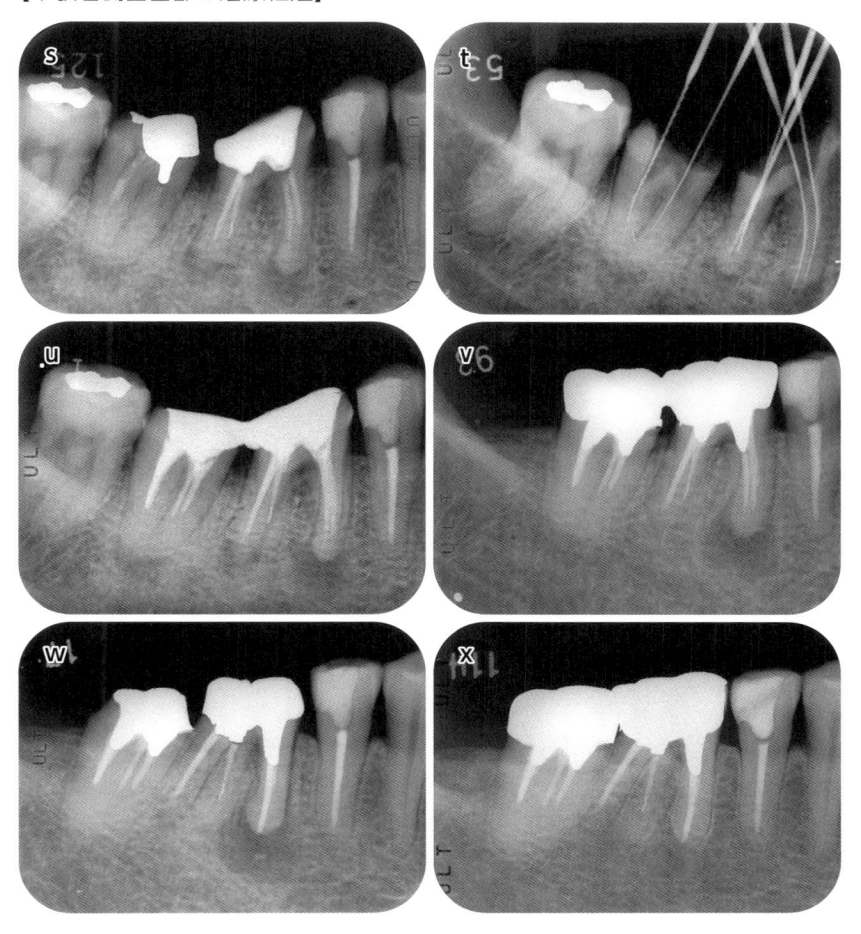

- s. 1992年7月．7┐6┐ともに不十分なエンド治療がなされており，透過像が認められた．6┐は近心根管，遠心根管ともにファイルの破折片が認められた．
- t. 1992年12月．「下川エンド」と出合う前なので，H, Kのファイルを使い分けて根管長測定を行っている．6┐は破折片と根管壁との隙間に細いファイルでバイパスを通した．
- u. 1992年12月，根管充填時．6┐は根管充填が不十分で，ファイルの破折片も残ったままである．
- v. 1998年10月，根管充填後5年10カ月経過時．6┐近心根以外の透過像は消失している．7┐は閉鎖根管であり，治療前の透過像は7┐の歯根膜が6┐遠心根の根尖病変に応答した結果だと考える．
- w. 2000年7月，根管充填後7年7カ月経過時．経過観察を継続していたが透過像が次第に増大傾向を示したので，臨床症状は皆無であったが再度，根管充填を行ってメタルコアを装着した．
- x. 2010年9月，再治療後10年2カ月経過時．2000年の再治療は「下川エンド」に従って行っており，透過像の縮小傾向が著しい．

第4編 これからのエンド治療への提言

【下顎左側臼歯部の治療経過】

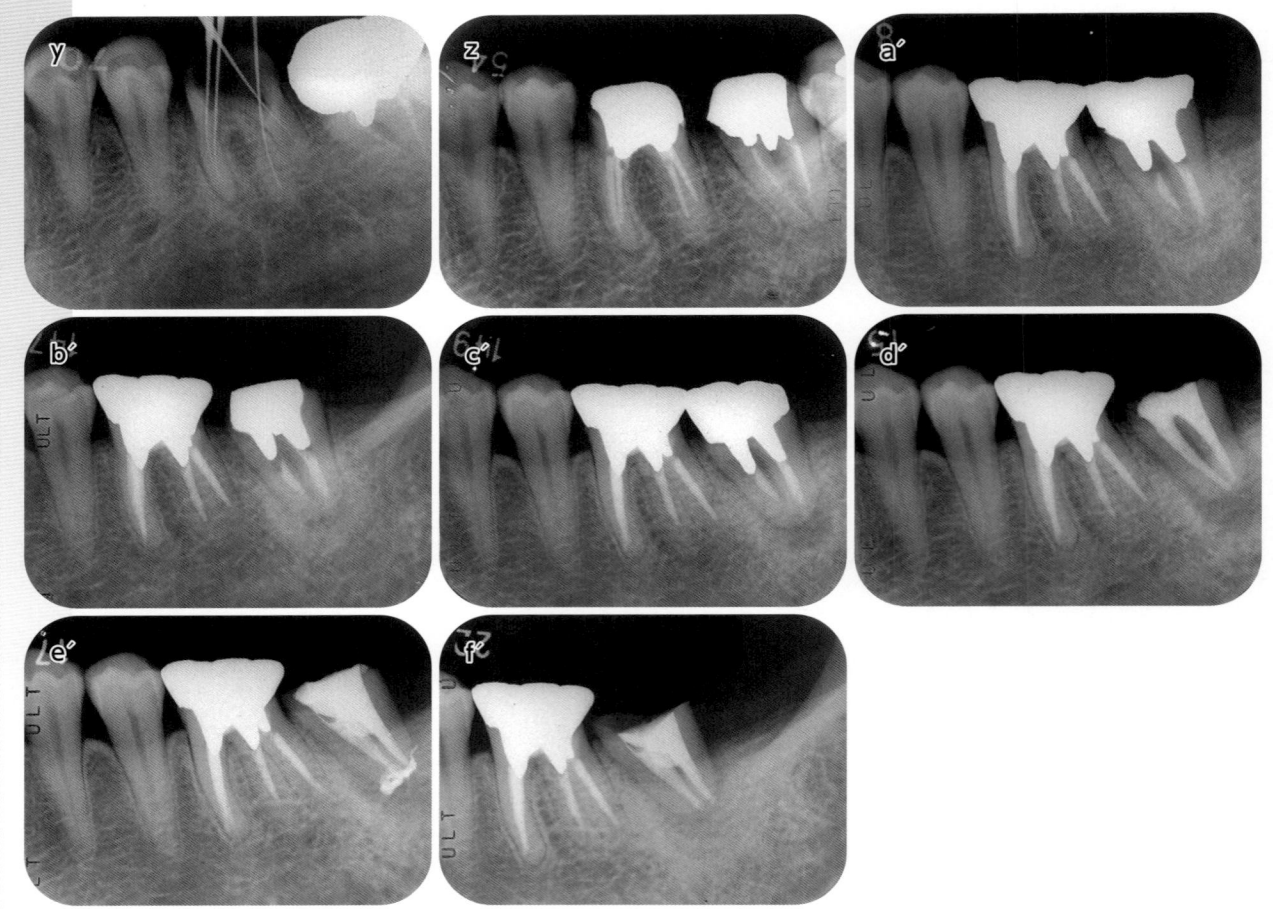

y. 1992年7月，6̄の治療中．H，Kファイルを利用して根管長の測定と頰・舌側根管の識別をしようとしている．

z. 1993年4月，根管充塡後7カ月経過時．テンポラリーで経過観察をしている．6̄7̄ともに垂直的にも水平的にも根管拡大・根管形成が不十分である．

a′. 1997年1月，根管充塡後4年4カ月経過時．6̄に治癒傾向が認められるのは偶然で，これだけで「アンダーフィリングで治る」と考えるのは間違いである．7̄周囲の骨硬化像をみれば治癒困難であることが想像できる．

b′. 1997年7月，根管充塡後4年10カ月経過時．テンポラリーで状態を観察していたが，7̄の咬合痛がなくならないため，再度，治療を行うことにした．

c′. 2001年10月，再治療後4年3カ月経過時．根尖には閉鎖傾向があり，再治療時もアンダーフィリングでそのまま補綴に移行したところ，透過像は増大した．

d′. 2001年11月，3回目の治療時．透過像が消えないため3回目のエンド治療を行った．歯列と咬合の維持に7̄の存在意義は大きいと考え，簡単には抜歯せずに徹底的に保存にこだわっている．

e′. 2002年5月，3回目の治療後6カ月経過時．7̄の咬合痛がなくならないため，意図的再植術により歯根端を切除して逆根管充塡を行った．

f′. 2002年7月，意図的再植術後2カ月経過時．透過像に縮小傾向が認められたので，テンポラリーを装着し，徐々に修正しながら咬合できるか確認していった．その後，補綴物を装着した．

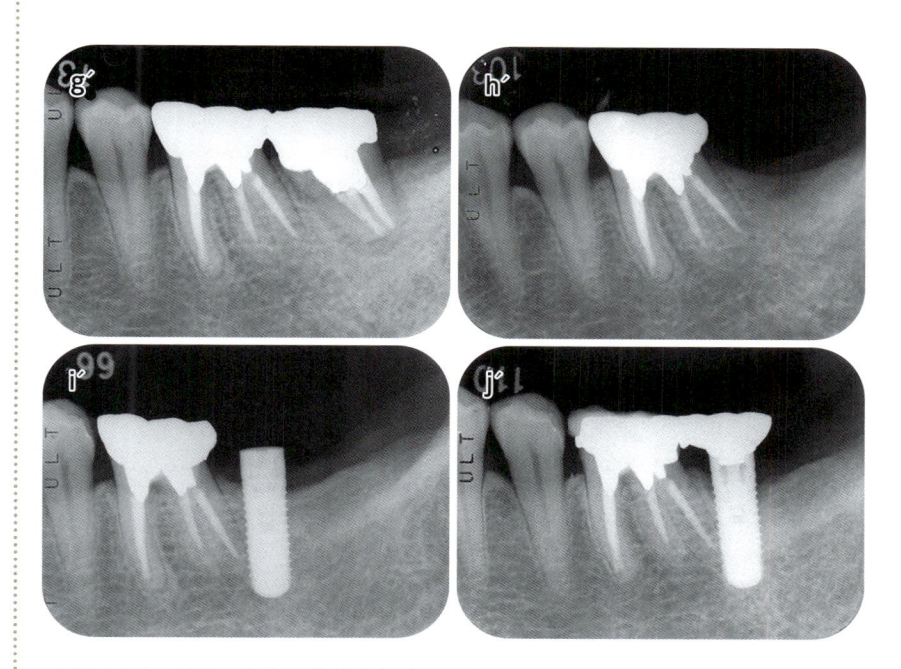

g′. 2003年8月．十分に状態を観察して補綴物を装着したつもりであったが，補綴後6カ月経過時に咬合痛を訴えて来院．周囲歯肉の炎症が強いため補綴物の連結部を切断すると，7┘は動揺が大きかったため抜歯した．

h′. 2004年6月，7┘抜歯後10カ月経過時．当初はこのまま経過をみる予定であった．

i′. 2008年5月，インプラント植立時．しばらく7┘欠損のまま定期検診を続けていたが，定期検診のなかで患者がインプラント処置を希望した．

j′. 2010年9月，インプラント補綴時．上部構造を仮着して咬合や歯周組織の状態を確認し，微調整を行った後に装着した．

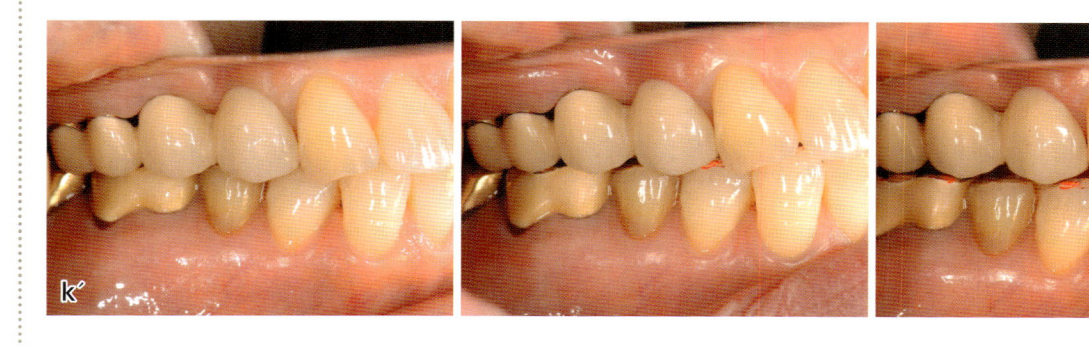

k′. 2010年9月．初診時から3│が健全でガイドしていたため，グループファンクションドオクルージョンで臼歯部が順次離開するように調整してある．3│が健康なうちはこの咬合様式で続けるつもりである．

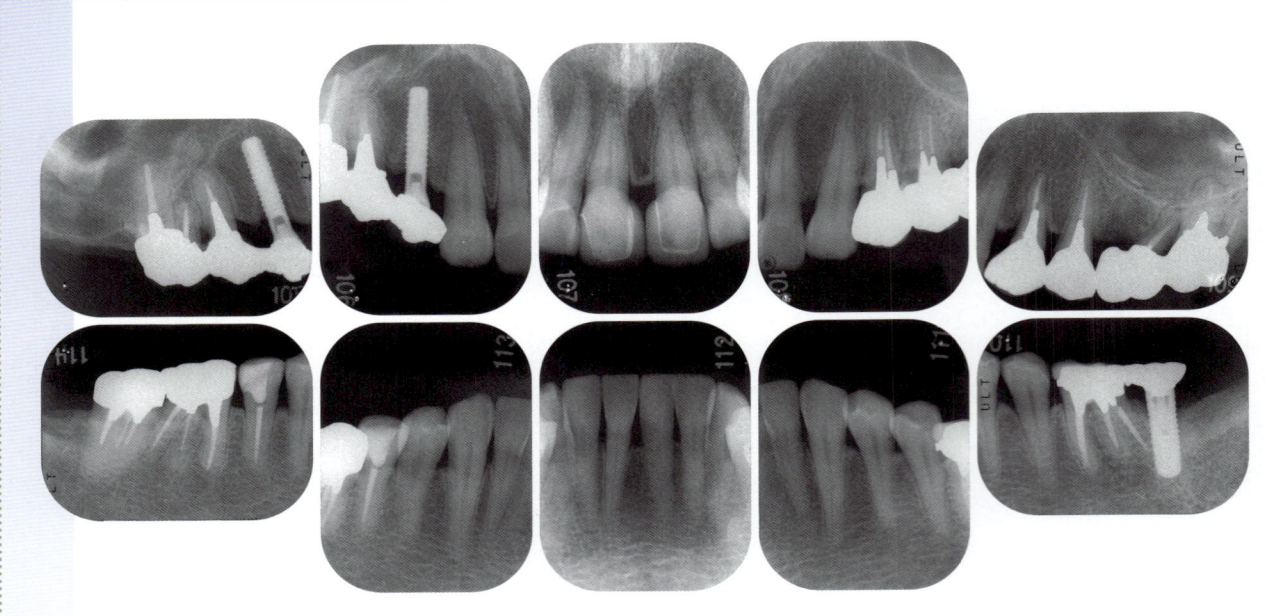

l′. 2010年9月，治療終了後．臼歯部は一度の治療で完了した部位は少なく，初診から18年7カ月の間に何回も再治療を行っている．治療設計と手技の一つひとつに問題があった．

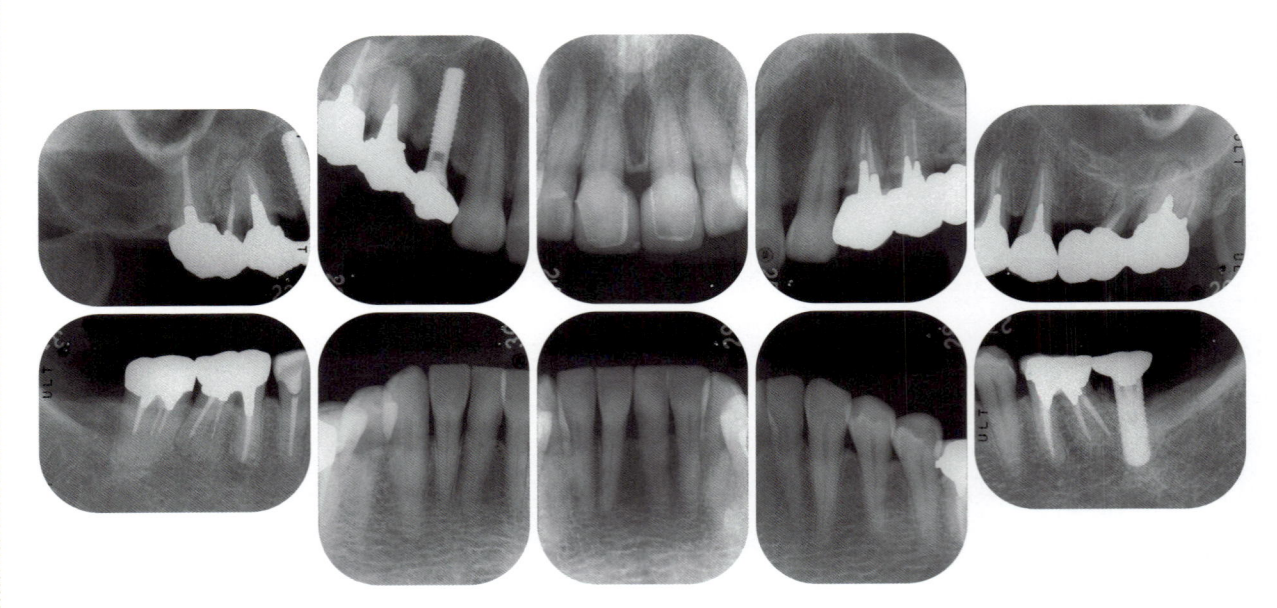

m′. 2013年2月．初診からちょうど21年が経過している．著しい変化はないが上顎左側臼歯部ブリッジの支台歯である|6 周囲の炎症が今後要注意である．

インプラントを補助的に活用したい

症例 45 でインプラントを利用して以来，私の臨床システムにインプラント処置が加わった（症例 46, 47）．インプラントにはブリッジや部分床義歯などと比較して天然歯に負担をかけにくいという利点がある．条件の悪い天然歯をできるかぎり長く保存するために，弱った天然歯をインプラントでサポートし，サポートされてよみがえった天然歯が今度はインプラントを補助しながら共存するという形を理想と考えてインプラントを活用している．

症例 46

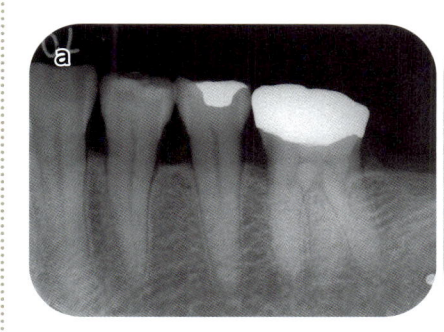

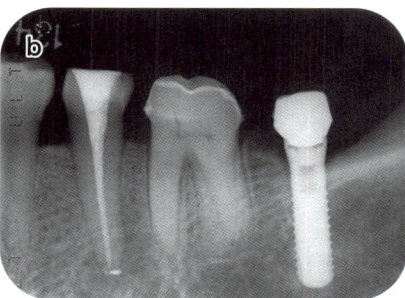

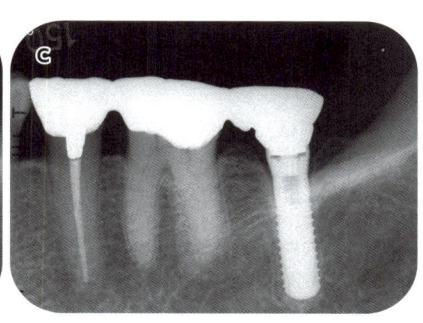

a. 2001 年 3 月，初診時．患者は 59 歳の女性で，下顎左側臼歯部の自発痛と咬合痛を主訴に来院．応急処置後，歯周治療を進めながら精査したところ，|5 の失活が判明したため感染根管処置を行った．
b. 2002 年 4 月，|5 根管充填後．患者は自ら |7 欠損部にインプラント処置を希望した．他の治療法や放置した場合のメリット・デメリットを十分に説明した後，患者の同意を得てインプラントを植立した．
c. 2013 年 12 月，インプラント植立後 11 年 8 カ月経過時．|5 6 は連結し，インプラントとキーアンドキーウェイで結合してある．|7 が欠損した後になし崩し的に欠損歯が増えないための防波堤として，遊離端欠損部へのインプラント植立はきわめて有効であると考える．

症例 47

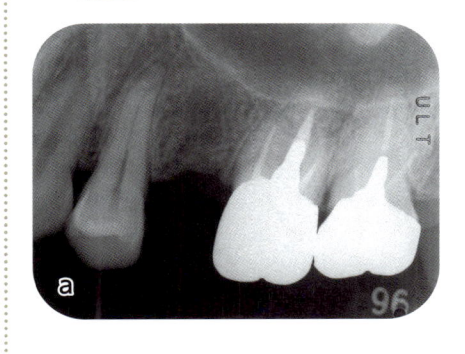

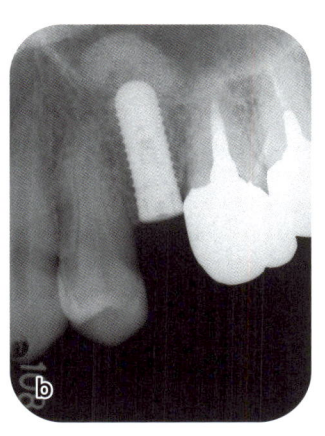

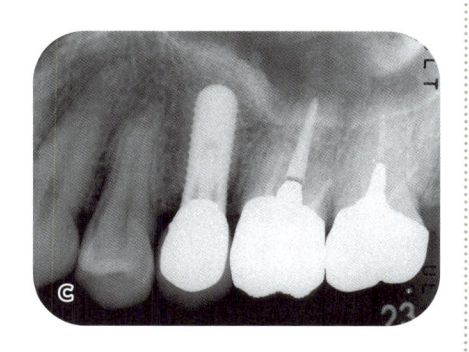

a. 2009 年 6 月，初診時．患者は 43 歳の女性で，別部位の主訴で来院．主訴解決後に 5| 欠損部の処置を希望．1 年ほど前に前医により抜歯されたが，4| を削ってのブリッジや義歯が嫌で放置していた．抜歯窩は十分に治癒し，隣在歯および周辺歯周組織も健康で，上顎洞底までの距離がやや不足するもののインプラントに好適な条件であった．
b. 2009 年 6 月，インプラント植立時．歯槽骨の垂直的距離が不十分であったため複数の骨移植材料（アパセラム，オステオゲン，ボーンジェクト）を用いたソケットリフトを併用した．予定どおりに上顎洞底を挙上できている．
c. 2013 年 5 月，インプラント植立後 3 年 11 カ月経過時．造骨部分には経時的吸収が生じており，上顎洞底線の新生傾向も認められる．4| を削らずに補綴できた意義は大きいと考える．

第4編｜これからのエンド治療への提言

　症例48，49は，難症例の天然歯を精一杯努力して残す際に，インプラントで天然歯をサポートした症例である．
　症例48は下顎右側臼歯部，症例49は上顎右側臼歯部と下顎左側臼歯部にスポットを当てて示す．

症例48

初診： 1999.3．58歳，女性
主訴： 下顎臼歯部がぐらぐら動いて，痛くて噛めない．
問診：
①ずいぶん以前から下顎左右側臼歯部に咬合痛があり，噛めない．
②前医では咬合調整のみで治療してくれないため転院してきた．
口腔内診査： 全顎的に強い歯周炎および補綴物の不適合が認められた．7 6│4 部は急性発作を起こしていた．
デンタルエックス線診査： 全顎的に進行した辺縁性歯周炎が存在し，│3 4 5 と 7 6 5│5 には透過像が認められた．│4 は保存不能と思われた．
診断： 全顎的な歯周治療，エンド治療，補綴処置のやり直しが必要と考えた．
治療経過：
①主訴に対する応急処置をして症状の緩解を待った．患者はこれまで歯周治療を受けたことがなかったようで，その意義と必要性を時間と回数をかけて来院ごとに説明した（下表参照）．
②十分な説明の後に同意が得られたので，補綴物を除去し，テンポラリーに交換しながら歯周治療とエンド治療を併行して行った．
③いったんは患歯の保存に成功したものの，補綴物装着から8年5カ月後に抜歯となってしまった．しかし，患歯を精一杯の努力で一定期間保存できたことで患者との信頼関係を築くことができ，最終的には患者がインプラント処置を希望した．
④歯石除去も十分に受けた経験のない患者であったが，結局，8回のフラップ手術と2回の遊離歯肉移植術と4本のインプラント植立手術を行った．

歯周治療の説明

1) 応急処置だけでは，やがて痛みは再発する．
2) 患歯を治し，長く保存するためには，歯周治療が必要不可欠である．
3) 歯周治療を行わなければ歯周病が進行し，患歯だけではなく周囲の歯まで「道づれ」になる可能性が高い．
4) 歯周病が進行すると歯を支えている骨もなくなるが，これが後々に最も困る．
5) 歯周治療は，「将来困らない」ために「いま行う」処置であり，この先ではできなくなる可能性がある．
6) 治療をするかしないかは別にして，検査をして全体の状況を確認し，説明だけでもさせてほしい．
7) 歯周病は加齢にともなって増悪進行する傾向があるので，日々のセルフケアが大切であり，定期的なチェックとプロフェッショナルケアも必須となる．

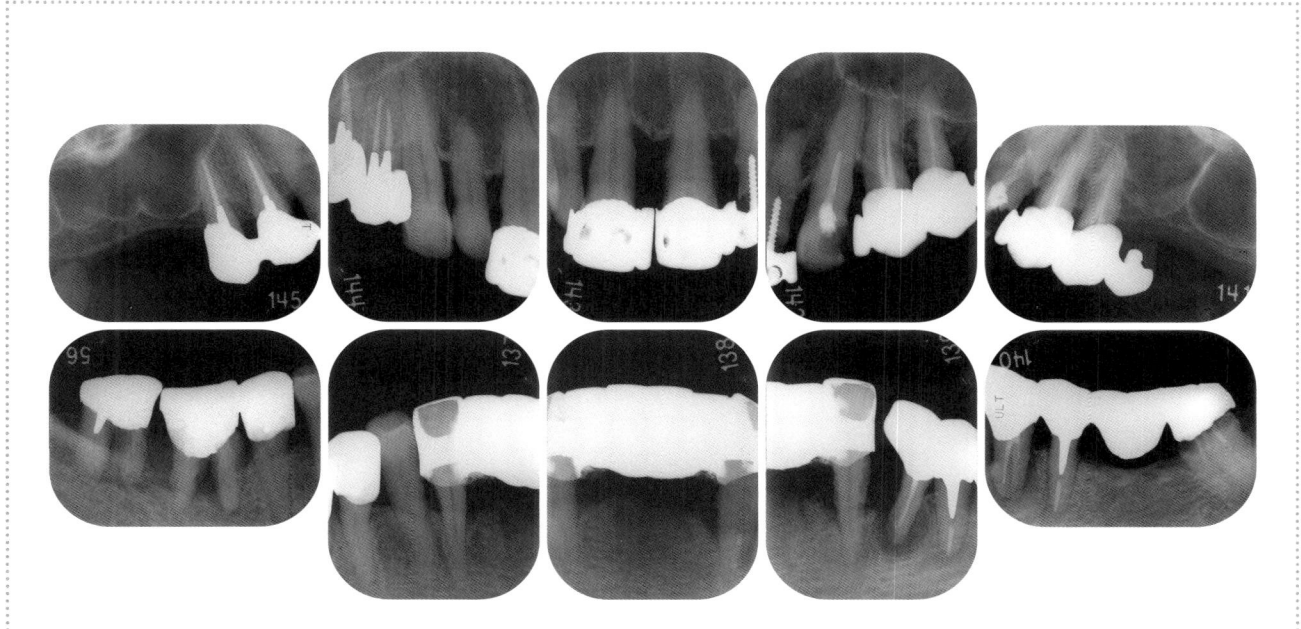

a. 1999年3月，初診時．すでに大臼歯5歯と下顎前歯部4歯を喪失していた．歯周治療が行われた形跡はなく，複数の透過像が認められた．

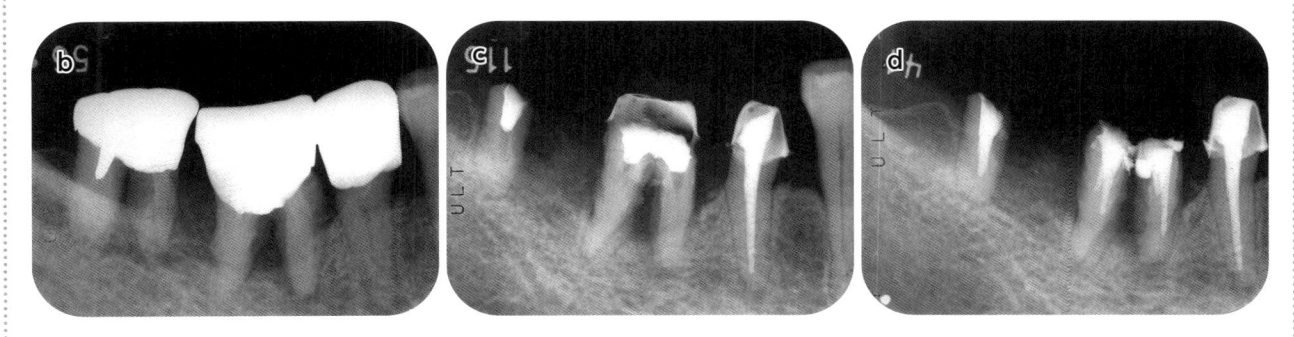

b. 1999年9月，治療前．7 6| は根尖近くまで骨欠損が進んでいた．
c. 1999年10月，治療開始時．補綴物を除去し，主訴の疼痛を解消した後，自然挺出を行いながらエンド治療を開始した．
d. 2000年8月，自然挺出終了時．自然挺出は止まったが，骨欠損は改善していない．

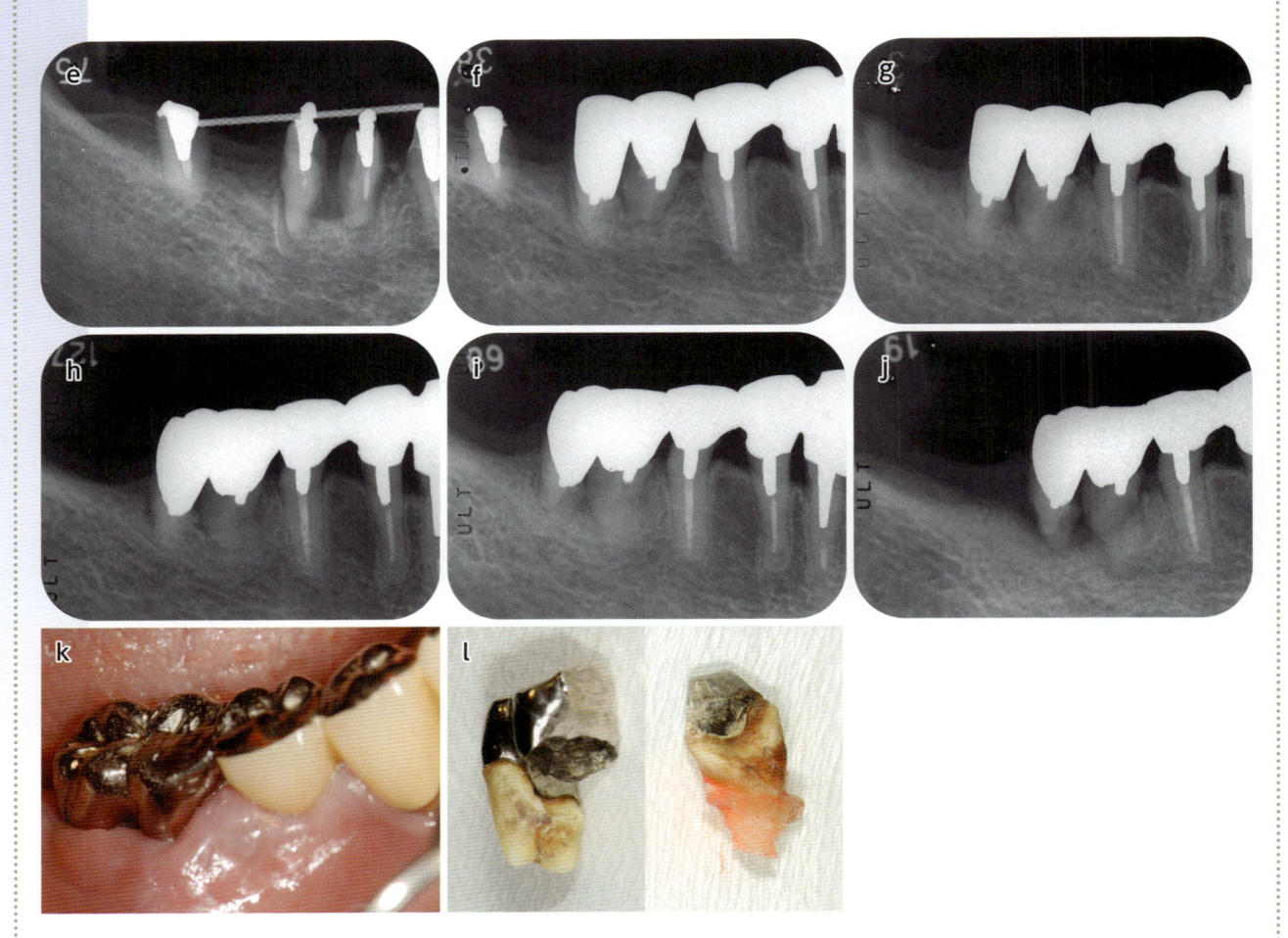

e. 2001年4月，MTM時．患者に，抜歯前提でMTMを行い，骨レベルを上げたいと提案し，了承を得た．

f. 2001年10月，補綴物装着時．MTMを終了すると骨欠損は改善し，動揺が止まり，咬合痛もなくなったため，保存することにした．テンポラリーで咬合を確認後に補綴物を装着した．

g. 2006年9月，補綴後5年経過時．6┼6間に4mmの歯周ポケットはあるものの臨床症状はなく，よく噛めていた．

h. 2007年11月，補綴後6年経過時．この頃から6｜歯肉に慢性の弱い炎症が存在するようになった．定期検診の間隔を短くしてプロフェッショナルケアで対応した．

i. 2008年10月，補綴後7年経過時．急性発作を起こして来院した．この後にフラップ手術を行った．

j. 2010年4月，補綴後8年6カ月経過時．できるかぎり保存を試みてきたが，ついに限界となり，患者と相談のうえ抜歯することとなった．

k. 同口腔内写真．6｜周囲歯肉には強い炎症が存在し，遠心根は根尖部まで付着がなくなっていた．補綴物を除去し，洗浄・投薬をして消炎をはかった．

l. 2010年6月．定期検診で繰り返しルートプレーニングを行っていたにもかかわらず，抜歯すると歯根面はこの汚染状態であった．しかし，この歯を保存する当初から「一度は残すが，次に悪くなったら抜歯になる」と説明してあり，対処法の1つとしてインプラントも説明してあったので，患者はこの後，スムーズにインプラント処置を希望した．

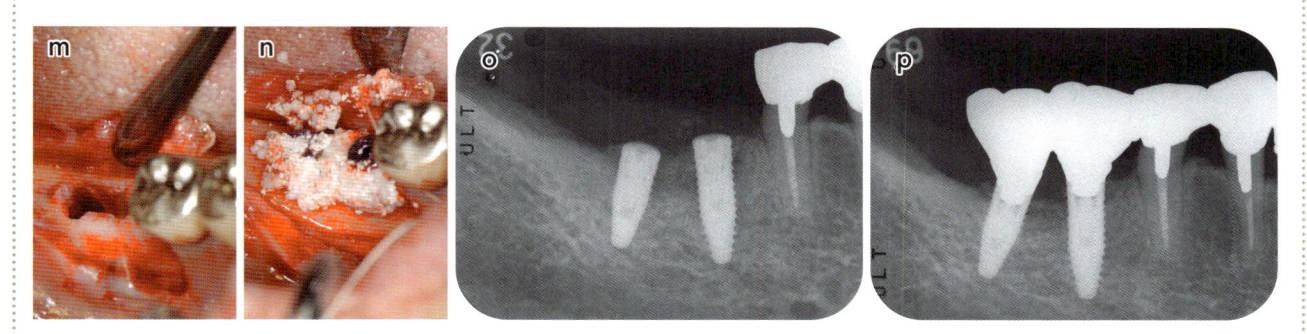

m,n. 2010年11月，インプラント植立時．抜歯窩中央部には骨化していない軟組織が残っていたため，徹底的に搔爬し，骨が欠損している部分には骨移植材料を塡入した．この後，出血を待ち，血液上からCO_2レーザーをHLLT照射して縫合した．

o. 2010年11月，インプラント植立後．6|のインプラントは5スレッド，7|のインプラントは3スレッドほど骨が不足していることがわかる．

p. 2011年7月，インプラント補綴時．テンポラリーで形態や清掃性などを十分確認した後に上部構造を製作し，3カ月間の仮着後に装着した．

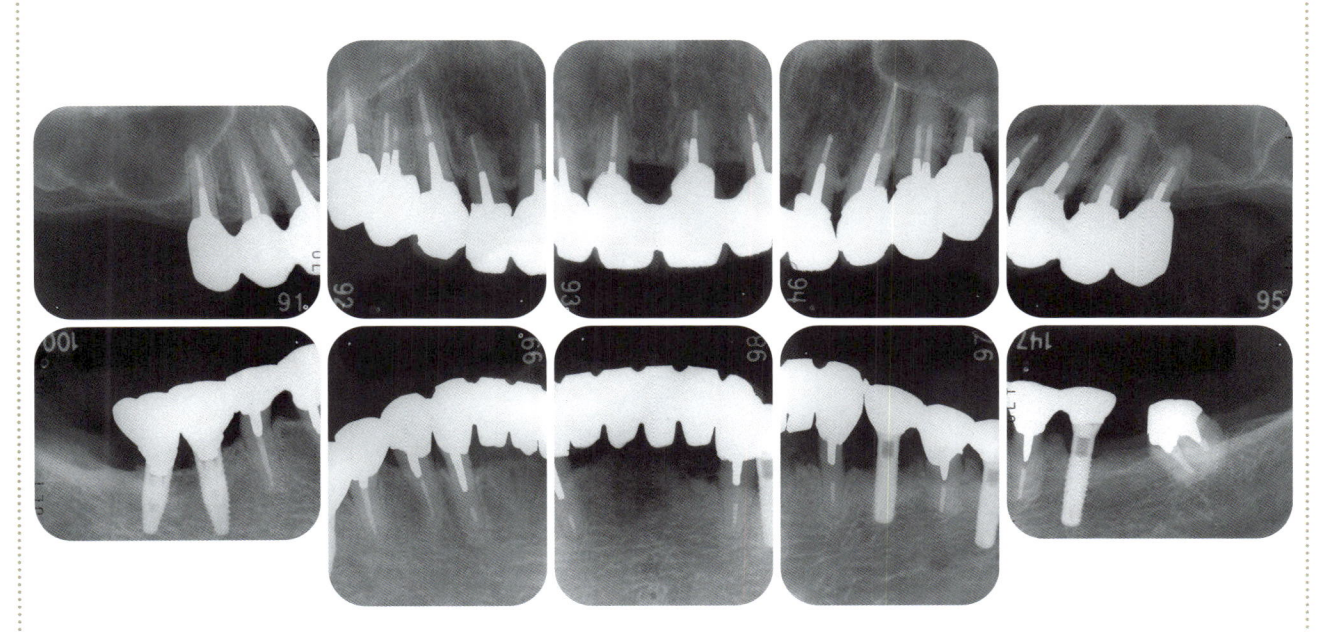

q. 2014年6月．初診から15年3カ月が経過した．インプラントによる天然歯の補助がなければ下顎は早期に多数歯欠損での部分床義歯になっていたかもしれない．ところどころに根尖病変再発の兆しがみえ始めている．上顎側方歯群は二重冠方式の連結冠で再補綴してある．

症例 49

初診：1996.2. 46 歳，男性

主訴：下顎左右側臼歯部が動いて，痛くて噛めない．前医からは抜歯といわれたが抜歯したくない．

問診：

①以前から左右側臼歯部が噛みづらい．

②ときどき痛みもあり，いまは特に下顎左側臼歯部の痛みが強い．

口腔内診査：7| は欠損し，|5 6 は補綴物が除去されていた．|5 6 部の歯肉には急性発作が認められた．

デンタルエックス線診査：6|1 4 5，6|6 7 には透過像が認められ，7 2|2，|7 は喪失していた．

診断：咬合崩壊が始まり，漫然と治療を繰り返せばさらなる歯の喪失を招くおそれがあると考え，天然歯の保存に徹底的にこだわって治療を行うこととした．

治療経過：

①まずは下顎左側臼歯部の疼痛するため，咬合調整と投薬を行った．

②歯周治療とエンド治療の必要性を十分に説明し，順次テンポラリーに交換しながら治療を開始した．

③必要な部位の治療を終えて補綴物を装着し，定期検診に移行した．

④経年的に不十分な治療による再治療の必要性が生じたため，その都度，対応している．

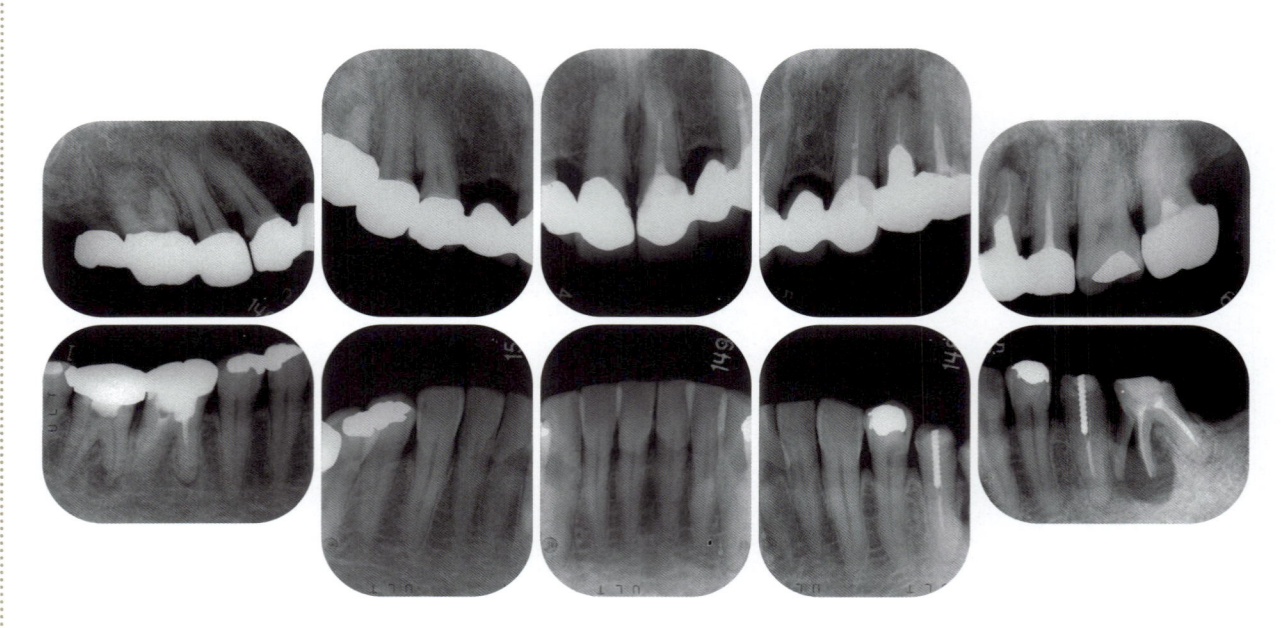

a. 1996 年 2 月，初診時．主訴部位のほかにも透過像，不十分なエンド治療，歯石の沈着などが認められた．歯の喪失による咬合崩壊をくい止めることと，根尖病変を治す必要性を感じた．

【上顎右側臼歯部の治療経過】

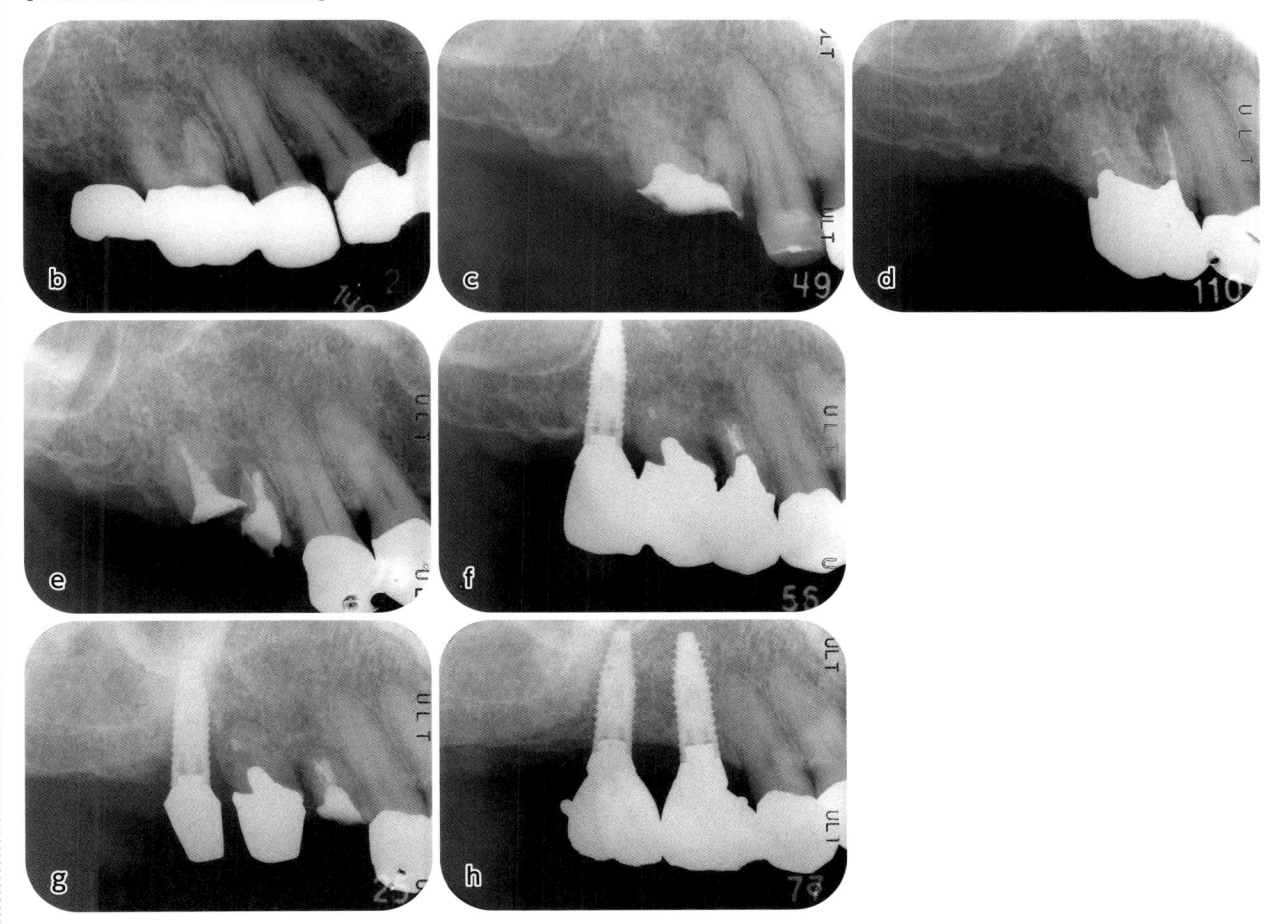

b. 1996年2月．患者は <u>7 ⑥ ⑤</u> 延長ブリッジの咬合痛を訴えていた．<u>6|</u> 近心頬側根は大きく吸収し，透過像が認められた．

c. 1997年7月，<u>6|</u> 治療時．補綴物を除去すると <u>6|</u> の歯質はほとんど残っていなかったが，なんとしても保存したいと考えて感染根管処置を行った．

d. 2004年9月，<u>6|</u> 治療後7年2カ月経過時．急性発作を惹起した．口蓋根の根管充填材は吸収し，近心頬側根尖部の透過像は消失していない．

e. 2007年7月，再治療時．咬合調整や投薬でなんとか症状を抑えてきたが，ついに自発痛が出てきた．補綴物を除去すると歯質はほとんど残っていなかったが，患者の希望もありできるかぎり保存することとした．

f. 2008年7月，再補綴物装着時．本当は <u>6|</u> も抜歯してインプラントを2本植立したかったが，事情により <u>6|</u> の口蓋根と近心頬側根は残した．

g. 2010年10月，再補綴後2年経過時．<u>6|</u> の口蓋根と近心頬側根は炎症を起こして動揺が強く，咬合痛を訴えた．インプラントも骨支持を失い，手指で抜去できた．

h. 2012年9月，3回目の補綴物装着時．<u>7 6|</u> にインプラントを植立した．

【下顎左側臼歯部の治療経過】

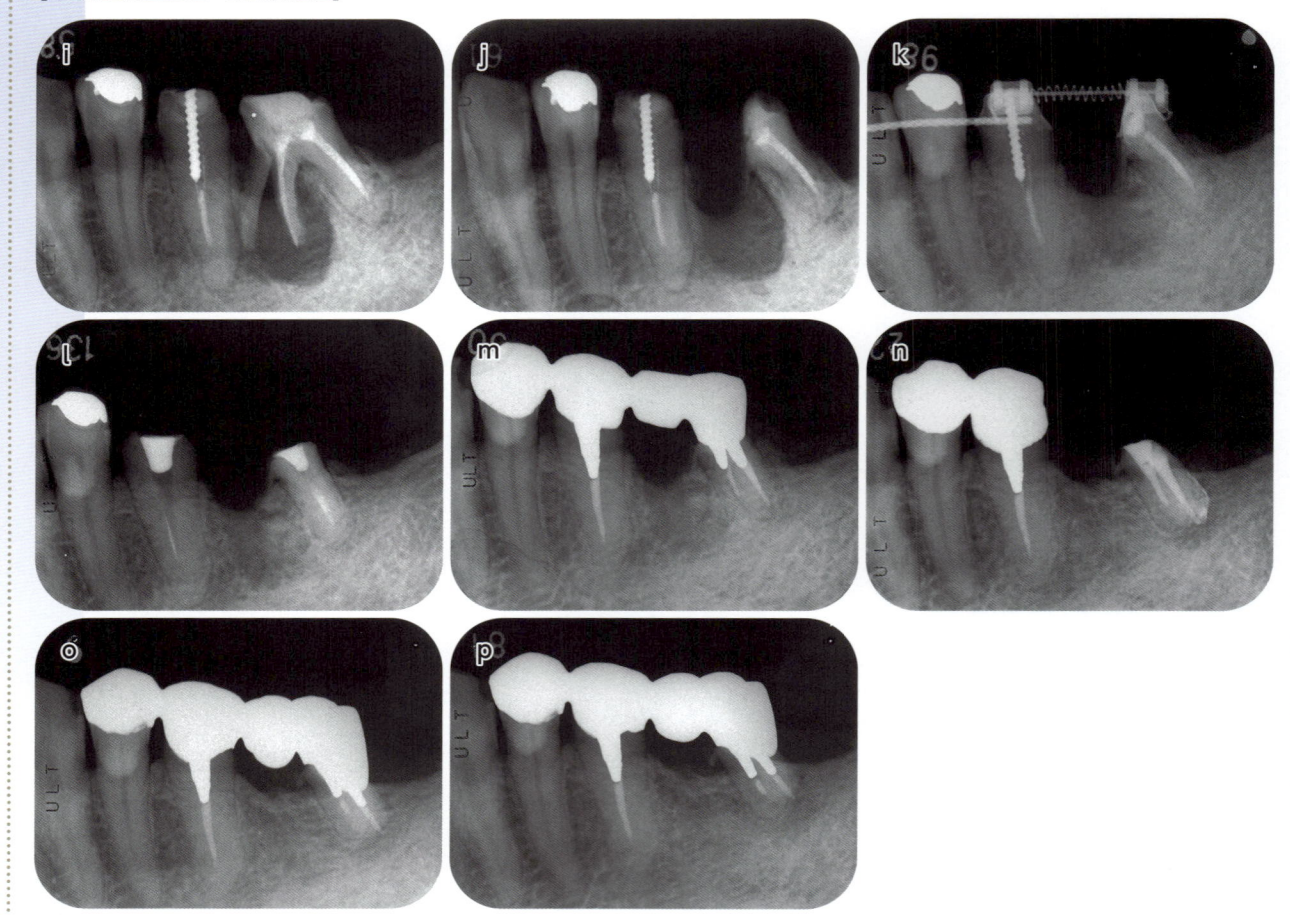

i. 1996年2月．6̄ 近心根は破折しており周囲歯肉に強い炎症があったため，まずは咬合調整と投薬で急性症状の緩解を待った．

j. 1996年3月，初診から1カ月経過時．6̄ 近心根を抜根した．

k. 1996年10月．抜根窩の治癒を待ちながら歯周治療と他部位の治療を進めていった．6̄ 遠心根にはMTMを試みた．

l. 1997年3月，5̄6̄ エンド治療開始時．歯周治療が終了し，6̄ 近心根抜根窩の改善傾向も著明なため，補綴前処置としてエンド治療を開始した．

m. 1997年7月，補綴物装着時．

n. 2001年11月，6̄ 遠心根再治療時．補綴後しばらくすると6̄ 遠心根の周囲歯肉がしばしば急性発作を起こすようになった．メインテナンスでは対応できなくなり，歯周治療とエンド治療をやり直した．

o. 2005年5月，補綴後7年10カ月経過時．6̄ 部には付着歯肉がないため，この頃から頻繁に急性発作を繰り返すようになった．

p. 2007年2月，補綴後9年7カ月経過時．メインテナンスでは対応が困難になり，患者と相談のうえ，6̄ 遠心根を抜根することになった．

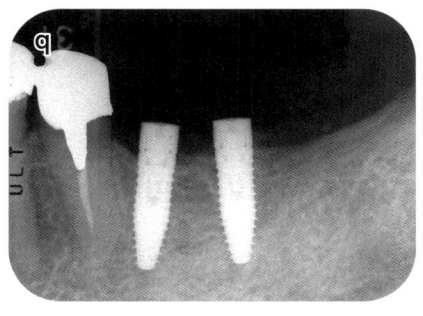

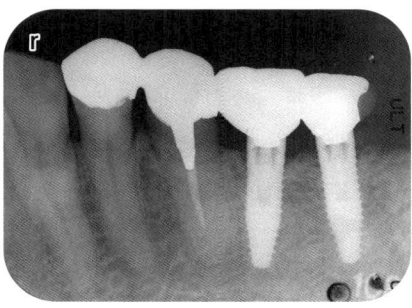

q. 2007年10月，インプラント植立時．「6 は条件が悪いので，抜歯になったときはインプラントにすると説明してあった．

r. 2012年7月，インプラント補綴後4年4カ月経過時．インプラントと天然歯は互いにサポートしあいながらよく機能している．「6 遠心根の保存にこだわったことは無駄ではなかったと考えている．

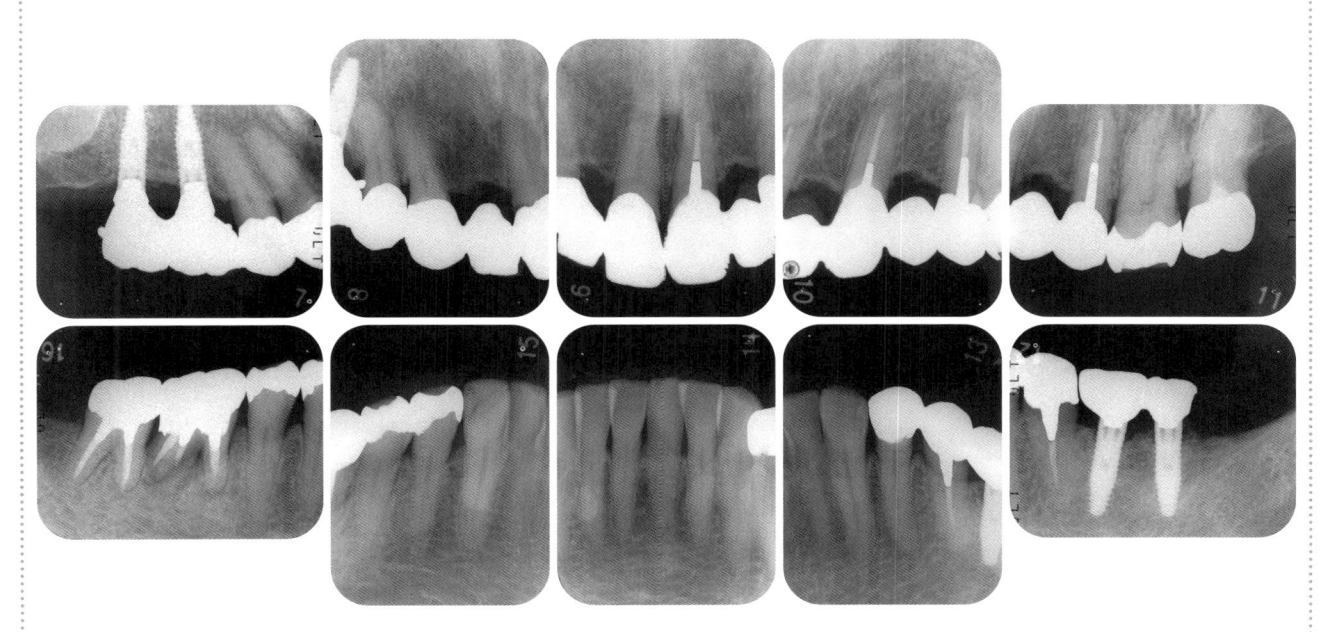

s. 2014年6月．天然歯とインプラントが互いにサポートしあって長く共存してほしいと願いながら継続管理を行っている．「6 周囲の炎症像が気になるところである．

第4編 これからのエンド治療への提言

　最後に，エンド治療がいかに難しいものであるかを，失敗症例を提示して示したい（**症例50**）．古い症例のためエックス線写真は汚く，資料にも不備があり，実力不足が明らかであるが，読者諸兄の参考にしてもらうために，恥を忍んで提示させてもらう．

　患者は多忙で，最初の10年間は定期検診には応じてもらえず，主訴が生じないと来院しなかった．当該部位の治療のみを繰り返してきたことと，クレンチング癖があったがスプリントを使用してもらえなかったことで，力により臼歯部が崩壊していった症例である．

症例50

初診：1995.10. 36歳，女性
主訴：他院で5⏌を治療したが，いつまでも痛みが引かないのでみてほしい．
問診：
①下顎右側臼歯部は他院でブリッジを装着したが，いつまでも痛みが続いて噛めない．
②最近は特に痛みが強く，自発痛も覚えるようになったため転院してきた．
口腔内診査：⑦6⑤⏌にはブリッジが装着されており，5⏌部頬側歯肉にはフィステルが存在した．他部位の補綴物も装着後かなりの期間が経過しており，補綴物再製作の時期であると考えられた．
デンタルエックス線診査：主訴の5⏌は根尖部付近まで根管充填材が達しており，根尖部には広範囲に及ぶ透過像が認められた．
診断：5⏌は慢性根尖性歯周炎の急性発作と診断した．
治療経過（主訴部位）：
①補綴物を除去し，投薬により急性症状を鎮静化させた後，エンド治療を行った．
②根管充填後に経過観察をしたところ症状が改善しないため，歯肉弁を剥離したところ根尖部まで骨が吸収していた．そこで意図的再植術を行い，6⏌にインプラントを植立して補綴処置を行った．
③患者が多忙なため，主訴が生じる都度，その部位の治療を繰り返しながら，結局，全顎的に治療を行う結果となった．
④全顎的に再治療を行いながら，2000年頃からは定期検診で継続管理をはかっている．

【下顎右側臼歯部の治療経過】

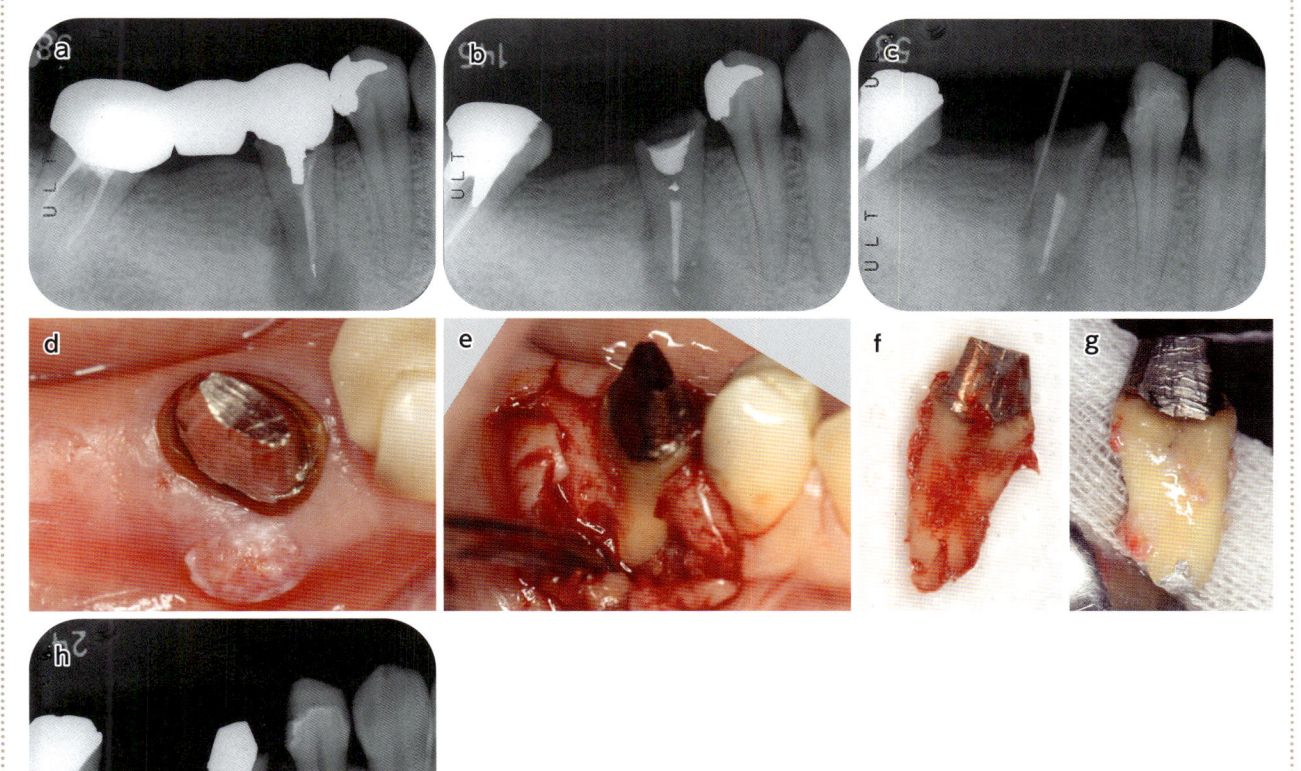

a. 1995年10月，初診時．5」根尖部には大きな透過像が確認できる．

b. 1996年6月，2回目の根管充填時．初診から3カ月経過時に1回目の根管充填を行い経過観察したが，奏効しなかったため再度，根管充填を行った．すでに根尖部の吸収が進んでいる．

c. 1996年10月，2回目の根管充填後4カ月経過時．疼痛はなくなったものの，5」頬側歯肉の炎症およびフィステルが著明になってきた．

d,e. 1997年3月，フラップ手術時．フィステルが消失しないため患者と相談のうえ歯肉弁を剥離したところ，5」頬側の歯槽骨は根尖部まで裂開しており，近心根の頬側半部は骨から露出している状態であった．

f. 脱臼させて観察したところ3根であった．改めて初診時のエックス線写真を注意深く観察すると，3根写っていることが確認できる．

g. 歯根膜の損傷を防ぐため，生理食塩水に浸したガーゼで優しく歯根を包んだ状態で根尖孔部を廓清し，アマルガムで封鎖した．

h. 1997年4月，意図的再植術後．アマルガムの硬化を待って歯槽窩に戻し，縫合固定を行った．術後および洗浄時には，治癒促進を期待してCO_2レーザーを照射した．

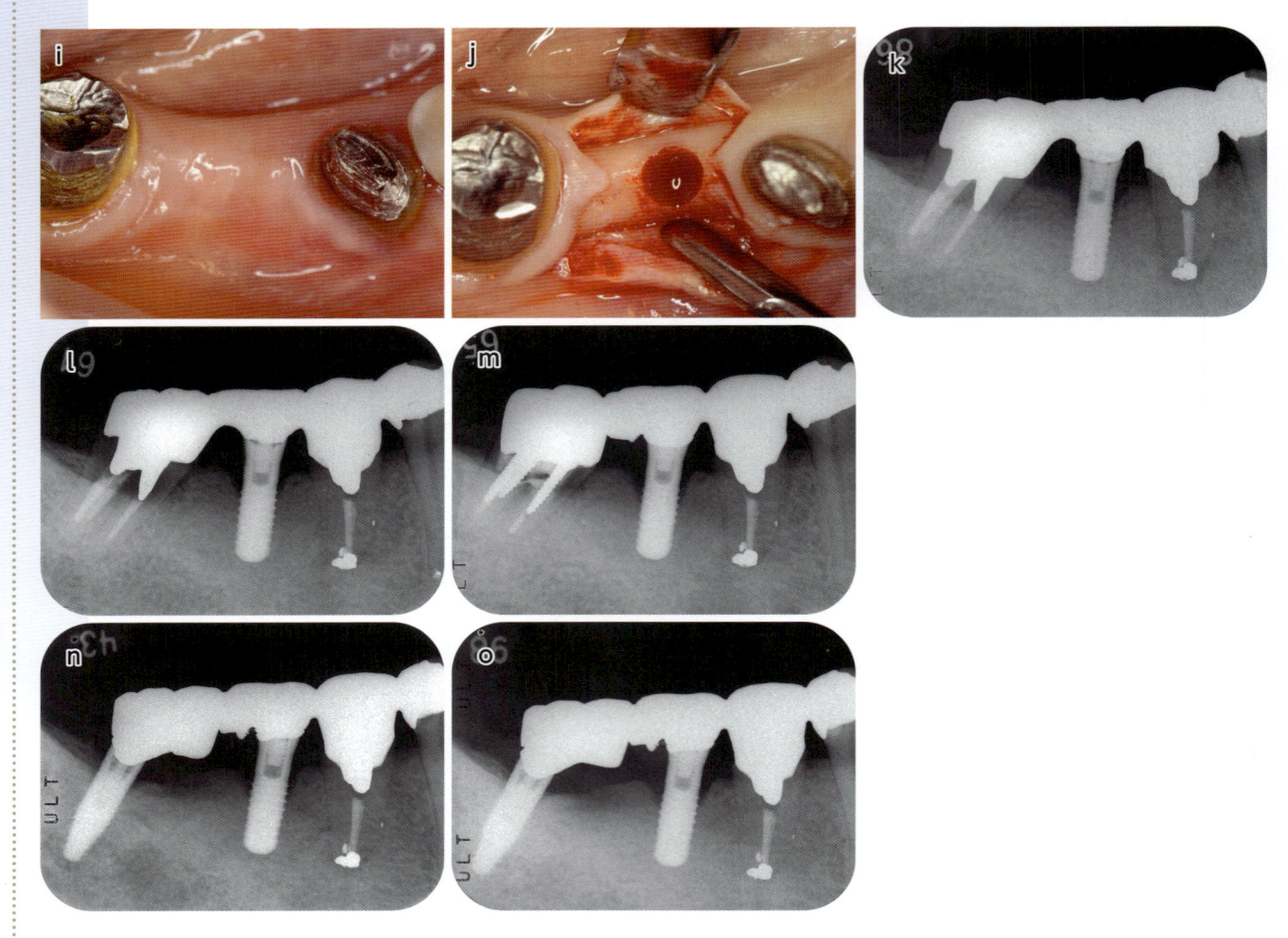

第4編 これからのエンド治療への提言

i. 1997年4月，意図的再植術後約1カ月経過時．6̄| 頬側のフィステルは消失し，疼痛などの臨床症状もなくなったので，この後テンポラリーを装着して徐々に荷重を加えていった．

j. 1997年7月，インプラント植立時．患者と相談したうえで，6̄| にインプラントを植立し，弱った 5̄| をサポートする設計にした．

k. 1998年10月，インプラント補綴時．6カ月間の仮着後に装着した．

l. 2001年4月，インプラント補綴後2年6カ月経過時．7̄| に二次齲蝕がみつかった．夜間クレンチングへの対応を徹底できなかったことが悔やまれた．

m. 2003年1月．患者の強い希望もあり，7̄| にはフッ化ジアンミン銀（サホライド）を塗布し，スーパーボンドで築造してできるかぎり保存するようにした．

n. 2008年4月，インプラント補綴後9年6カ月経過時．5̄| はなんとか保存できているが，7̄| は経過のなかで抜歯となり，インプラントを植立した．

o. 2013年5月．5̄| は保存できており，臨床ではさまざまな引き出しをもっておかなければならないことを再認識させられる．

【上顎左側臼歯部の治療経過】

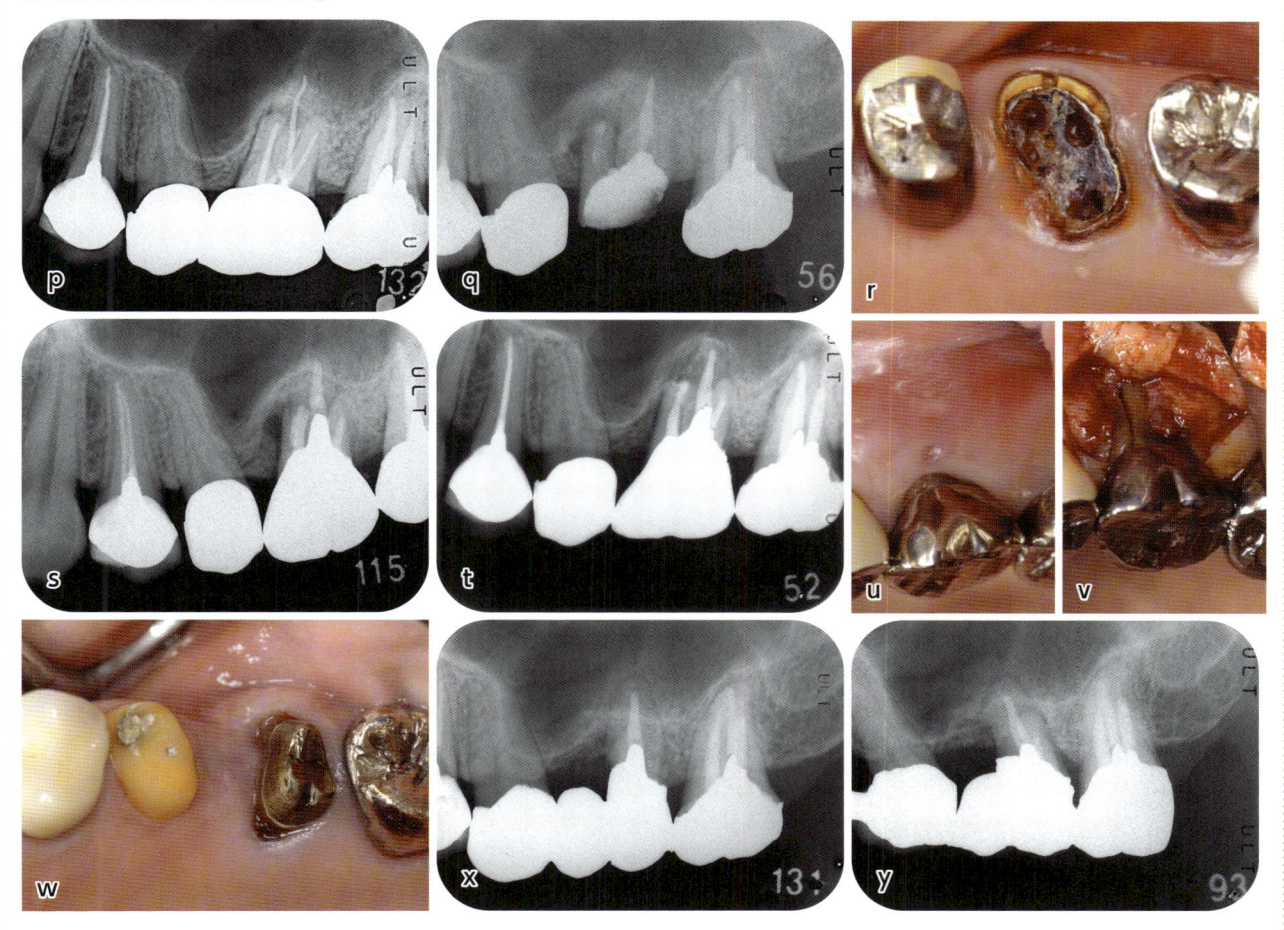

p. 1995年10月，初診時．6̲ は無症状であったが近心根尖部に透過像が認められた．3̲ 4̲ 6̲ には歯根膜腔の肥厚が散見される．この後，6̲ のエンド治療と補綴処置を行った．

q. 1998年4月，6̲ 再治療時．咬合痛を訴え，近心根周囲に大きな透過像が認められたため，再度エンド治療を行った．

r. 同口腔内写真．近心頬側根，近心舌側根の髄床底から排膿を認めたため，洗浄して調べると，歯質が菲薄でパーフォレーションがみつかった．

s. 1998年9月，2回目の補綴物装着時．パーフォレーション部はスーパーボンドで封鎖しながら髄床底を裏層して歯質の強度を補い，根管充填の後に補綴物を装着した．

t. 2001年4月，再補綴後2年7カ月経過時．再度，6̲ 近心根の急性炎症を起こし，近心根周囲骨には歯槽頂部から根尖部まで透過像が認められた．

u. 同口腔内写真．6̲ 頬側歯肉は広い範囲に慢性の炎症が存在していた．咬合調整，洗浄，投薬を繰り返しても，根分岐部のフィステルが消えなかった．

v. 6̲ の歯肉弁を剥離すると近心頬側根は割れていた．

w. 歯肉の治癒を待ち，6̲ 近心根のヘミセクションを行った．

x. 2004年4月，3回目の補綴後2年経過時．5̲ 6̲ 間の歯槽骨に改善傾向がうかがえる．

y. 2013年5月．6̲ 周囲の歯周組織は万全ではないものの，なんとかもちこたえている．なお，2008年に 4̲ が破折したため，インプラントを植立している．

第4編 | これからのエンド治療への提言

【下顎左側臼歯部の治療経過】

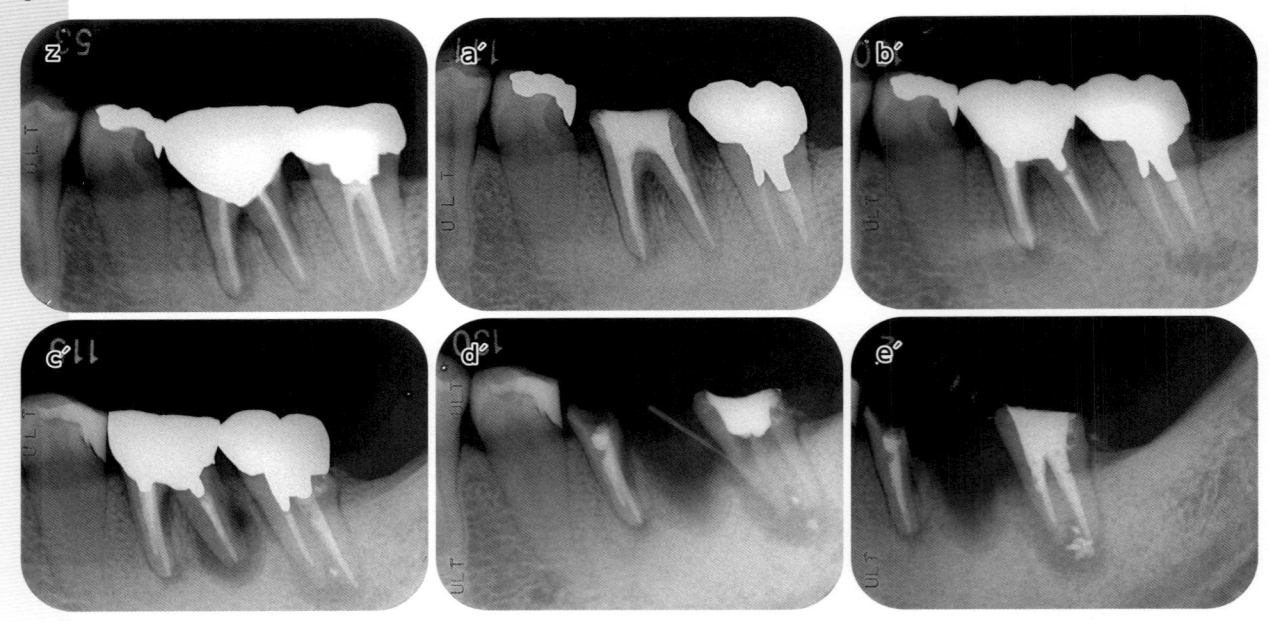

z. 1996年12月，治療前．6̲ 周囲の歯根膜腔は根分岐部を含めて全周にわたり肥厚しており，7̲ とは連結されていたが，7̲ の歯根膜腔にも一部肥厚が認められた．

a'. 1998年3月，6̲ 根管充填時．咬合調整と歯周治療を続けたが変化がなく，6̲ の根管充填を行った．7̲ は補綴物を再製作した．

b'. 1999年3月，6̲ 根管充填後1年経過時．6̲ 周囲歯根膜腔の肥厚には改善傾向が認められたが，7̲ に透過像が認められた．噛んでいなかった補綴物をしっかり噛ませたことが原因である．

c'. 2003年12月．2001年に 6̲ の補綴物は再製作し，7̲ のエンド治療はやり直して経過をみていたが，状況は思わしくなく，3回目の治療を決意した．

d'. 2004年4月，3回目の治療中．6̲ 遠心根は抜根し，7̲ のエンド治療を行ったが，すでに歯槽頂から根尖部まで付着が喪失していた．

e'. 2004年4月，7̲ 根管充填時．必要十分な根管拡大・根管形成・根管充填ができていない．樋状根の難しさを痛感する．

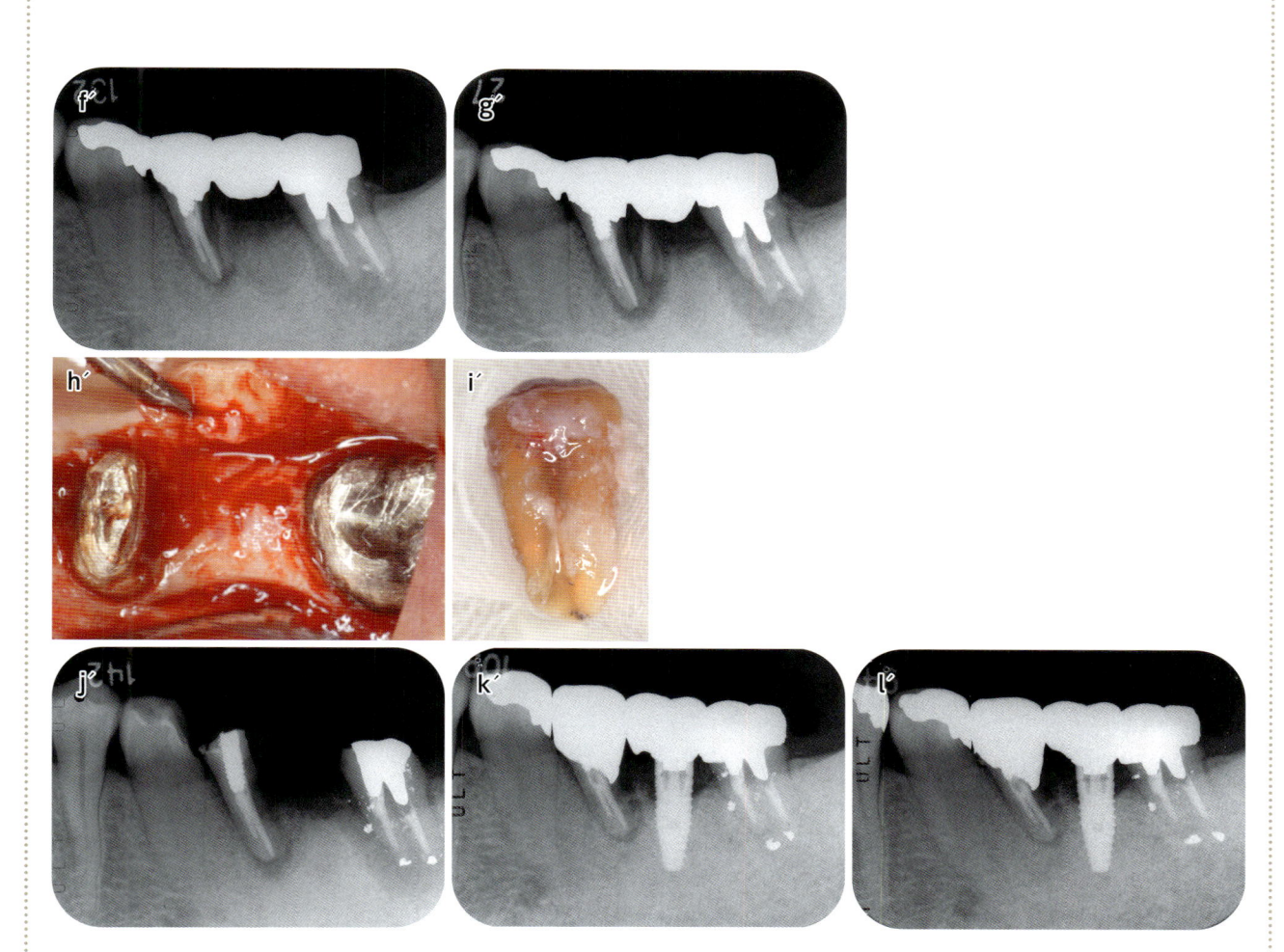

f′. 2005年4月，補綴物装着時．エンド治療後，テンポラリーで十分に状況を確認し，補綴物を仮着後に装着した．⌞5 遠心の隙間は歯肉縁下部をスーパーボンドで埋めたことによる．

g′. 2006年2月，補綴後10カ月経過時．状態を観察しながら慎重に補綴物を装着したつもりであったが，装着からわずか10カ月で⌞6 近心根のセメント質剥離を起こした．

h′. 歯肉弁を開いて剥離したセメント質を除去し，歯根面と歯槽骨面を廓清した．⌞7 周囲の骨は回復傾向にあったが根分岐部にはプローブの入る隙間があった．

i′. 少し時期をおいて⌞7 の意図的再植術を行った．根尖付近に多量の起炎因子が確認できる．これが本当の「根尖病巣」である．

j′. 2007年1月，意図的再植術後．根尖病巣を含めて根尖孔をラウンドバーで拡大・廓清し，アンダーカットを付与してアマルガムで封鎖した．

k′. 2009年12月，インプラント補綴時．⌞6 近心根と意図的再植をした⌞7 周囲骨の十分な回復を待ってインプラントを植立し，十分な仮着期間を経た後，上部構造を装着した．

l′. 2013年5月，インプラント補綴後3年5カ月経過時．計画性のない治療と拙劣な手技により患者に多大な迷惑をかけたことを反省している．

【上顎右側臼歯部の治療経過】

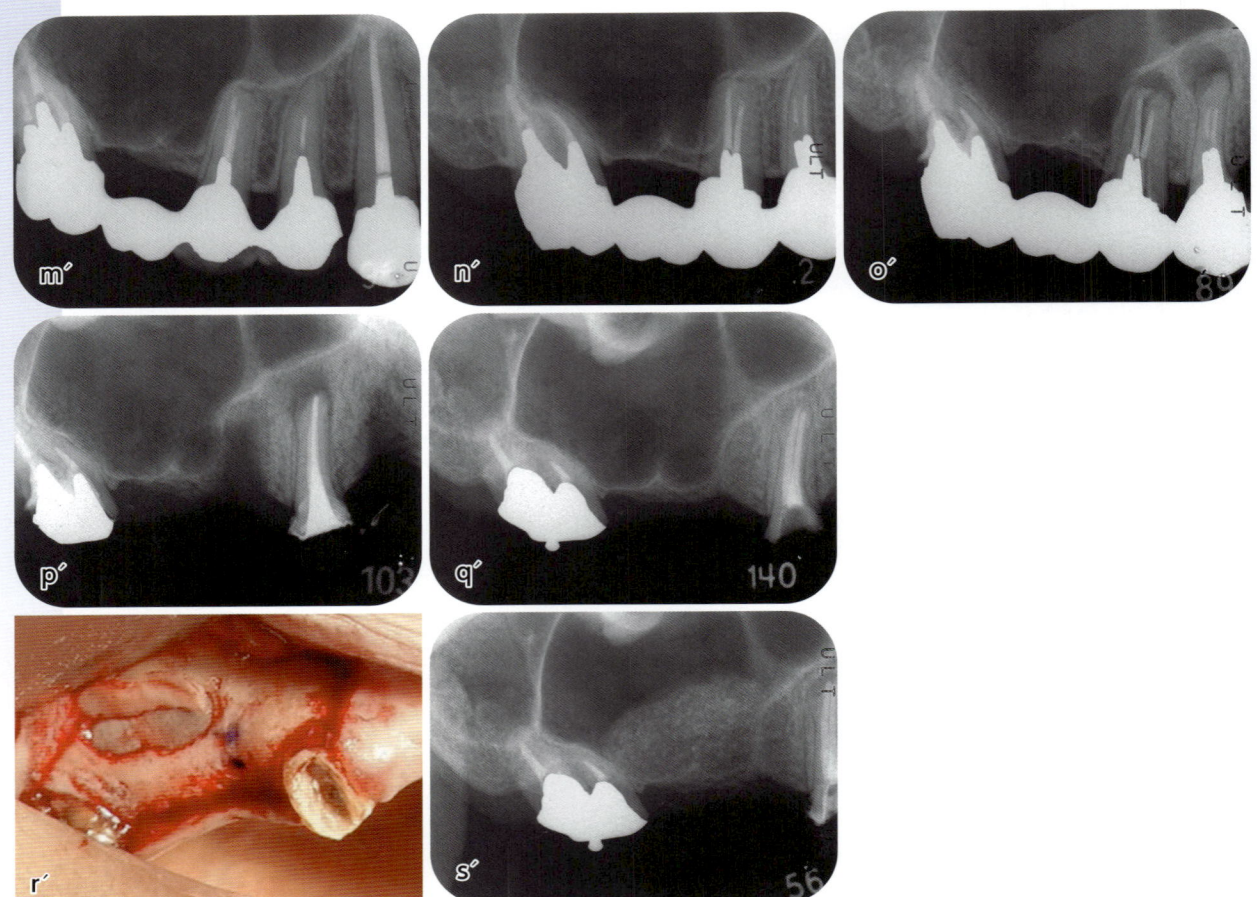

m′.1998年10月．1997年1月に装着したブリッジの 4| 部がチッピングしたため，説明のうえ，陶材焼付金属ブリッジを装着した．

n′.1999年3月，再補綴後5カ月経過時．クレンチング対策としてのナイトガードは装着してもらえなかった．

o′.2006年2月，再補綴後7年4カ月経過時． 5| の破折で来院した． 4| 根尖部の透過像と 7| の深い二次齲蝕が認められる．

p′.2006年4月， 4| 根管充塡時． 4| の治療を行いながら 5| を消炎し，慎重に時期を待って抜歯した． 3| も破折を起こし周囲骨を喪失していたため抜歯となってしまった．

q′.2007年1月．治療用義歯を装着しながら骨および歯と歯周組織の回復を待った．

r′.2007年6月．患者が固定性補綴物を希望したため，ウォールオフ法によるサイナスリフトを行った（術式は福岡市開業・糸瀬正通先生，山道信之先生のご指導による）．

s′.2007年6月．サイナスリフト直後．遠心側のシュナイダー膜の挙上量が少なかったため，意図した挙上が行えなかった．

9章 エンド治療への3つの提言

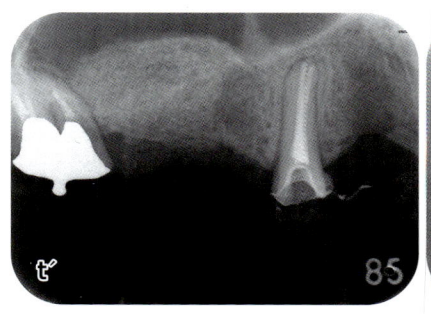

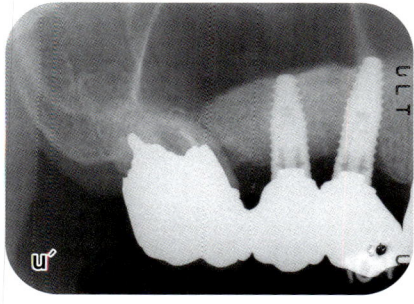

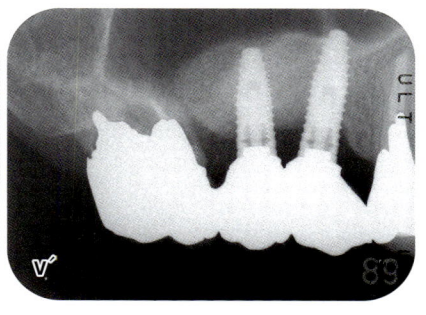

t′. 2008年5月．引き続き治療用義歯を装着しながら，骨の再生と歯周組織の回復を待った．
u′. 2009年12月，インプラント補綴後．骨の十分な再生を待って 6 5| にインプラントを植立し，上部構造を装着した．
v′. 2013年5月，インプラント補綴後3年5カ月経過時．問題なく噛め，セルフブラッシングも良好である．

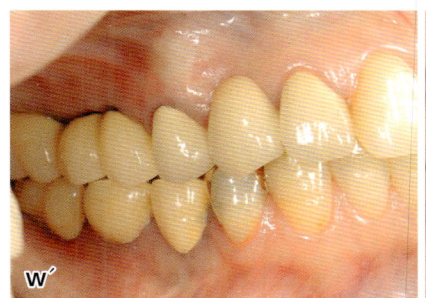

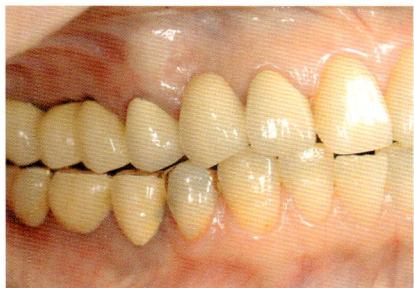

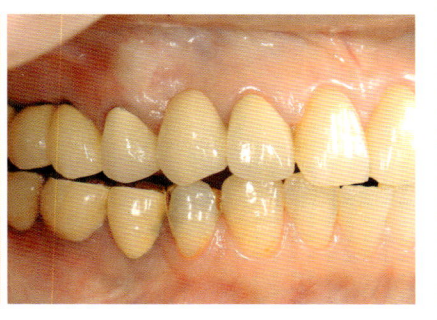

w′. 補綴物に与えた咬合の状態（左から，中心咬合位，右側方運動時，前方運動時）．側方運動時はグループファンクションドオクルージョンで後方から順次離開するように調整してある．

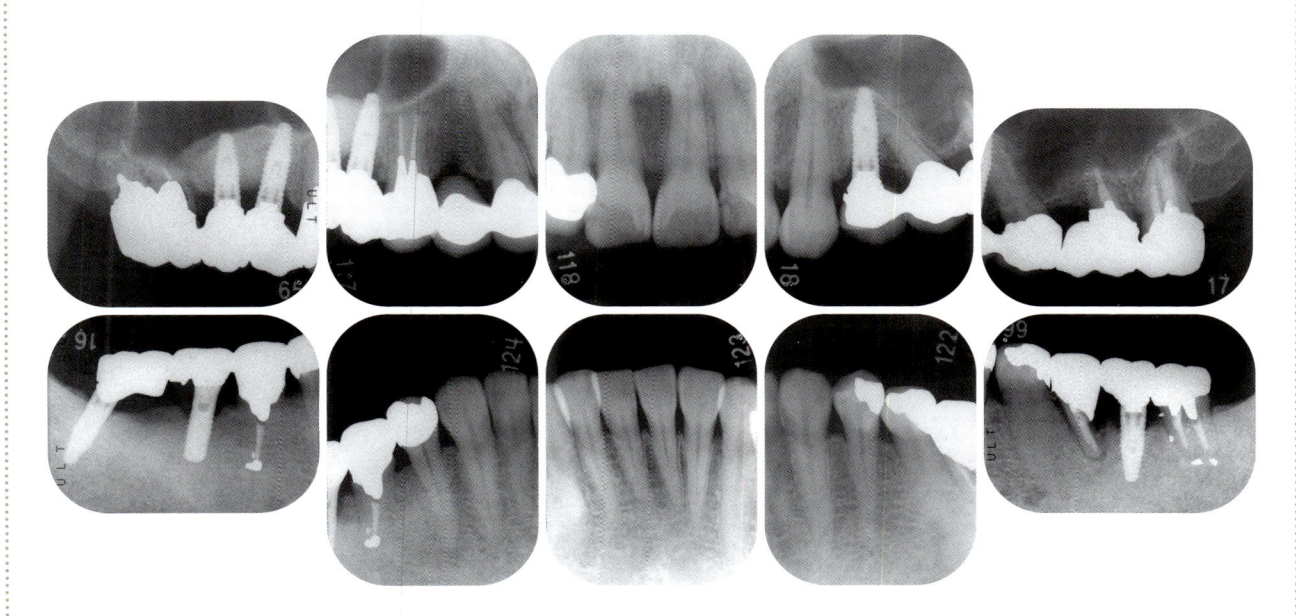

x′. 2014年4月．上顎左側大臼歯部と下顎右側のインプラント補綴部は，再度，治療を行う予定である．

参考文献

1) 下川公一：エンドとペリオのデンタル X 線フィルム．ザ・クインテッセンス，11（1）：30～33，11（4）：34～38，11（7）：38～44，12（1）：68～74，1992～1993．
2) 下川公一：エンド・ペリオの臨床的診断力を探る．ザ・クインテッセンス，15（1）：92～101，15（3）：80～91，15（5）：72～81，15（7）：60～71，15（9）：68～80，16（1）：70～74，1996～1997．
3) 日本歯内療法学会編：ENDO で臨床を大きく変えよう！歯科治療の根幹 ENDO で天然歯を守る．クインテッセンス出版，2011．
4) 筒井昌秀，筒井照子：包括歯科臨床．クインテッセンス出版，2003．
5) 立和名靖彦：効率的な歯内療法を目指して．日本歯科評論，672：161～170，1998．
6) 立和名靖彦：デンタル X 線写真の撮り方・読み方．歯界展望，96（1）：75～81，96（2）：333～338，96（3）：589～596，96（4）：797～802，96（5）：1053～1058，96（6）：1269～1274，2000．
7) 榊　恭範：根管治療は本当に難しい！．補綴臨床，37（3）：292～295，2004．
8) 榊　恭範：治りにくい症例への対応．補綴臨床，37（6）：688～693，2004．
9) 榊　恭範：特殊病態（歯根周辺）の扱い．補綴臨床，38（2）：186～193，2005．
10) 上田秀朗ほか：歯内療法に自信をもって取り組むために．補綴臨床，40（1）：65～80，2007．
11) 酒井和正：私の歯内療法の変遷．日本歯科評論，672：151～160，1998．
12) 伊古野良一：日常臨床における根管治療への取り組み．日本歯科評論，710：129～137，2001．
13) 甲斐康晴：失敗の少ない歯内療法を目指して　根尖病変へのアプローチ．デンタルダイヤモンド，27（8）：133～141，2002．
14) ザ・クインテッセンス編集部：YEAR BOOK 2013　日常臨床で必ず使える！歯内療法克服の一手　歯を保存する診断，テクニック，マテリアルのすべて．クインテッセンス出版，2013．
15) 市丸展子，小林千尋，須田英明，砂田今男：根管内死腔が生体に及ぼす影響．歯界展望，63（4）：689～700，1984．
16) 笠原悦男，安田英一ほか：根管の機械的拡大と無菌性獲得との関係について．日歯保存誌，20（2）：456～461，1977．
17) 平井五郎ほか訳：Ten Cate 口腔組織学　第 3 版．医歯薬出版，1992．
18) 木村英生：私の根尖病変への取り組み 10 年間の変遷．歯界展望，102（5）：953～961，102（6）：1193～1200，103（1）：79～86，103（2）：283～292，103（3）：551～558，103（4）：771～780，2003～2004．
19) 木村英生，倉富　覚：根管治療の成功率向上のために押さえておきたい根本事項．日本歯科評論，796：42～56，2009．
20) 下川公一ほか：残根を活かす．歯界展望，97（1）：63～110，97（2）：259～300，2001．
21) 倉富　覚：根尖病変を治癒に導く．歯界展望，118（1）：75～84，118（2）：233～239，118（3）：454～463，118（4）：657～664　118（5）：848～856，118（6）：1034～1042，2011．
22) 下川公一：再生療法における CO_2 レーザーの有効性とその概念．補綴臨床，39（3）：247～257，39（4）：429～438，39（5）：516～526，39（6）：629～640，40（1）：50～63，2006．
23) 砂田今男ほか編：歯内治療学　第 1 版．医歯薬出版，1982．
24) 中村　洋ほか編：歯内治療学　第 4 版．医歯薬出版，2012．
25) 国島康夫監修，阿部　修著：エンジンファイル ON　早く・簡単・正確・安全・経済的な歯内療法を求めて．デンタルダイヤモンド，2005．
26) 清野　尚，井月宗太郎，河原英雄，筒井昌秀，下川公一ほか：デンタルイマジネーション―その技とこころの記録．クインテッセンス出版，1987．
27) 増田純一，下川公一ほか：目で見るお口の百科　家庭の歯学．クインテッセンス出版，1990．
28) 上村恭弘，河原英雄，河津　寛：歯科開業学　親父の小言に学ぶ．クインテッセンス出版，2005．
29) 糸瀬正通，山道信之，林　佳ル，水上哲也ほか：インプラントイマジネーション　さらなる適応症拡大への技．クインテッセンス出版，2004．
30) 山道信之，糸瀬正通：サイナスフロアエレベーション　形態から見る難易度別アプローチ．クインテッセンス出版，2008．
31) 山道信之，糸瀬正通：バーティカルボーンオグメンテーション　形態から見る難易度別アプローチ．クインテッセンス出版，2011．
32) 元　永三，張　在光，水上哲也，林　美穂：POI-EX SYSTEM の臨床．クインテッセンス出版，2012．
33) 安孫子宜光：医歯薬系学生のためのビジュアルゲノム科学入門．日本医事新報社，2006．
34) 榎本紘昭：究極のインプラント審美　長期経過症例から学ぶ臨床テクニック．クインテッセンス出版，2007．
35) 榎本紘昭，武田孝之編著：インプラントは臨床でこう活かす　欠損歯列へのインプラントによる対応．ヒョーロン・パブリッシャーズ，2003．

索 引

あ
アーンツ・シュルツの法則　77
アクセス　59
アピカルシート　31, 61, 62
アンダーフィリング　57
塩梅　77

い
医院経営　98
囲繞性骨欠損　39
意図的再植術　98
意図的脱臼　102
医療理念　127
インプラント　135

え
液状内容物　104
エックス線写真　26
炎症性変化　60
エンド三角　60, 107
エンド治療　58
　――の原則論　46
　――の進歩　127
　――の成功率　26, 46
　――の特殊性　46, 48
　――の目的　48
　――のモラルハザード　122
　――の理論　58
エンドメーター　62
AH26　80

お
オーバーインスツルメンテーション　31
オーバーフィリング　31, 81

か
開拡窩洞　59, 107
解剖学的根尖孔　22, 59
科学的根拠　3, 34, 127
化学的消毒　64
科学的データ　71
隔壁　74

ガッタパーチャポイント　80
仮封　72
仮封材　72
感染源　37
感染根管　22, 88
完治　12, 46

き
起炎因子　37, 59, 60
機械的清掃　64
器具操作　60
既治療歯　34
木村の分類　30
客観的基準　116
吸収根管　23, 31, 88
頬舌的所見　83
近遠心的所見　83
緊密な封鎖　113

け
経過観察　5, 24, 48, 84
経験則　46
経年的劣化　48
外科的挺出術　41
減圧仮封　73
嫌気性培養検査　64
現実論　122
健全歯髄　22, 88
原則論　34, 46, 67

こ
誤飲　70
口腔内診査　26
抗原性　37, 64
交互洗浄　78
誤嚥　70
骨性瘢痕治癒　30, 31, 37, 64
コレステリン結晶　104
根管拡大　36, 60
根管形成　60
根管口の整理　60
根管充填　80

根管充填直後　48
根管消毒　64
根管消毒薬　77
根管貼薬　64
根管単位　24
根管内の無菌化　64
根管の拭き上げ　78
根尖狭窄部　31, 36, 53
根尖病巣　20, 23, 104
根尖病変　12, 20, 23, 47, 104
根尖部　30
根尖部象牙質-セメント質境　30
根尖部のイメージ　27

さ
細菌　31
最根尖部　59
採算部門　122
再治療　4
細胞毒性　77
作業長　36, 57, 89
作業長決定　58
さじ加減　77
三次元的　31

し
歯科医療の信用　122
歯根端切除術　22, 98, 112, 113
歯根嚢胞　23, 102, 104
歯根膜　22, 37, 112
歯根膜腔　26, 36
歯周治療　51, 53, 65
歯髄炎　22
歯髄保存　6
歯槽硬線　26, 36
歯槽骨梁　26
失敗症例　144
失敗前提の治療システム　84
歯肉結合組織　112
下川の基準　27
重層扁平上皮　104

主根管 37
手指感覚 24, 53, 57, 60, 78, 88
出血 91
術者の責任 48
証拠 34
診査・診断 58
滲出液 36, 91
診断 20
刃部 61

す
水酸化カルシウム剤 77
垂直的到達度 83
ステップ 107
ストッピング仮封 72

せ
成功率 6, 47, 116
生物学的幅径 42
生理学的根尖孔 22, 37
セメント質の添加 36
全顎症例 127
戦略的抜根 98
戦略的抜歯 98

そ
側方加圧根充 80

ち
治癒 12
治癒判定 83
超音波洗浄 64, 78
長期経過観察 20, 127
貯留液 104

て
定期検診 4, 51
デンタルエックス線診査 26
天然歯 135

と
透過像 82

な
内圧 104

難症例 96
難治性根尖性歯周炎 102

に
二次元的 31
二重仮封 73

の
嚢胞内層 104

は
パーフォレーション 70
バイパス 110
破折リーマー・ファイル 110
抜髄 57
ハプテン 65
反応性骨硬化像 36

ひ
非感染根管 22, 36
非吸収根管 23, 31
肥厚 12, 36
皮質骨 112
非嚢胞性疾患 23, 102
微肥厚 12
非閉鎖根管 22
標準的エンド治療の理論 59
病巣 37
病変 37

ふ
ファイリング操作 31, 62, 91
ファイル 60, 91
不潔域 70
不採算部門 122
物理的清掃 64
腐敗臭 36
プラーク 65
ブラッシング指導 65
フレア形成 91

へ
閉鎖根管 22, 36
便宜抜髄 70

ほ
保険医 51
保険診療 48, 51
ホルマリン製剤 77
ホルムクレゾール 77

む
無菌化 31, 34, 64
無菌的処置 46, 64
無毒化 64

め
明視下 24
メタルコア 59, 95
滅菌ペーパーポイント 78
免疫応答 104
綿栓 78

も
盲点 58
モラル 122
問診 26

ら
ライフサイクル 4
ラバーダム 46, 67

り
理学的清掃 64
リカバリー 67
リカバリーシステム 19, 84
理想的なエックス線写真 27
理想論 34, 122
リッジ 107
臨床結果 46
臨床症状 116
臨床診断 34, 58
臨床治験 70

わ
彎曲根管 107

あとがき

　私が「下川エンド」に取り組んで21年が経過した．最初はその革新性と実戦性に驚き，胸を震わせて取り組んだ．教わったとおりに治療をし，「狙って」根尖病変を治せるようになったときには大きな喜びとやりがいを感じたものである．

　やがて難症例を多く手がけるようになると，今度はエンド治療の真の難しさと，長期経過観察によるフォローアップの必要性を痛感させられるようになった．第1編でも紹介した，2008年の成功率のリサーチ後は，エンド治療をみる目が変わり，さらなる成功率向上を目指して今日まで取り組んできている．

　2003〜2004年の『歯界展望』連載で，研究者が掲げる原則（理想論）と臨床家の日々の実践（現実論）との間のギャップを解消すべきであることを強く問題提起したが，残念なことにこの問題は解決されず，ギャップの存在による弊害はエンド治療のモラルハザードに顕著なように，ますますひどくなっているように感じる．

　多くの研究者は，「エビデンス＝過去に出された論文」と主張するが，私は，臨床家にとって最も信頼できるエビデンスは臨床結果そのものではないかと考えている．本書で示した，私自身のエンド治療の成功率は，偶然に得られたものではなく，「下川エンド」の理論に沿って行った根拠ある治療の結果である．治癒基準に「下川の基準」を採用しているので，この基準に照らして高い確率で治癒が得られるようであれば，それは精度の高い科学的根拠をもったエンド治療と考えてよいのではないだろうか．この点についてはエンド治療に関わるすべての人での論議が必要であろう．

　本書が，「エンド治療」というものについて，そしてエンド治療の「科学性」ということについて，立ち止まって再考してもらえるきっかけとなれば望外の喜びである．

　最後に，九州の片田舎で，保険診療中心に開業をしている私のような一臨床家がこのような書籍を執筆するチャンスをもらえたのは，ひとえに臨床の師と仰ぐ下川公一先生のお陰である．この場を借りて感謝を申し上げたい．

　また，北九州歯学研究会，経基臨塾（旧寺子屋塾），JACD，福岡豊歯会，UCLA Continuing Education in Dentistry，臨床歯科を語る会，日本顎咬合学会，日本審美歯科協会，新潟再生歯学研究会，近未来オステオインプラント学会，日本大学松戸歯学部安孫子教室ゲノム研究会，九州歯科学会，（旧）歯水会，NOBAXの会，UCLA歯周治療研修会福岡，OG研修会，松本歯科大学同窓会，福岡県・北九州市・若松区歯科医師会などでお世話になったすべての先生方のご指導・ご厚情に心より感謝するとともに，いつも至らぬ私を見捨てずに支え続けてくれている当院スタッフに感謝の気持ちを表したい．

　　　　　　　　　　　　　　　　　　　　　　　　　　　　　　　　　　　木村　英生

【著者略歴】
木村 英生
1985年　松本歯科大学卒業
1991年　北九州市若松区開業（木村歯科医院）

「下川エンド」20年の臨床
長期症例でみるエンド治療成功への道　ISBN978-4-263-44422-1

2014年9月10日　第1版第1刷発行
2015年12月5日　第1版第3刷発行

著　者　木　村　英　生
発行者　大　畑　秀　穂

発行所　医歯薬出版株式会社

〒113-8612　東京都文京区本駒込1-7-10
TEL. (03)5395-7638(編集)・7630(販売)
FAX. (03)5395-7639(編集)・7633(販売)
http://www.ishiyaku.co.jp/
郵便振替番号　00190-5-13816

乱丁，落丁の際はお取り替えいたします　　印刷・三報社印刷／製本・愛千製本所
© Ishiyaku Publishers, Inc. 2014. Printed in Japan

本書の複製権・翻訳権・翻案権・上映権・譲渡権・貸与権・公衆送信権（送信可能化権を含む）・口述権は，医歯薬出版(株)が保有します．

本書を無断で複製する行為（コピー，スキャン，デジタルデータ化など）は，「私的使用のための複製」などの著作権法上の限られた例外を除き禁じられています．また私的使用に該当する場合であっても，請負業者等の第三者に依頼し上記の行為を行うことは違法となります．

JCOPY ＜(社)出版者著作権管理機構 委託出版物＞

本書をコピーやスキャン等により複製される場合は，そのつど事前に(社)出版者著作権管理機構(電話03-3513-6969,FAX 03-3513-6979,e-mail:info@jcopy.or.jp)の許諾を得てください．